速效脊疗图典

朱文增◎编著

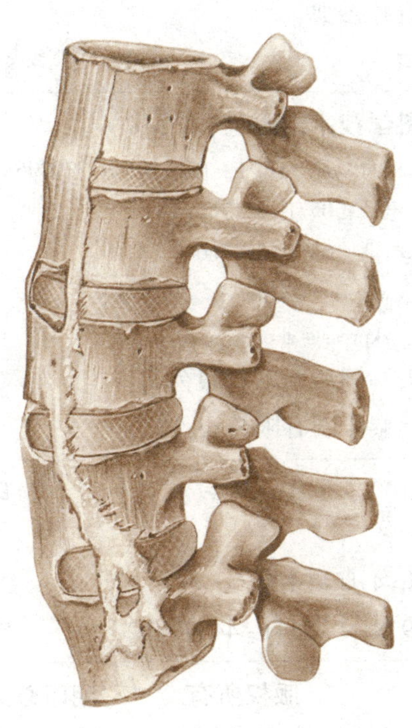

浙江出版联合集团
浙江科学技术出版社

图书在版编目（CIP）数据

速效脊疗图典 / 朱文增编著. —杭州：浙江科学技术出版社，2015.4

（家庭速效自疗大全）

ISBN 978-7-5341-4437-0

Ⅰ.①速… Ⅱ.①朱… Ⅲ.①捏脊疗法—图解 Ⅳ.①R244.1-64

中国版本图书馆 CIP 数据核字（2012）第 035646 号

丛书名 家庭速效自疗大全
书　名 速效脊疗图典
编　著 朱文增

出版发行 **浙江科学技术出版社**
杭州市体育场路 347 号　邮政编码：310006
办公室电话：0571-85176593
销售部电话：0571-85176040
网址：www.zkpress.com
E-mail：zkpress@zkpress.com
排　版 北京天马同德图书有限公司
印　刷 北京建泰印刷有限公司

开　本 710×1000　1/16　　**印　张** 17.75
字　数 275 千字
版　次 2015 年 4 月第 1 版　　2020 年 4 月第 2 次印刷
书　号 ISBN 978-7-5341-4437-0　　**定　价** 24.80 元

责任编辑 王　群　刘　丹　　**责任美编** 金　晖
责任校对 胡　水　　**责任印务** 崔文红

前言
FOREWORD

快节奏的生活，紧张繁忙的学习与工作！为了追赶时代的步伐，为了更好地实现自己的人生目标及其价值，创造出更多的财富，我们总是马不停蹄地奔波，处于埋头奋斗的状态。不经意间，各种疾病便会悄然而至，侵害我们的身心健康。虽然我们注意饮食，学习养生，但总是忽略了那些十分重要却也十分脆弱的部位——那便是支撑我们头部和身躯的颈、肩、腰、腿。

这些曾是高发于中老年人的常见病与多发疾病，正在迅速地侵袭着无数年轻人的健康。在生活与工作期间，我们的颈、肩、腰、腿都要承受巨大的负荷，如长时间持续一种姿势不变或长期劳累，又不注意休息和保健，稍有不慎，各种脊椎疾病都会缠上我们，如在车上睡觉，睡着时肌肉保护作用差，刹车时易出现颈部损伤；不正确的姿势，如躺在床上看电视、看书、高枕、坐位睡觉等都极容易患上颈椎病；长期从事伏案工作、驾驶工作和重复性劳动的人员等往往是颈椎病或腰椎病的潜在患者；过度劳累，或平时不注意肩膀的护理，受凉、受风导致肩关节疼痛，长时间不治疗演变成肩周炎等等。

一旦患上这些脊椎疾病，不但会给自己的身体带来许多痛苦，如患部的疼痛、肢体的麻木和其他功能性障碍等，影响正常的生活与工作。同时，还会给家人带来许多困扰和不便。这些疾病中有的来时无影去时难，可以说是难以治愈的顽疾，如颈椎病。

那么，这些脊椎病的形成原因是什么呢？人们为什么会患上这样的疾病？在平常的生活与工作中，我们要如何保护自己的脊椎呢？不小心罹患了这些

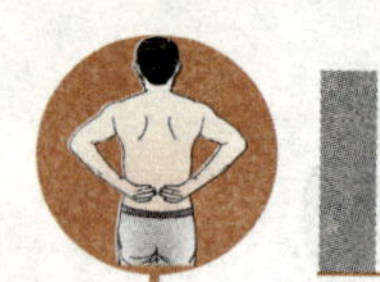

疾病又该如何进行治疗和加强保健呢？多年来，无数专家和学者为此付出了艰辛的努力，使得其基础理论和临床经验都日趋成熟。

本着让广大读者和患者能够深入浅出地了解这些常见脊椎疾病的目的，我们广泛收集资料，集众家之精粹，精心编写了这本《速效脊疗图典》。全书共分为颈部疾病、肩部疾病、腰部疾病、腿部疾病四大部分，从疾病认识、致病原因、预防保健、疾病治疗等方面入手，为广大读者和患者全面解读了各种人体常见的脊椎性疾病，并为其治疗和保健作出了科学的、正确的指导！

编　者

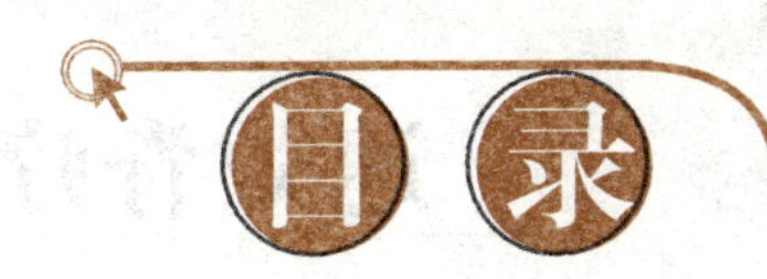

第一章 颈部疾病

——来无影去难了的颈椎病

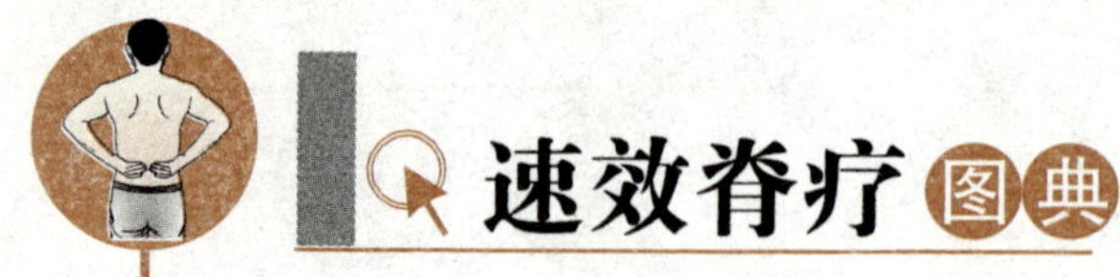

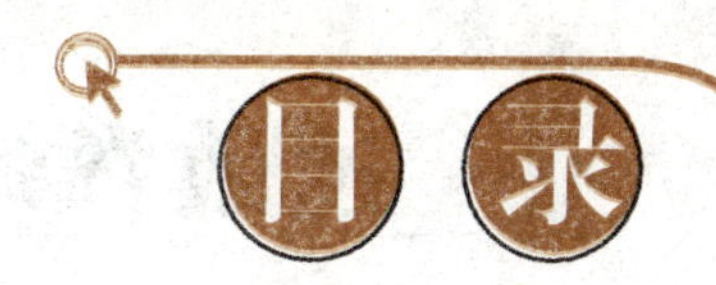

第二章 肩部疾病

——酸酸痛痛为哪般

第三节　肩部疾病的预防保健 / 077

第四节　肩部疾病的治疗 / 093

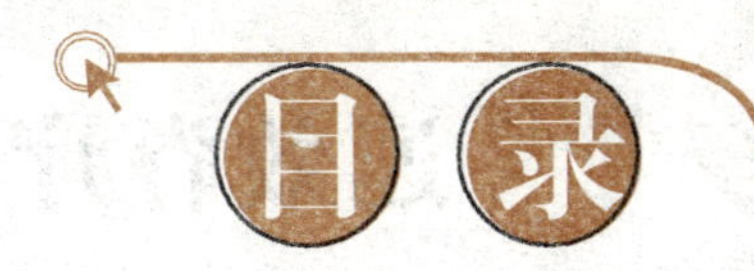

第三章 腰部疾病

——挺直腰干做“爷们”

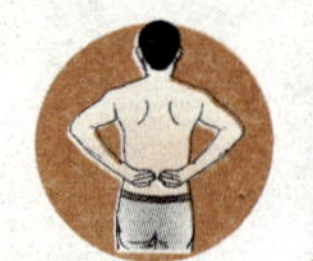

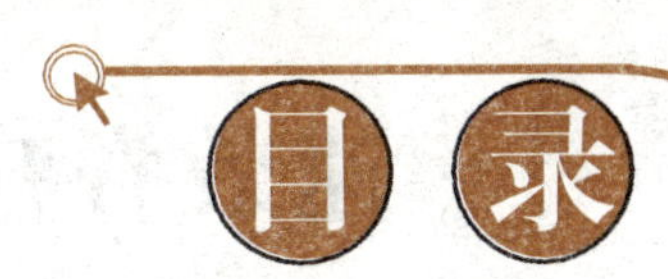

第四章 腿部疾病

——伤不起的“风火轮”

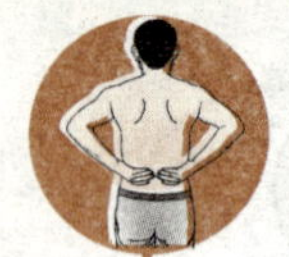
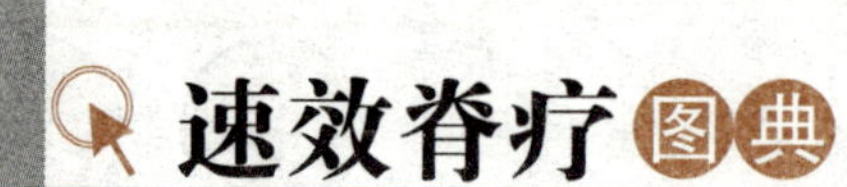

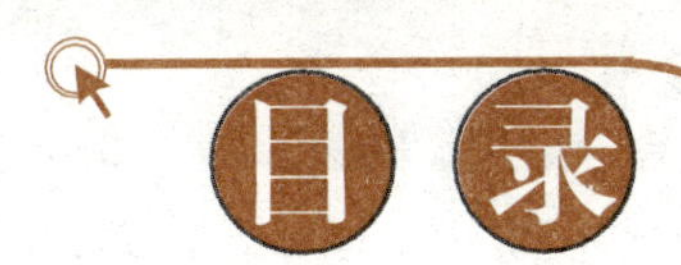

第一章

颈部疾病

——来无影去难了的颈椎病

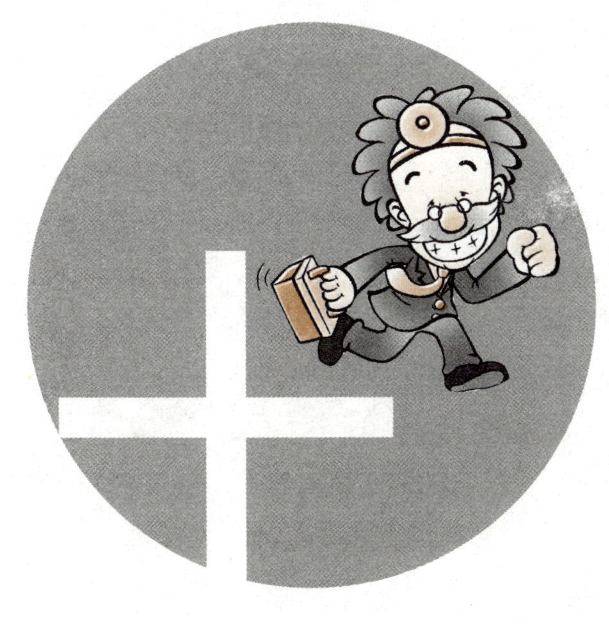

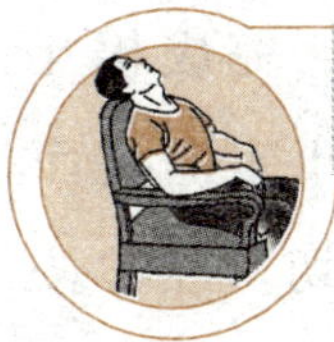

第一节 认识颈部疾病

认识我们的颈椎

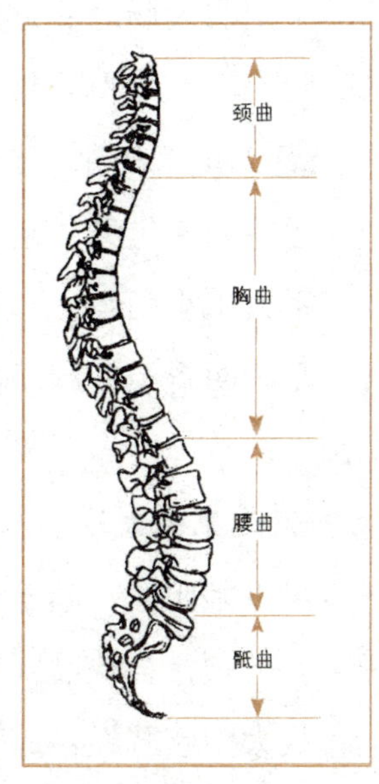

颈部由颈椎骨、颈动静脉、肌肉、筋膜和韧带等组成。颈前半部称为“颈”，主要为气管和甲状腺；颈后半部称为“项”，主要为肌肉组织。因此，颈部又称为“颈项部”。

颈椎共7节，占脊柱全部脊椎骨的27%。其功能是支撑头颅，并成为沟通头颅与躯干的纽带和桥梁。颈椎活动度较大，可前屈、后伸、左右旋转、侧屈和环转运动，非常灵活，因此比较容易受伤或疲劳，导致令人烦恼的颈椎病。值得关注的是，颈椎的椎体连接比较薄弱，肌肉力量有限，在突遇较大的撞击或惯性力时，极易脱位，造成瘫痪等严重后果。随着年龄的增长，颈椎发生退行性病变相对比较早，增生的骨刺可能压迫神经根；颈椎横突孔变狭窄，使供应大脑椎基底动脉的椎动脉受压或扭曲，导致大脑供血不足；颈椎间盘退化并向椎管内突出，还会压迫神经根及脊髓，出现上肢发麻、无力。颈部肌肉、韧带损伤或慢性劳损，会影响颈椎在不同方向的活动度，出现相应的症状。

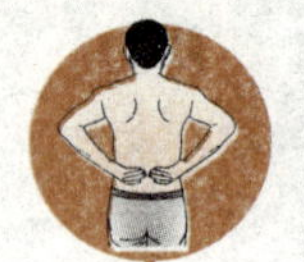

颈项部与经脉的关系

颈项部与经络系统的十二经脉、奇经八脉、十二经别和十二经筋有着密切关系。中医学认为，人体五官九窍、四肢百骸、五脏六腑等均与经络相关，经络系统把人体各部分有机地联系在一起，完成相互协调的各种功能活动。颈椎位于颈项部，是经脉从四肢躯干走向头面部，或从头面部走向四肢躯干的必经之路，与经络关系密切。经常按摩下列经脉，能疏通颈部经气，促进颈部气血运行，疏散风寒于体表，缓解颈部疼痛。

(1) 直接经过颈项部的经脉

手阳明大肠经：起于食指桡侧端……上出于柱骨之会上，下入缺盆（锁骨上窝）。络肺下膈，属大肠。其支者从缺盆上颈，贯颊。

注 上出于柱骨之会上，是指经脉行于项部至第七颈椎。

手少阳三焦经：起于小指次指之端……从缺盆（锁骨上窝）上项。

手太阳小肠经：起于小指之端……从缺盆（锁骨上窝）循颈上颊。

足阳明胃经：起于鼻……从大迎前，下人迎，循喉咙，入缺盆（锁骨上窝）。

注 这里的大迎、人迎、喉咙，均位于颈部。

足少阳胆经：起于外眦……循颈，行于手少阳之前，至肩上……下加颊车，下颈，合缺盆（锁骨上窝）。

足太阳膀胱经：起于目内眦……还出别下项。

手太阴肺经：起于中焦……从肺系横出腋下。

注 肺系，指气管与喉咙一段，即位于颈部。

手少阴心经：起于心中……其支者，从心系，上挟咽，系目系。

注 这里的咽，位于颈部。

足太阴脾经：起于大趾之端……上膈挟咽。

足厥阴肝经：起于大趾丛毛之际……循喉咙之后，上入颃颡。

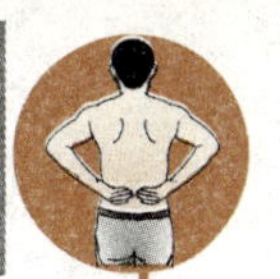

注 这里的喉咙、颃颡（咽后壁）均位于颈部。

足少阴肾经：起于小趾之下……循喉咙，挟舌本。

(2) 间接与颈项部有联系的经脉

手厥阴心包经：虽不直接循行到颈项部，但通过联系的脏腑（心包经属心包络三焦）与表经——三焦经相联系，后者又分布于颈项部，即本经与颈项部是间接联系的。

(3) 奇经八脉中直接经过颈项部的经脉

督脉：起于肾下胞中，后入脊里，上行项后，入脑内。

任脉：起于小腹之中……经脐到咽喉。

冲脉：起于肾下胞中，后行脊里并督脉，前行并足少阴足阳明而行，达咽部。

阴维脉：起于小腿内侧……合于任脉而上行。

阳维脉：起于小腿外侧，上行项后，合于督脉。

阴跷脉：起于内踝……上经人迎（人迎位于颈部）。

阳跷脉：起于足跟外侧……过颈。

(4) 间接经过颈项部的经脉

带脉：此脉行于腰腹部，不直接到达颈项部，似在躯下部位，通过与躯干部十二经中各条纵行经脉的联系，从而间接与颈项部发生联系。

颈部疾病的类型

颈部疾病大致分为颈部急性损伤、落枕、颈椎间盘突出、颈椎病等，其中颈椎病是常见病。

颈椎病是指由于颈部骨骼、椎间盘、韧带发生病变，神经根、脊髓、椎动脉及软组织受到刺激或压迫，引起以颈肩部疼痛、麻木为主要表现的一组症候群。

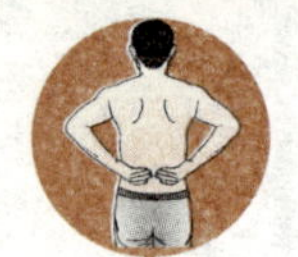

（1）局部型

颈部剧烈疼痛，并放射至枕顶部或肩部，头部活动严重受限，患者为了缓解疼痛而常用手托住下颌。

颈项部肌肉紧张，一侧或两侧均有压痛点，头颅因疼痛而不愿活动。

（2）交感型

头痛、恶心；视物模糊、眼睛干涩、眼窝有胀痛感；上肢怕冷发凉，局部多汗；头晕眼花、眼睑下垂、鼻塞等。

颈肩部肌肉痉挛、强直；患侧上肢皮肤温度低、发凉、出现水肿；汗腺分泌异常等。

（3）椎动脉型

眩晕或猝倒；耳聋、耳鸣、视觉障碍；感觉异常、持物无力；严重者出现对侧肢体轻微瘫痪。

若颈椎后伸、侧曲至一定程度，头部眩晕感会加重或猝倒。

（4）脊髓型

步态不稳、行走不便、走路时有轻飘飘的感觉；单侧或双侧下肢颤抖、乏力、麻木。

四肢肌肉张力增高，肌腱反射亢进，浅反射减弱；严重者可诱发同侧髌阵挛或踝阵挛；出现痛觉障碍，深感觉消失。

（5）神经根型

肩、颈、背、上肢某处出现持续性酸痛，并放射至肘关节处，还会出现针刺或触电样疼痛；颈部及患侧上肢出现运动障碍。

受累神经根的神经分布区有压痛感；肱二头肌或肱三头肌反射减退或消失。

（6）混合型

两种或两种以上上述临床表现同时存在即为混合型颈椎病，症状复杂，体征不一。

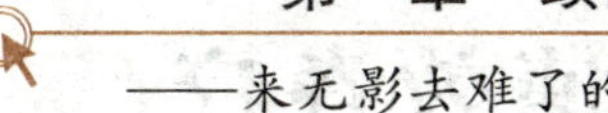

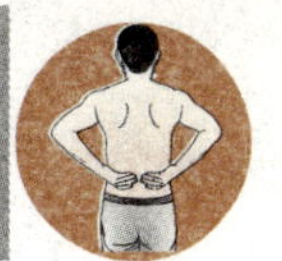

颈椎病的预警信号

颈椎病同其他疾病一样，也有一个发生、发展的过程。从发生之日起，就会向你发出各种报警信号，只要多留意观察，你就能发现它的蛛丝马迹，这对及时治疗很有帮助。

(1) 麻

由于椎间隙变窄，小关节增生肥大，引起椎间孔变小，使神经根受到压迫。当臂丛神经受压时，会出现手臂外侧麻木，并可到达同侧小指和无名指指端。有时患者描述像过电一样，放射至同侧胳膊、手指，指尖有麻木感，自觉皮肤变厚，常于夜间因双侧或一侧手指麻木不适而醒来。

(2) 痛

神经根受压后往往发生水肿、非特异性炎症，颈部、肩部、患侧上肢会出现疼痛。

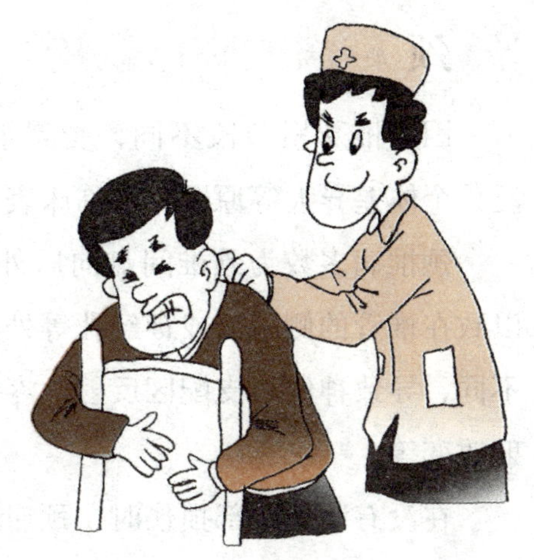

(3) 软

多数由于颈脊髓受压迫所致。此型多见于50岁以上男性，首先表现为下肢远端逐渐软弱无力，麻木感，走路不稳，像踩棉花一样，蹒跚步态。随着病情加重，麻木平面逐渐上移，可导致呼吸肌无力，患者自觉胸部像有带子捆着一样，称为束带感。严重脊髓型颈椎病可以引起两下肢瘫痪。

(4) 晕

由于横突孔周围韧带骨化，压迫或刺激椎动脉，引起椎动脉痉挛，当扭转脖子时，椎动脉也随之扭曲，加重了椎动脉供血不足。临床表现为体位性眩晕，常于头部后仰或者突然转向一侧时猝倒，倒地后体位改变，椎动脉供血得到改善，又迅速恢复意识。此型颈椎病做磁共振检查常显示横突孔周围骨质增生，也可做椎动脉造影确诊。

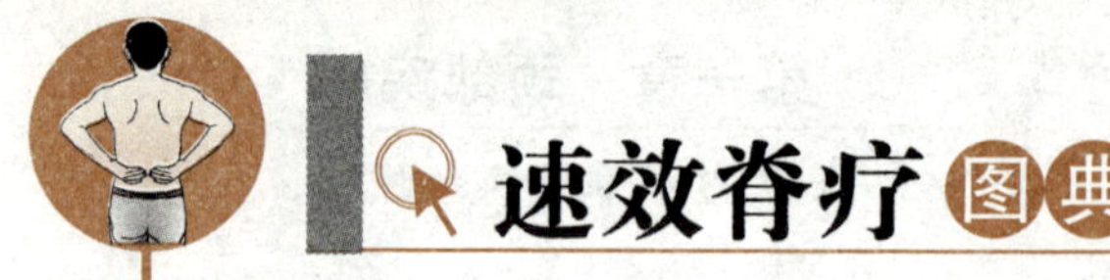

颈椎骨刺意味着颈椎病吗

颈椎出现骨刺或者骨赘，即骨质增生，一般是到了一定年龄后发生的退行性改变，大多数没有症状，因此不能简单地与颈椎病划等号。有了骨刺，不一定伴有颈部疼痛，也不一定有上肢麻木等症状。只有当骨刺长在特定部位，如椎体后方或椎间孔边缘，导致脊髓或神经根受压，出现相应症状时，才导致颈椎病。也就是说，颈椎病确诊至少应包括三要素：颈部疼痛和活动受限；出现神经系统或椎动脉症状；X 线片显示颈椎骨质增生，椎间隙明显变窄。三者同时具备时，方可诊断为颈椎病。

颈椎病的临床表现

因颈椎受累节段不同，受累组织不一，加之病理改变复杂、病变广泛、个体差异大等原因，其临床表现不尽相同。

颈椎病多数为颈椎间盘向后外突出，钩椎关节或关节突增生、肥大，以致在椎管的侧隐窝或神经孔等处压迫神经根。因病变位置、平面和程度不同，导致神经根支配区反射性疼痛或放射性疼痛、感觉异常、肌力及反射改变等。

在没有明显颈部损伤时，颈痛及僵硬的病因可以是不良用力习惯、不合理体位或某种姿势维持过久。例如，习惯于俯卧位趴在枕头上抬着头读书、看报，或者侧卧、半卧位看电视等。患者常在夜间因一侧或两侧上肢疼痛、麻木不适而惊醒，当改变体位及活动上肢后好转。一般起病缓慢，大多数有急性发作病史。

脊髓型颈椎病在颈部过伸、咳嗽、打喷嚏均可使疼痛加重。一般认为是颈脊髓受压，或者颈脊髓供血障碍所致。病变多数发生在颈椎屈伸的主要部位——颈椎下段，即颈膨大区。由于受累传导束不同，病变轻重表现各异，脊髓型颈椎病的症状和体征也不尽相同。因机械性压迫而发生者，症状会在不知不觉中出现，最初的表现可能是手指不灵活、精细动作困难、上肢或下肢无力、手部肌肉萎缩、步态不稳，以及躯干、四肢麻木感，甚至出现下肢痉挛，痛觉或温度觉减退，此时疼痛症状多数不明显。

诊断颈椎病的四种简易方法

颈椎病不仅给患者带来肉体上的痛苦，也带来了精神上的折磨。很多人由于职业原因长期伏案工作，颈部出现不适，因此担心自己患了颈椎病。究竟是否患了颈椎病呢？以下提供几种简单的自我检测法，可以确认是否真的患了颈椎病，并及时采取相应措施，防止病情加重。

（1）按压头部法

受测者端坐在椅子上，头肩部向上挺直，检查者双手置于受测者头顶部，逐渐加力往下按压；或者检查者将左手放在受测者的头顶，右手紧握拳头，轻微打击左手，使压力往下传导。这两种方法会使受测者椎间孔受到压缩和震动，如果受测者感觉疼痛或麻木，那么就是患了颈椎病。

（2）枕、下颌部牵引法

受测者取坐位，检查者左手托住受测者下颌部，右手托住其枕部；或者检查者站在受测者背后，并使前胸靠在受测者的枕部，用双手托住受测者下颌部。等受测者全身放松后，双手同时用力向上牵引。倘若受测者感觉颈部疼痛减轻或感觉很舒适，那么就是患了颈椎病。

（3）抬高手臂法

受测者取坐位或者站立位，低头。检查者站在其身后，用左手扶住受测者肩部，右手握住受测者所测上肢的肘部，向后上方推拉。倘若所测上肢出现放射性疼痛，那么就是患了颈椎病。

（4）颈部旋转活动法

受测者取坐位或者站立位，左右旋转颈部约 1 分钟，如果上肢出现放射性疼痛或麻木感，再前屈或后伸颈部，疼痛或麻木感加重，那么就是患了颈椎病。

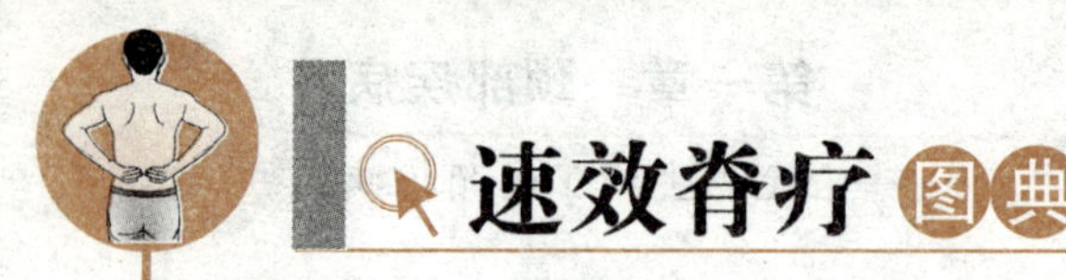

颈椎骨质增生的症状

在生活、学习和工作中，一旦出现颈部疼痛，活动不便，头痛、头晕、目眩、恶心、呕吐、失眠多梦、胸闷气短、心悸、情绪不稳、烦躁不安，同时颈部和上肢出现酸沉、麻木、胀痛、部分肌肉萎缩、功能障碍等症状，到医院进行颈部 X 线、CT 检查，显示确有不同程度的骨质增生、椎间隙不等宽或变窄现象。进一步做颈部超声检查发现，颈部一侧或两侧椎动脉受压迫。医生认为是颈椎骨质增生压迫椎动脉和臂丛神经，造成大脑供血不足和上肢神经压迫症状，采取多种方法治疗，使颈部疼痛有所缓解，病情有所好转。虽然颈椎关节周围软组织痉挛缓解了，神经和血管周围水肿吸收，非特异性炎症消除了，但是并没有将颈椎骨质增生软化消除，进行颈椎 X 线、CT 检查时，显示颈椎骨质增生（骨刺）依然存在。实际上，即使颈部没有上述症状时，进行 X 线和 CT 检查，也会显示不同程度的骨质增生。

什么是落枕

睡觉时体位不正，颈部位置不当，受风寒侵袭，是落枕的常见病因。睡觉时头滑落枕旁时间过长，早晨醒来时才觉察颈部疼痛、转颈受限，此时颈部肌肉实际上已被扭伤或拉伤。睡觉时随意翻身，动作幅度大，有时噩梦连连，浑然不知自己的躯干在扭动翻滚中，与头颈部已不在一条直线上，时间一长，极易导致落枕。

枕头过高也是落枕的病因。枕头过高使头部抬高，使颈部正常前凸弧度变直，甚至向后反凸，使颈后部肌肉长时间处于牵伸或紧张状态，造成颈后肌肉、韧带劳损，影响颈椎的稳定性，甚至可使钩椎关节错位。另外，枕头过高会加大椎动脉进入颅底的曲折度，引起椎基底动脉供血不足，以致醒后头昏脑胀，颈酸背痛。再者，枕头过高使颈部强迫前屈，刺激颈动脉窦压力感受器，反射性地引起血管扩张，

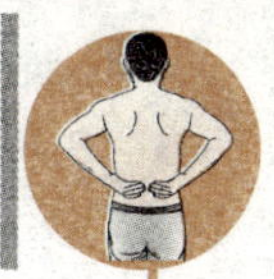

血压下降，血流速度变慢，出现脑缺血症状。

夜间长时间侧睡或侧着看书也是落枕的病因。很多人有侧睡习惯，不取此种睡姿就睡不着，若枕头压陷后的高度小于该侧肩宽，就很容易造成落枕。另外，假如在侧卧看书时迷迷糊糊睡着了，时间一长，也易引起落枕。所以，应改正这些不良习惯，调整枕头高度，可以避免落枕。

颈肌痉挛是落枕的主要症状之一。患者头颈歪向一侧，难以旋转颈部，成为“斜颈”、“歪脖子”。颈部疼痛明显，并向头顶、肩部及上臂放射，活动时疼痛加剧。用手触摸颈肌僵硬，或隆起呈条索状，在颈侧或颈后可触及压痛。落枕给患者带来许多痛苦，严重影响正常工作、学习和生活。

落枕的自我诊断

学会自我诊断落枕，对于正确治疗有很好的帮助。

落枕的诊断并不难，根据自己的感觉很容易作出判断。早晨起床后突感颈后部、上背部疼痛不适，以一侧多见，或者两侧俱痛者，或者一侧重，一侧轻。多数患者有夜间睡眠位置欠佳，或者受凉病史。由于疼痛使颈项活动不利，不能自由旋转，严重者颈部屈伸困难，甚至头部强直于异常位置，使头偏向患侧；检查时颈部肌肉触痛、浅层肌肉痉挛、僵硬，摸起来有条索感。如果出现上述症状就应想到是不是得了落枕。对于反复落枕或者短期内出现多次落枕的中年人，如果伴有头晕、手指发麻、手臂发沉等症状，很可能是由颈椎病诱发的经常性落枕，应尽早到医院诊治，以免延误治疗。

颈部扭伤与落枕的区别

落枕患者常在睡醒或起床活动后突感颈肩部疼痛，头颈部向一个方向或多个方向活动受限，动则疼痛加重，头常偏向患侧，向某一方向活动时

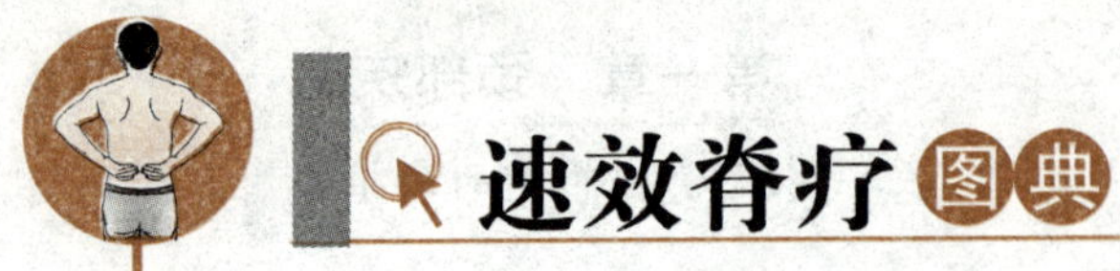

疼痛明显加重。X线检查显示多数无异常改变，或者仅有颈椎生理曲度变直、扭曲等改变。

颈部扭伤者，多数有明确外伤史，以一侧颈肩部疼痛多见。头颈向患侧或疼痛较重的一侧倾斜，有时出现手臂麻木、疼痛，以及压痛、叩击痛。

颈部肌筋膜炎的临床表现

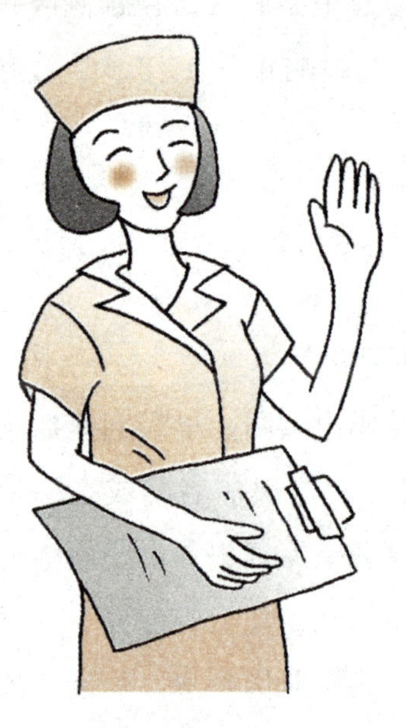

（1）症状与体征

疼痛多数局限于颈后部，以颈两侧明显，晨起时颈后部疼痛尤其明显，伴有颈肌僵硬，勉强活动后可减轻。天气寒冷、潮湿或长时间低头工作，可致酸痛加重，保暖可使疼痛减轻，严重时合并肌紧张性头痛或牵涉性一侧肩背痛。

检查见压痛点多数位于斜方肌、胸锁乳突肌、前斜角肌、三角肌、胸大肌肌腹或肌肉起止点。有时可触及大小不等的结节。慢性颈部肌筋膜炎常无固定压痛点，压痛广泛，压之呈酸痛。颈部活动受限，尤以晨起时为重。病情严重者可有轻度肌肉萎缩，晚期因胸锁乳突肌纤维化可导致斜颈。

（2）实验室及辅助检查

红细胞沉降率和类风湿因子检测均为阴性，白细胞可轻度升高或正常，颈椎X线平片显示无明显异常或呈轻度退行性改变。

颈椎间盘突出的临床表现

由于颈椎间盘突出的节段不同，以及受压的神经根和（或）脊髓的部位不同而有不同的临床表现。以神经根受压或受刺激为主的表现为：早期

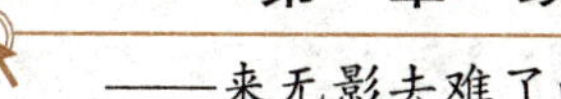

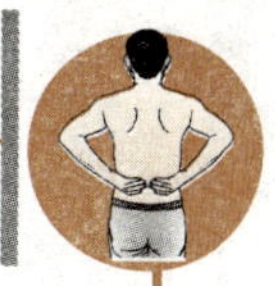

出现剧烈疼痛，在受压神经根分布区感觉异常，少数有感觉过敏。存在不同程度的前臂或手部痛觉及肌力减退，腱反射减弱或消失。颈椎活动受限，颈椎棘突旁压痛、放射痛。以脊髓压迫为主者表现为：胸或腰部有束带感，痛觉、温觉、触觉、本体感觉障碍，两下肢肌张力增强，腱反射亢进、浅反射减弱或消失，双侧 Babinski 征阳性，髌阵挛、踝阵挛阳性，严重者出现两下肢瘫痪，大小便失禁。

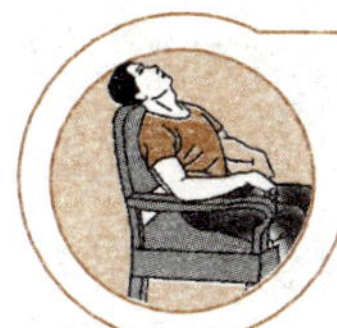

第二节　颈部疾病的病因

颈椎病的病因

(1) 退行性变

颈椎具有活动频繁、结构薄弱的特点。随着年龄的增长，椎间盘髓核含水量逐渐减少，逐渐失去弹性和韧性，又因颈椎及其周围软组织易于劳损，在外力作用下，纤维环容易破裂，导致颈椎间盘突出，椎间隙变窄，发生椎体失稳。颈椎节段不稳定，加重了钩椎关节增生，小关节囊松弛，从而形成生物力学的恶性循环，诱发颈椎病。

(2) 颈部外伤

颈部直接或间接外伤也是颈椎病的常见病因。多数与交通事故有关。如紧急刹车、快速行驶中突然改变方向等，均可造成颈椎及其周围软组织损伤，诱发颈椎病。

(3) 颈椎椎管狭窄

颈椎椎管狭窄可分为先天性椎管狭窄、继发性椎管狭窄。根据国内统计，颈椎椎管矢状径临界值为13毫米，小于13毫米为颈椎椎管狭窄。继发性椎管狭窄的病因有黄韧带肥厚、后纵韧带骨化等。

不良生活习惯导致颈椎病

（1）不良姿势导致颈椎病

随着年龄的增长，人体会发生不同程度的慢性劳损，出现骨质增生、肌肉紧张、疼痛等症状，如今许多年轻人也患了颈椎病，这常常是不良生活习惯引起的。

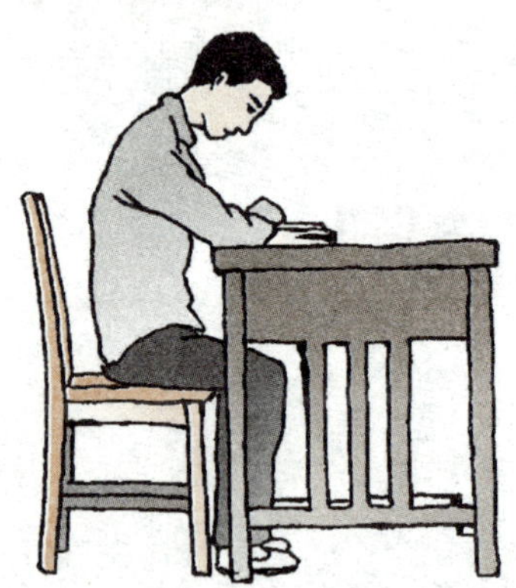

有些人经常伏案工作，长时间保持低头的姿势，而颈椎本身有其正常生理曲度，如果长时间低头，就会让颈椎的生理曲度发生变化，引起松动、增生，而颈部肌肉长时间保持紧张状态，对周围神经和血管造成不利影响。有些人喜欢歪着身子看书、看电视，或者躺着看书的时候脖子下面垫着软枕，把脖子几乎垫成直角，都会对颈部造成损伤。有些人在睡觉时，喜欢把枕头垫得很高，枕头的高度不符合颈部的正常生理曲度，就会造成椎体慢性移位，从而患颈椎病。

（2）不合理运动导致颈椎病

颈椎的健康离不开适宜的运动。现代人常常陷于忙碌的工作、学习与生活中，闲暇之余也不愿抽出时间运动。实际上，人体经络就像地面的河流，气血就在经络中运行。如果长期不运动，就会导致经络不通、气血不畅，从而出现阻滞和疼痛。对颈椎来说，也是如此。但是，不合理的运动也可能导致颈椎病。如果运动超量，使颈部处于过度疲劳状态，很容易发生颈椎病。

（3）颈部受寒导致颈椎病

从中医学角度来说，寒冷、潮湿对颈部的侵袭，同样也是颈椎病的重

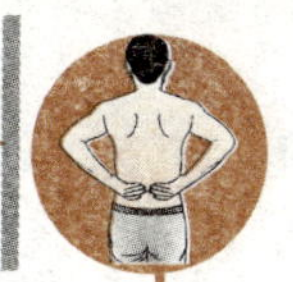

要病因之一。中医学将风寒、潮湿等称为“外邪”。如果外邪侵袭人体，就会导致人体经脉、气血发生瘀阻。比如在寒冷潮湿的冬季，如果颈部没有进行保暖措施，长时间暴露在外，久而久之，寒邪、风邪就可能侵入，从而导致颈椎病。

由于以上种种原因，颈椎随时面临着病痛的威胁。如何保护颈椎，如何远离颈椎病，是现代人面临的一个重要健康话题。这就要求我们在日常生活中保持良好的习惯，并辅以针对性的运动，对颈椎进行精心的呵护。

落枕的病因

❶ 落枕多数因睡眠时枕头过高、过低或过硬，躺卧姿势不良，使颈部肌肉长时间受到牵拉，处于过度紧张状态而发生损伤。

❷ 颈部受到突然扭转，或者肩挑重物不当，导致颈部肌肉突然收缩，引起肌纤维部分撕裂。

❸ 睡眠时露肩，局部感受风寒，气血凝滞，经络受阻而发生落枕。

❹ 缺乏锻炼，身体衰弱，气血不足，循环不畅，筋络活动失调，导致经络不舒，气血凝滞而痹阻不通，僵凝疼痛而发病。

常见受累肌肉为胸锁乳突肌、斜角肌、颈长肌、斜方肌及提肩胛肌，如为颈长肌损伤，可出现交感神经刺激症状，如耳鸣、头晕、恶心、视物模糊等。若为前屈损伤，可引起颈后纵韧带损伤，或者棘突间韧带损伤。

落枕的发病过程

单从疾病名称来看，就知道落枕发病与枕头有关。睡觉时枕头太高、颈部姿势不当是落枕的重要病因。一般认为，落枕主要是由于睡眠时颈部姿势欠妥，枕头使用不当，致使颈部一侧肌肉、关节和韧带较长时间受到过度牵拉，造成急性软组织损伤；或者睡眠中未注意保暖，致颈部一侧肌肉受风着凉，寒冷刺激引起局部肌肉痉挛。落枕不仅在睡眠时发生，任何使颈部肌肉劳损的姿势或者突发性损伤，均可引起落枕。患颈椎病时，钩椎关节紊乱也会引起落枕。

颈部扭伤的病因

颈部扭伤多数出现在跌仆、扭斗及嘻闹等情况下，致头颈部发生突然侧屈、扭转、过度前屈后伸的极端扰动状态，使原有的平衡受到破坏，就会引发颈部软组织损伤和钩椎关节错位。颈部损伤的早期症状有时不甚明显，常贻误最佳治疗时机，或者处置不当，给患者遗留下不必要的痛苦。

钩椎关节错位多数发生于颈椎第三、四节，因为钩椎关节面的排列方向偏于水平位，在头颈前屈或后伸时，颈椎第三、四节是承受压力和扭曲力最大的部分，因此稳定性欠佳，最容易发生退变和损伤。

在车祸或急刹车中，因惯性使乘车人在瞬间发生颈部过屈，进而造成损伤，这时钩椎关节错位常出现在颈椎第四节以上。

值得注意的是，在推拿前一定要与颈椎脱位、骨折相鉴别，以免误诊误治。

颈部肌筋膜炎的病因

颈部肌筋膜炎是颈肌筋膜的一种非特异性炎症，是临床最多见的一种颈部慢性软组织疾病。主要特征是后颈部肌肉慢性痉挛、疼痛，最后发展为僵硬。

本病好发于长时间从事头颈部固定姿势的工作和劳动强度较大的人，如长期伏案低头工作的工种：会计、作家、司机、打字员等。由于颈部肌肉承受负荷而长时间处于紧张状态，形成慢性劳损。经常在寒冷、潮湿环境中工作、生活，颈部肌筋膜血管收缩，微循环障碍，局部渗出，水肿粘连，形成肌纤维组织炎。

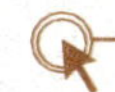

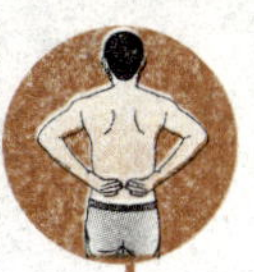

颈椎间盘突出的病因

颈椎间盘突出临床并不少见，常因颈部突然过度活动或椎间盘发生退行性变引起。当颈椎间盘发生退行性变，或者在某种外力作用下使纤维环破裂，髓核向外侧突出，刺激、压迫颈神经根、脊髓时，就会出现一系列临床症状。颈椎间盘突出的发病率约为腰椎间盘突出症的1/10，好发于青壮年，男性较多。多数有颈部外伤史，约95%的颈椎间盘突出发生于颈椎第6～7、颈椎第4～5关节。原因为下颈部负重较大，活动较多，又与相对固定的胸椎相连，故最易发生劳损和退行性变。

颈椎间盘组织缺乏血液供应，修复能力极差；加之颈部活动频繁，负重较大，易发生退行性变。一般在30岁以后，颈椎间盘就开始发生退行性变，纤维环韧性及弹性均逐渐减弱。在持续或突发外力作用下，导致纤维环破裂，髓核突出，破裂的纤维环及髓核突入椎管，压迫颈神经根或颈脊髓，从而出现临床症状。

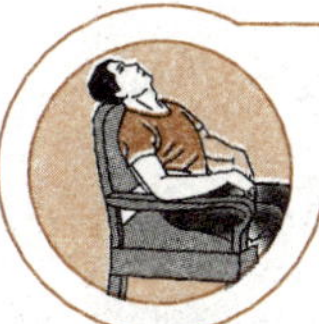

第三节　颈部疾病的预防保健

颈部日常保健指南

工作时，应确保头部保持水平位置，不应长时间低头工作。

无论进行任何活动，要安排间歇休息，避免颈部过度疲劳。

进行任何活动时，如感到颈部不适，应立刻停止活动，让颈部放松休息。

如颈部不适持续或越来越严重，便应尽快去医院检查，以免延误治疗。

颈椎是脊柱最灵活的部分，容易因长期活动或意外创伤而磨损，以钩椎关节长期劳损、退行性变、不良姿势及创伤较常见。

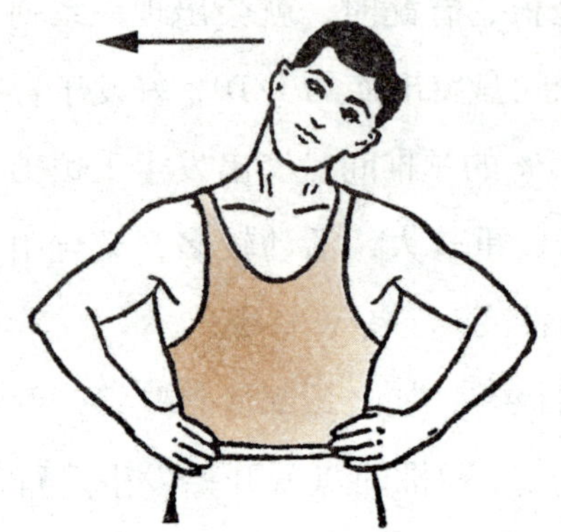

一旦出现颈痛、僵硬，应及早就医。此外，适当休息，配合物理治疗等，有助于减轻颈痛，防止病情进展。平日注意保护颈部，包括工作、学习时保持正确的姿势，做适当运动，从而降低颈部疾病的发生率。

枕头和床是颈椎的亲密伴侣，枕头过高或者过低，床垫过于柔软都会连累颈椎。枕头宽度应达肩部，中间低，两端高的元宝形保健枕对颈椎有良好支撑作用，可以让颈椎得到很好的休息。对于颈椎不好的人来说，木板床、棕绷床、荞麦枕、蚕沙枕是上选，而过分柔软的床垫、枕头则不利于颈椎保健。

颈椎病的预防

颈椎是脊柱活动度最大，而且十分灵活的部分。平时不经意的动作和持久的不良姿势，容易引起颈椎慢性劳损或急性损伤，从而促进颈椎的退行性变。随着年龄的增长和不良姿势的继续，会导致各种颈椎病。那么，如何防止颈部外伤，纠正不良姿势，减缓或防止颈椎病的发生呢?

一要注意颈部姿势。保持抬头挺腰的行走姿势，双眼平视前方，不要总是低头弓背走路；培养良好的工作姿势，避免职业性低头综合征。长期从事低头工作的人员，如教师、医务人员、财会人员、办公室文秘人员和科研工作者等，在工作中要适当、有间歇、有节奏地调整颈部位置，定时做颈部后伸、旋转动作和扩胸、仰伸和耸肩活动，改善颈部疲

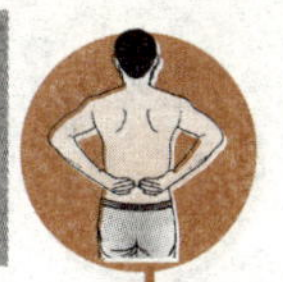

劳状态，防止颈椎病。

二要预防颈部外伤。老年人在回头转颈时不要过急、过猛及幅度过大，以免发生晕厥、昏倒、颈椎受伤等意外。老年人颈椎多数有骨刺及椎间隙变窄，横突孔排列不一定整齐，而椎动脉也有不同程度的硬化，管径变小，在此基础上发生颈椎急转，会使椎动脉突然受压，导致椎基底动脉血流量急剧减少，极易引起眩晕昏倒，或者继发颈椎损伤。平时坐出租车系好安全带，防止急刹车或颠簸振荡时，因惯性发生颈部损伤。专家指出，在损伤发生前一瞬间，如果对意外早有预感，及时防范，可以减少头部惯性晃动，减轻或避免颈椎损伤。参加各种体育活动如跑、跳、蹦、游泳和跳水等，应先做充分的准备活动，正确掌握动作要领，可以避免发生颈部意外损伤。

三要减轻对颈部的压迫。男士的衬衣领口、领带和领结不能系得过紧。颈部一旦受压，颈动脉先受其害，进而使椎动脉供血不足，会引起患者心动过缓，血压下降，导致脑部缺血而晕厥。颈部持久受压成为椎动脉型颈椎病的根源之一。另外，睡眠时枕头的高度不适当也会给颈部、颈椎带来不利。资料表明，在就诊的颈椎病患者中，约25%的人有喜卧高枕的不良习惯，但枕头过低或不用枕头也不妥。平时一定要养成良好的睡眠习惯，防止落枕。

颈椎“时钟操”

为使颈部肌肉得到充分锻炼，放松颈肩背部肌肉，预防颈椎疾病，可以练习“时钟操”：由“九点一刻”到“十点十分”的交替运动。

所谓“九点一刻”，就是两手侧平举，像时针指到“九点一刻”的样子；“十点十分”是在“九点一刻”的基础上，两臂微微上抬，形成指针指向“十点十分”的样子。动作由“九点一刻”抬到“十点十分”，如此往复，每天做200下。在做这组动作时，胸部要充分张开，两手在身体两侧分开，手心向下，手掌微微上翘，两臂像飞鸟的翅膀一样上下扇动，两臂尽量向后伸展；运动时最好能够站立起来，身体挺直、目光平视、两脚并拢、脚尖朝前。这组操可以一次做200下，也可分多次完成。

这些动作对颈肩关节、肌肉是一种综合锻炼。可以缓解颈部不适，对患颈椎病的人是一种良好的练习手段，对预防肩周炎也有一定作用。

颈椎“米”字操

有的人为了活动颈椎，像转拨浪鼓一样摇头，其实这样是不正确的。用头写“米”字活动颈椎最好。

做法很简单，站立或者端坐，上身固定，活动颈部。

先做“十字形”弯曲，即头部一次向前屈——回来——向左屈——回来——向后屈——回来——向右屈——回来；

然后依次做“左前屈——回来——左后屈——回来——右后屈——回来——右前屈——回来”。

一般以10次为一组，可重复做5~10组。需要提醒的是，做这个动作时，颈部活动的幅度宜缓而舒展，切忌用力过猛或者频率过快。

颈椎病枕上康复操

颈椎病枕上康复操可于晨起、晚间在床上练习，不但可以缓解疲劳，还能疏通经络，促进颈椎病康复。

(1) 枕上呼吸

早晨睁眼后不要马上起床，先在床上进行深呼吸。深呼吸同时向上提起肩膀，使肩膀尽量向耳垂靠近，停留2秒，缓慢放下。此康复操能舒展颈、肩部肌肉，缓解肌群僵硬状态，防止因突然动作导致肌肉损伤。练习时要呼吸均匀、动作轻柔。

（2）枕上伸展

双臂经体前交叉，由身体两侧向头上形成伸展状态，尽量向头部上方较远的位置伸展，手心向上。此康复操能进一步调整、伸展上肢肌群，为颈部活动做好准备。注意伸展时腰部不离开床，不要向上耸肩。

（3）枕上转颈

颈部摆正后，整个头部转向左侧，目光看向身体左侧停留 2 秒还原，之后反方向，每侧重复 4 次。练习时颈部完全放在枕头上，转动颈部时动作要慢，下颏的位置与肩保持平行。

（4）枕上仰颈

颈部放正，以头顶为中心缓慢向上仰起下颌，直到感觉颈部肌群完全伸展了，停留 2 秒后缓慢还原。反复 4 次。

（5）枕上提肩

两臂弯曲双手抱头，尽量向后上展开肩膀，停留 2 秒后还原。重复 4 次。练习时肩部放松，伸展要充分。

（6）按风池穴枕上摩颈

用中指抵住风池穴做顺时针、逆时针方向旋转各 15 次。按摩时用指腹，力度要适中。

颈部保健太极法

太极拳是一种非常好的锻炼方法，不仅动作柔和舒展，而且有很好的保健强身作用，无病可以健身，患病可以治疗。打太极拳可以使脊柱的柔韧性增强，颈部关节更加灵活，能够有效防治颈椎病。

（1）保健功效

太极拳以其如行云流水般的节奏，可以调养身心，对很多疾病有防治和康复的双重作用。比如颈椎病、心绞痛、冠心病、神经衰弱、植物

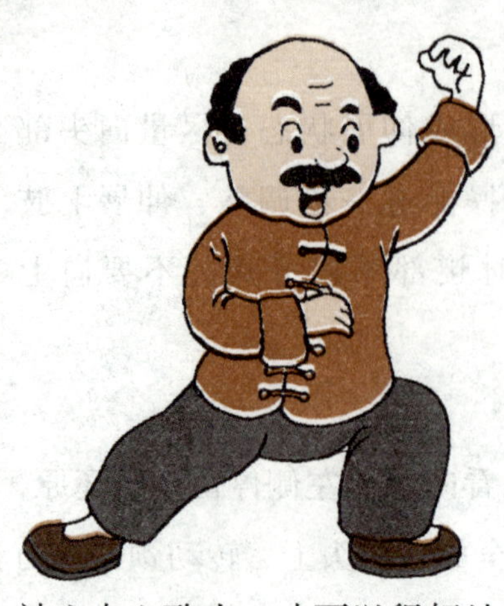

神经功能紊乱、胃肠神经官能症、老年性便秘、消化性溃疡、慢性支气管炎等，尤其针对颈椎病，效果尤其明显。

中医学认为，练习太极拳可以补益肾精、强壮筋骨、抵御疾病。经常坚持打太极拳，能够延缓衰老，防病健身。

练习太极拳不但能活动全身肌肉和关节，而且需要均匀地深呼吸，练习者在精神上专心致志，才可以很好地调节全身各系统、器官的功能。

（2）太极拳的特点

打太极拳，要求举动轻灵，运作柔缓，呼吸自然均匀，在于意而不在于力。练习者要静中有动，动中有静，动静结合。静是养脑力所需，动是活气血所需。锻炼的同时，可以使练习者内外兼修。这就要求练习者的意识、呼吸、动作三者密切协调结合，从而达到调整阴阳，疏通经络，气血和畅的效果，使生命力更加旺盛，具有增强体质、防治疾病的作用。通俗地讲，就是可以使体弱者体质变强，使患病者康复。

对颈椎病患者而言，打太极拳可以使脊柱的柔韧性增强，颈部关节更加灵活，有效防治颈椎病。

放风筝有益于颈椎保健

放风筝是我国自古就有的传统娱乐活动，不过你也许没有想到，放风筝还是治疗颈椎病的妙方。放风筝时，必然需要伸展手臂，充分活动头部、颈部，这样就使颈部、肩部关节的柔韧性得到加强，预防骨关节退行性变，防治颈椎病。

在放风筝时，一定要挺胸抬头，视线跟随风筝左顾右盼，这样可以保持颈椎、脊柱灵活性，有利于增强骨质代谢，预防椎骨和韧带退行性变。

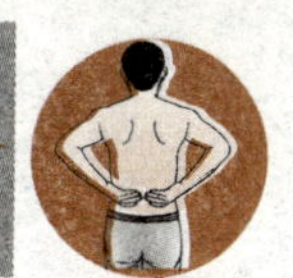

放风筝时，有时需要倒着行走，应随时注意路面及周围的情况，以免发生摔伤和撞伤。有心脑血管疾病的朋友，放风筝时要避免突然转头，以防止脑供血不足。

需要明确的是，无论怎样放风筝，无论放得好不好，对防治颈椎病都非常有效。所以，放风筝不是目的，放得多高多低也没有关系，通过放风筝运动有益于颈椎保健。

颈椎哑铃保健操

（1）屈肘扩胸

站立，两足分开与肩同宽，两手持哑铃自然下垂，然后两臂平肩屈肘，同时向后扩胸。反复12～16次。

（2）斜方出击

站立，两足分开与肩同宽，两手持哑铃屈肘置于胸两侧，上体稍向左转，右手向左前斜方出击。左右交替，反复6～8次。

（3）侧方出击

站立，两足分开与肩同宽，两手持哑铃屈肘置于胸两侧，左手持哑铃向左侧方出击。左右交替，反复6～8次。

（4）上方出击

站立，两足分开与肩同宽，两手持哑铃屈肘置于胸两侧，右手持哑铃向上方出击。左右交替，反复6～8次。

（5）伸臂外展

站立，两足分开与肩同宽，双手持哑铃下垂，右上肢伸直外展90°。左右交替，反复6～8次。

（6）伸臂前上举

站立，两足分开与肩同宽，双手持哑铃下垂，右上肢伸直由前向上举。左右交替，反复6～8次。

（7）耸肩后旋

站立，两足分开与肩同宽，两手持哑铃下垂，两臂伸直向下，两肩用力向上耸起，向后旋并放下。反复12～16次。

（8）两肩后张扩胸后伸

站立，两足分开与肩同宽，两手持哑铃下垂，两臂伸直外旋，两肩后张，同时扩胸。反复12～16次。

（9）直臂前后摆动

站立，两足前后分立，两手持哑铃下垂，左、右上肢伸臂同时前后交替摆动，反复6～8次；两足互换站立位置，同样摆动6～8次。

（10）头侧屈转

站立，两足分开与肩同宽，两手持哑铃下垂，头颈部向左侧屈曲，尽可能达最大范围；再向左侧旋转到最大范围。左右交替，反复6～8次。

（11）头前屈后仰

站立，两足分开与肩同宽，两手持哑铃下垂。头颈部尽可能向前屈曲；头颈部尽可能向后仰。前后交替，反复6～8次。

（12）头颈旋转

站立，两足分开与肩同宽，两手持哑铃下垂。头颈部按顺时针方向旋转一周，再按逆时针方向旋转一周。反复6～8次。

以上动作要轻柔，旋转动作因人而异，坚持每天做1～2次。

颈部保健应改变休息保养观念

说到休息，很多人马上就会想到睡觉，认为只有这样才能充分放松。其实，颈椎病患者大多数长期低头伏案工作，常常习惯于一种固定姿势。对这些人来讲，休息绝对不是卧床不动，还包括避免持续长时间低头工作，每工作半小时后，起来活动一下头颈部，耸耸肩、扩扩胸，做到动静结合，脑体交替休息。

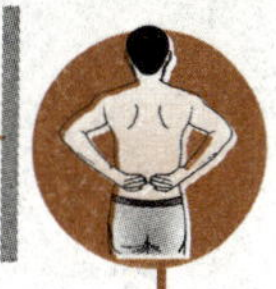

当然，对于颈椎间盘突出、颈椎病急性发作期或初次发作的患者，要注意休息，病情严重者应卧床休息 2 ~ 3 周。卧床休息可以使颈部肌肉放松，减轻由于肌肉痉挛和头部重量对颈椎间盘的压力，减少颈部活动，有利于局部组织充血、水肿的消退。卧床休息期间，如果能配合应用热疗、颈椎牵引和适当的镇静止痛剂，则效果更好。值得注意的是，卧床休息时间不能过久，以免发生肌肉萎缩，肌肉、韧带、关节囊粘连，关节僵硬等变化，造成慢性疼痛及功能障碍。在颈椎病间歇期和慢性期，除了症状较重的脊髓型颈椎病患者，应当根据具体情况安排适当的工作，不需要长期休息。

颈部保健要讲究睡觉体位和床铺

说起睡觉，谁都会，每个人每天至少有 1/4 ~ 1/3 的时间是在床上度过的。但良好的睡姿和床铺是什么样的，你可能就不明白了。

在睡眠状态下，颈肩部肌肉完全放松，颈椎的姿势和平衡失去了自我控制，仅靠韧带和关节囊的韧性来维持椎间结构的正常关系，生理弯曲度的维持几乎靠睡姿和枕头来调节。卧具、睡姿正确与否，直接影响颈椎病的发生和症状的改善。因此，选个好枕头、好床铺和好睡姿，可以让你健康一辈子。

理想的睡眠体位是侧卧位，使胸部、腰部保持自然曲度，双髋、双膝关节呈屈曲状，也就是“卧如弓”，“睡时像个弯月亮”，使全身肌肉放松。调查表明，60% ~ 70% 的老年人都说自己以右侧弓形卧位睡姿为主，并自觉这样能减轻心脏压迫，有利于胃肠蠕动，容易入睡，更少做梦。事实上，“卧如弓”时，四肢比较舒适，肌肉达到最佳松弛状态，可以消除疲劳；右侧卧姿还有利于肝脏的血液循环，减少对心脏的压迫，有利于心脏射血。

但是，并不是每一位患者都习惯这种体位。你可以根据平常的习惯不同而采用仰卧或侧卧，如果颈椎不好，最好采用仰卧睡姿，保持颈椎的生理曲度和两侧颈肌张力的平衡。而侧卧时很容易导致一侧颈部肌肉紧张而另侧松弛，紧张一侧的肌肉容易疲劳甚至痉挛。俯卧位时，由于呼吸的缘故，不可能把鼻子闷在枕头里，只能将颈部扭向一侧，这样既不利于保持颈肌张力的平衡，又影响呼吸，对病情严重的脊髓型颈椎病患者更加不利。

为了维持整个脊柱的生理曲度，使患者感到舒适，达到全身肌肉松弛，消除疲劳和调整关节生理状态的作用，除保持良好的睡眠体位外，选择合适的床铺也非常重要。床铺不能特别软，特别是四边高、中间低的钢丝弹簧床、尼龙丝绷床，人躺在上面休息时，不仅增加腰背部卧侧肌肉的张力，也势必使头颈部的体位相对升高，以致局部肌肉、韧带平衡失调，从而直接影响颈椎的生理曲线。因此，这些床对颈椎病患者并不适用。木板床可以维持脊柱的平衡状态，特别是北方农村的火炕，可加温抗寒，对肌肉、关节病变有热疗作用。

怎样预防低头综合征

预防低头综合征，可采用以下方法。

（1）颈肩肌锻炼

抬头、伸颈、转颈和扩胸练习，每次各10～20下，每2小时做1次。每日练习2～3次。

（2）骶棘肌训练

早晨起床前做俯卧撑20下，做时昂首伸颈，使骶棘肌紧张，可为一天的低头工作做准备。每晚睡前做仰卧挺腹练习，取“五点式”（头枕部、双肘部和双足部五点支撑）练习数次，再改“三点式”（去掉双肘支撑点）练习，每次挺腹伸腰10～15下（也可酌情增加次数）。此时骶棘肌收缩，头颈部必后仰，可消除一天低头所致的头颈部疲劳。

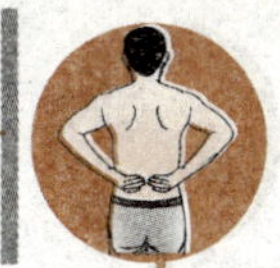

(3) 仰望远视练习

外出散步时，有意识地抬头望天，工间休息时，抬头欣赏室内悬挂的书画和照片等。这既是一种心情的放松和愉悦，又是一种怡然自得的颈部训练，可以松弛颈肌和椎间关节，消除眼睛疲劳。

(4) 低枕而卧

长期低头工作、学习者，枕头应略低，以使头颈部基本处于水平，使颈部肌肉比较放松，得到充分休息。

(5) 家庭颈椎牵引

取坐位，使头颈处于中立或略后伸。每日牵引2次，每次15~30分钟。牵引重量可逐渐增加，以无特殊不适为度。有助于纠正颈椎小关节功能紊乱，扩大椎间隙，舒松脊髓，缓解颈前屈引起的不适症状。

(6) 症状明显者，可适当服用中西药物

颈肩酸痛服用美洛昔康、苏榕或芬必得；肩臂麻木用新维生素B_1、地巴唑；眩晕可服晕海宁、维生素B_6；夜间难眠可酌用安定、利眠宁等。中成药有人参再造丸、舒筋活血片、独活寄生汤、六味地黄汤、复方四物汤和杜仲散等。

在上述锻炼和治疗的基础上，还可增加颈部及颈肩部推拿、理疗和针灸等。

低头综合征的结局有两种可能：一种情况是经加强自我保健和科学调理，症状慢慢缓解或消失；另一种情况则是病情继续进展，最终成为颈椎病。当然，我们应努力争取前者。

怎样预防落枕

落枕是引发颈肩痛的原因之一。反复落枕，可以导致颈椎病，加快颈椎、颈部韧带、颈部肌肉的过早退变、钙化或僵硬，使患者颈部基本活动受到限制。如果治疗方法不当，还会加重颈部不适症状。因此，对于落枕，任何草率马虎的处理都可能造成严重后果。

专家认为，防止落枕关键在于三点：

（1）保持良好、稳定的睡姿

保证熟睡时头部尤其是枕部始终位于枕头上，不要滑落枕下，即使频频翻身，也要保持头部不要滑落枕下。当然，要做到这一点是比较困难的，需要多年训练，父母在孩子酣睡时注意观察并提醒，使孩子从小养成良好的睡眠姿势。

（2）有一个合适的枕头

枕头应软硬适中，长、宽、高得当，尤其是枕头的高度要严格控制，绝对不可轻信“高枕无忧”。无论是青少年，还是中老年人，都不宜用高枕。要知道，过高的枕头将头部抬高，使颈部正常的前凸弧度变直，甚至向后弯曲，颈后部肌肉、韧带处于牵伸状态或紧张痉挛状态，必然引起颈后软组织劳损，影响颈椎的稳定性；高枕还会加大椎动脉进入颅底的曲折度，引起椎基底动脉供血不足，引起头昏脑胀，颈酸背痛，次日工作效率低下。更有甚者，枕头过高使颈部强行前屈，刺激颈动脉窦压力感受器，反射性地引起血管扩张，血压下降，血流速度变慢，易引发脑缺血。高枕的危害由此可见一斑。

（3）养成良好的睡眠习惯

保持头颈部与躯干轴线一致的睡眠姿势。特别是青少年，要从小养成贴枕而卧的好习惯，自觉训练、控制翻身，做到轻柔舒畅，协调平衡，避免在扭曲颈部的状态下酣睡过久。

颈部的功能锻炼

加强颈部功能锻炼能增强局部肌力，防止骨关节退变，松解滑膜粘连，缓解症状。持久锻炼，可以使颈椎病症状好转。下面介绍几种常用的颈椎病锻炼方法：

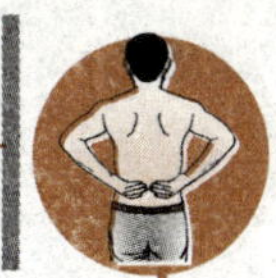

(1) 左顾右盼法

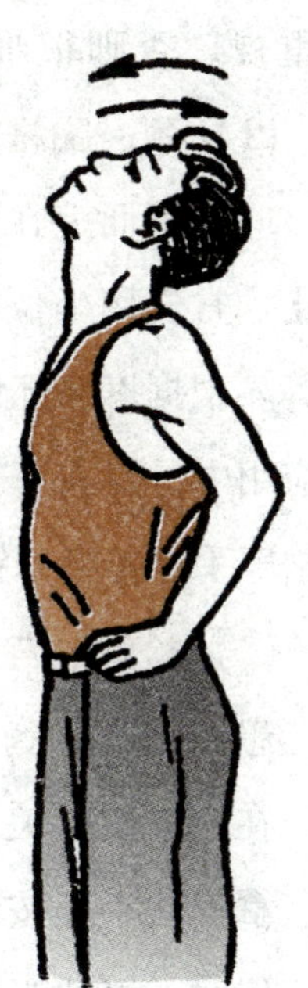

取站位或坐位，双手叉腰，头轮流向左、右旋转，动作要缓慢，幅度要大，每当旋转至最大限度时，停顿3～5秒，使肌肉、韧带等组织得到充分牵拉，并增强肌肉力量，左、右各旋转8～12次。

(2) 伸颈拔背法

体位同上，两肩自然放松下垂，同时颈部尽量向上伸，似以头顶球状，持续3～5秒，反复8～12次。

(3) 环绕颈项法

体位同上，头颈放松，自然呼吸，缓慢转动头部，幅度宜大，可顺时针或逆时针方向交替进行，反复6～8次。

(4) 擦颈按摩法

体位同上。两手轮流擦颈项，各20～30次，并用双手拇指或中指点按有关穴位，如太阳穴、风池穴、肩井穴、曲池穴、手三里穴、内关穴、合谷穴等。

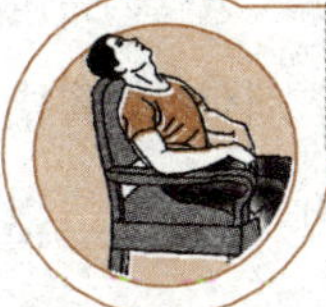

第四节 颈部疾病的治疗

颈椎病的推拿疗法

颈椎病大多数是由工作或生活中不良习惯性姿势造成的，所以找出患者不良的习惯性姿势，并加以纠正，是一种必要手段，这应当引

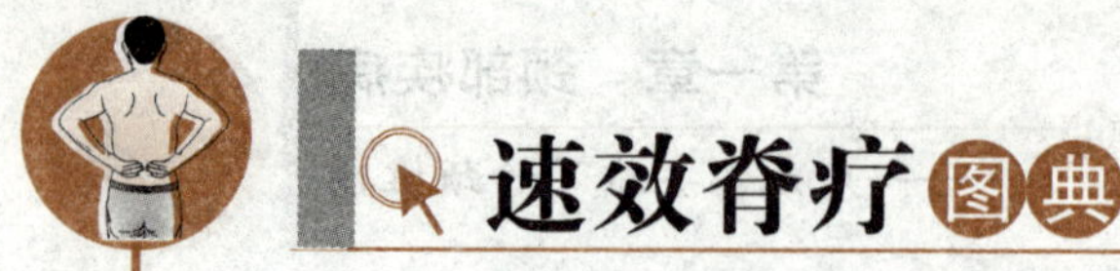

起重视，否则很难达到预期的疗效。

（1）颈、胸椎整复法

应自下而上在脊柱上查找、整复，即从胸椎第七关节始至颈椎第一关节止。常选用坐位推正法、掌指推正法，亦可选用抬头摇正法、低头摇正法等。根据疼痛部位的不同，在相应平面查找偏歪的棘突，随后矫正之。手法应用中，要求一边整复，一边对整复后的邻近部位施以拇指拨揉法、拿法等松解手法各半分钟左右，以便松解、稳定整复了的关节和局部软组织。

（2）松解颈背部肌紧张

患者俯卧，胸前可垫一个薄枕。操作者站其侧方，以患侧肩背部为主，在胸椎第七关节平面以上的背部，肩胛冈上下，以及三角肌使用掌揉法、拿捏法、点按法等5分钟。当手法作用于肌肉疼痛、紧张明显的部位或穴位时，可适当增加刺激的强度和时间。由于颈椎和腰椎的功能活动有密切相关性，之后还应当触摸患者的腰背肌，若其紧张度较高，可在胸椎整复手法的基础上，采用腰椎斜扳法，以达通调三焦气血之效。

（3）疏通经脉气血

患者取坐位，依颈部—肩部—上肢顺序，在颈肩部施以拿法、揉法、拨法、擦法等4～6分钟，在上肢施以压中府穴、压缺盆穴、点极泉穴、疏通上焦法和拨合谷穴等手法3～5分钟；接着，操作者站其患侧，一手托肘，使上肢伸展、高举至180°，另一手与患侧的手掌相对，并缓慢按压；使其腕关节背屈约90°，然后在维持此角度的状态下，分别使其掌指面进行向前、向外、向内、向后方的屈曲，每个方向各持续约半分钟，以达到牵拉臂丛神经的作用。

点按百劳穴治颈椎病

中医学认为，颈椎的疼痛是由于长期劳累，气血失和，加上外感风寒、阻滞经络所致。所谓“邪之所凑其气必虚”，根据经络理论，按症状

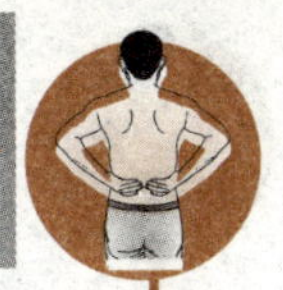

的发作部位和特点，选取对应的穴位进行按摩刺激，可以调和气血、祛风散寒、疏筋通络，从而达到解痉止痛的目的，而百劳穴是与颈椎有着密切关系的穴位。但百劳穴处于颈后、肩背后部位，一般人无法自行按摩，只能通过颈部的运动对这些穴位进行刺激。要对这些穴位进行精准的按摩，最好能有他人在旁相助，所以有颈椎病的人，不妨让家人为其按摩。

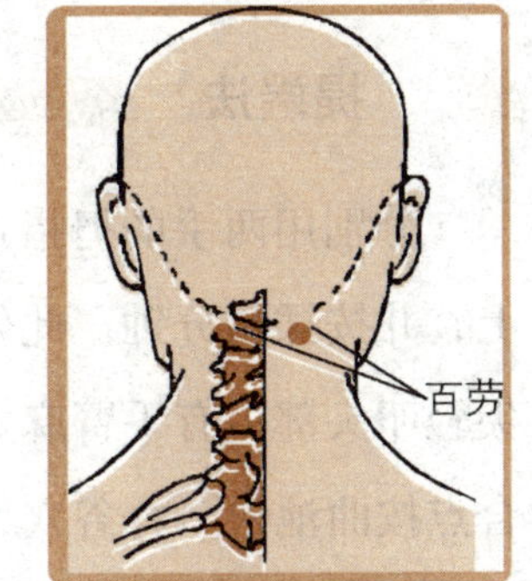

❶ 取穴：患者在椅子上坐好，头部稍微向前倾，确定百劳穴的位置，在后颈部，大椎穴之上2寸，正中线旁开1寸处。

❷ 家人站在患者背后，用轻柔的手法，点按百劳穴3分钟。

❸ 如果想要加强效果，还可以点按风池穴、风府穴、天柱穴、阿是穴3分钟。

❹ 点按完毕后，患者可以自行用双手护住颈部，缓慢进行左、右、前、后方向的活动。

颈椎病局部按摩法

搓　法

取坐位，双手对搓10次，用一手掌在同侧颈部搓动，上至后枕部，下达手可及处，然后用另一手掌在另一侧做同样搓动。每侧5~10次。

捏　法

用一手的拇指和食指同时拿捏颈部的两侧，从后枕部开始往下捏，捏一下，松一下，直至下颈部。然后用另一手的拇指和食指做同样拿捏。每侧5~10次。

揉　法

用一手的大拇指指腹点揉同侧风池穴5~10次，然后顺势由上而下点揉至肩井穴，并点揉肩井穴 5～10 次。再用另一手的大拇指指腹点揉另一侧。

旋转法

一手托住后枕部，另一手反手掌托住下颌，进行轻柔的颈部旋转运动数次。

提端法

分别用两手的拇指点按两侧的风池穴，头往后仰，两拇指同时用力向上，并按揉数分钟。此外，有头晕症状的患者，可将两手五指分开，用指尖轻叩头部；有手臂麻木症状的患者，可沿着上臂、前臂顺序揉搓，并配合点按曲池穴、合谷穴，以加强疗效。

自我按摩可以每天进行 1～2 次，每次 5～10 分钟，坚持 1～2 个月后可见较好的疗效。

旋扳法治颈椎病

运用颈部旋扳法时，操作者站在患者背后，等患者全身放松后，操作者两手徐徐用力，把患者颈部向头顶方向尽量上提，或者使其头部向左侧或右侧旋转，直至旋转到接近极限时，操作者再用适当力量使其头颈部向反向扳动，这时会听见小关节细微的“咔嗒”声。假如患者无不适感，操作者可以向另一侧旋转。倘若患者感觉不舒服，则应立即停止。

处方一

患者取坐位，操作者立于患者的侧前方，左手托住患者头部，并使其靠近自己胸部。右手按住患者对侧肩膀，然后两手同时用力，缓缓将患者颈椎侧曲至极限位置，再恢复到中立位，这样反复操作 4～5 次。

处方二

患者取坐位，操作者站在患者的侧后方，左手扶住患者头部的一侧，右手按住患者一侧的肩膀，两手同时用力，使颈椎缓缓向健侧运动，弯至患者感到不适时，再做一个大幅度的，突发性扳动（做此动作时要注意力度，切记不要用力过大、过猛）。反复2~3次。

处方三

患者取坐位，操作者左手扶住其头部，右手托住患者下颌做抱球姿势，缓缓摇动颈椎。等患者肌肉放松后，突然做颈椎伸位斜扳法，可听到“咔嗒”的响声。这样做可以纠正关节错位，增加颈椎的活动范围，从而缓解和消除颈椎病症状。

处方四

患者取仰卧位，帮助者站在其身后，两臂十字交叉，托起患者头部，两手分别抓住患者对侧肩部，抬起两臂，使患者的颈椎做缓缓前屈运动，直至极限，然后放下，再次前屈，反复4~5次。

处方五

患者取坐位，颈部放松，操作者站在其侧后方，左手拇指按住颈椎疼痛处，右手托住其下颌，并向患侧缓缓旋转，至极限时，再做一个有控制力的快速扳动，反复做5次即可。

掌上反射区按摩法

（1）颈椎反射区按摩

颈椎在手掌的反射区，位于两手背拇指近节桡侧，和第三掌骨体远端（占整个掌骨体1/5段）。对这个反射区进行按摩，可以治疗颈椎病，对于颈部僵硬酸痛、落枕也有治疗作用。

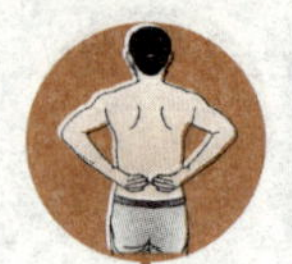

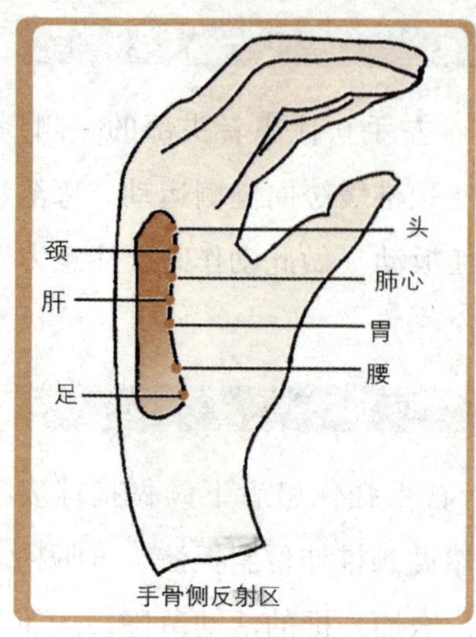

手骨侧反射区

操作方法

❶ 一手摊开，另一手用拇指开始施力，从第一或第三掌骨体远端，向腕部方向揉按或滑按，共做5次。

❷ 用一手的食指和拇指捏住另一手的拇指关节，正反方向旋转动作5～10次。

❸ 用一手的拇指指腹按揉颈椎反射区8次或8的倍数。

在按摩颈椎反射区的同时，缓缓活动颈部，做后仰、头左转、右转、低头等运动，则效果更佳。

（2）颈项反射区按摩

颈项在手上的反射区，位于两手拇指近节掌侧和背侧。对这个反射区进行按摩，可以治疗颈项酸痛、僵硬、落枕等。

操作方法

❶ 一手摊开，另一手拇指施力，向指根方向推按5～10次。

❷ 用一手的食指和拇指捏另一手的拇指关节，正反旋转推按5～10次。

（3）斜方肌反射区按摩

斜方肌在手上的反射区，位于手掌侧面，在眼、耳反射区下方，呈横带状。对这个反射区进行按摩，可以治疗颈肩背部疼痛、落枕、颈椎病、上肢无力等。

操作方法

❶ 一手摊开，另一手从尺侧向桡侧，推按斜方肌反射区 10～20 次。

❷ 换另一只手，继续按摩。

颈后部疼痛的足部按摩法

如果感到颈后部疼痛，可以按摩足部相应的颈项、颈椎、脾、斜方肌反射区，各按摩 3 分钟。

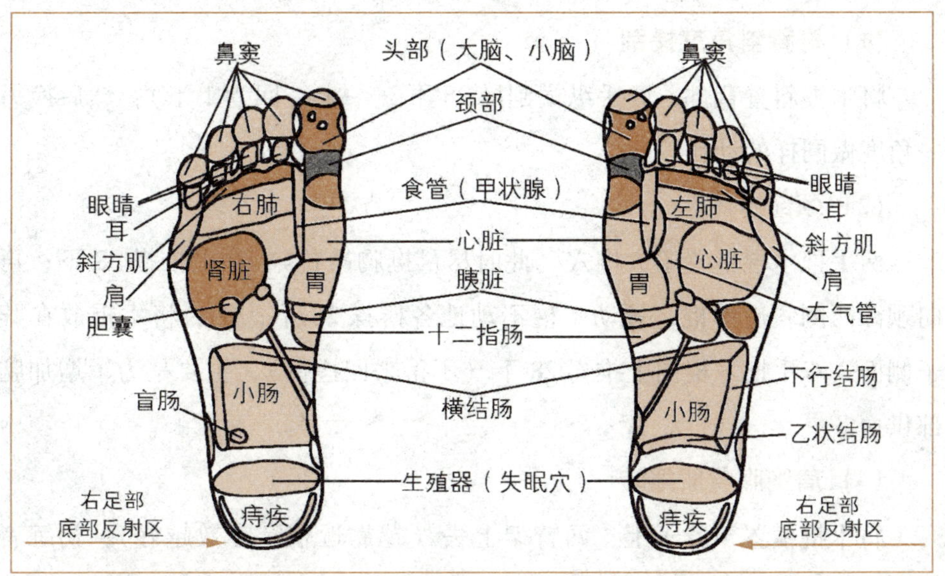

（1）颈项反射区

一手握住足部，另一手拇指指腹施力，沿足拇趾根部，由外向内旋转，注意控制力度，以反射区产生酸痛为宜。

（2）颈椎反射区

一手握住足部，另一手中指弯曲成钳状，夹住足拇趾，食指内侧缘固定在反射区上，用拇指在食指上点压。

（3）脾反射区

一手握住足部，另一手握成半拳状，食指弯曲，用食指近侧指骨间关节施力，进行定点按压。

（4）斜方肌反射区

一手握住足部，另一手握成半拳状，用食指近侧指骨间关节施力，由外侧向内侧按摩，注意控制力度，以反射区产生酸痛为宜。

颈痛的木棍疗法

取一根长度1米左右、光滑的木棍（粗细以手握合适为度），用双手抓住木棍的两端，放在背后，进行木棍疗法。

（1）脊背斜角度搓刮

将木棍斜置背部，两手纵横刮搓28下（一来一回为1下），然后换另一角度做同样的动作。

（2）颈部擀揉

两手把木棍平置于大椎穴（此时尽量挺胸昂首），往上推擀28下；再向颈部两侧斜过木棍，颈动木棍不动地各擀揉28下；然后将木棍放在脖子侧面，双手把木棍向上推擀28下（不得来回搓擀），主要是为了增加脑部供血。

（3）肩胸腹背肌摇转

将木棍横置于脖子上，两臂架上去（越靠近腋窝疗效越好），初练者停留半分钟，两者逐渐延长至1～2分钟，两肩膀摇摆转动，促进颈肩部肌肉、骨骼运动，对治疗颈椎病非常有益。

（4）后下背推滚

把木棍子平置于背下部，双肘弯曲勾紧，耸肩背，肘弯也同步勾动，木棍必然上下滚动，初练者滚21次。

木棍疗法在任何时间、地点均可进行，次数多寡、用力大小应量力而行，以自觉舒适为度。

颈侧疼痛按摩法

如果颈侧部位感到疼痛，可以按摩足部相应的颈项反射区、颈椎反射区、肝反射区，各按摩 3 分钟。

(1) 颈项反射区

一手握住足部，另一手拇指指腹施力，沿着足拇指根部，由外向内旋转，注意控制力度，以反射区产生酸痛为宜。

(2) 颈椎反射区

一手握住足部，另一手的食指弯曲成钳状，夹住足拇趾，固定在颈椎反射区，用拇指指尖点按。

(3) 肝反射区

一手握住足部，另一手半握拳，食指弯曲，用食指近侧指骨间关节顶点施力，向足趾方向按摩，力度以反射区产生酸痛为宜。

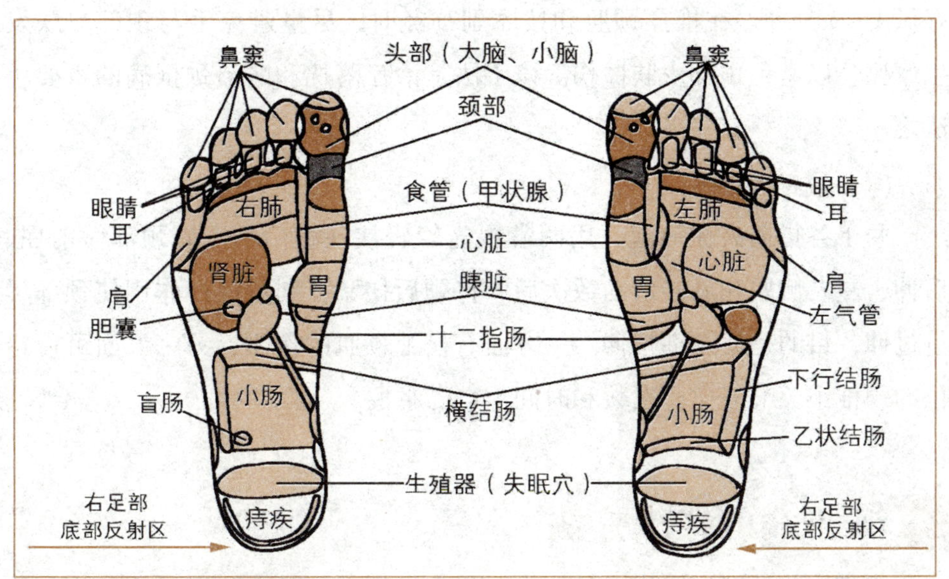

(4) 甲状腺反射区

一手握住足部，另一手的中指弯曲夹住足拇趾，以食指第二节指骨内侧固定甲状腺反射区，用拇指做定点按压。

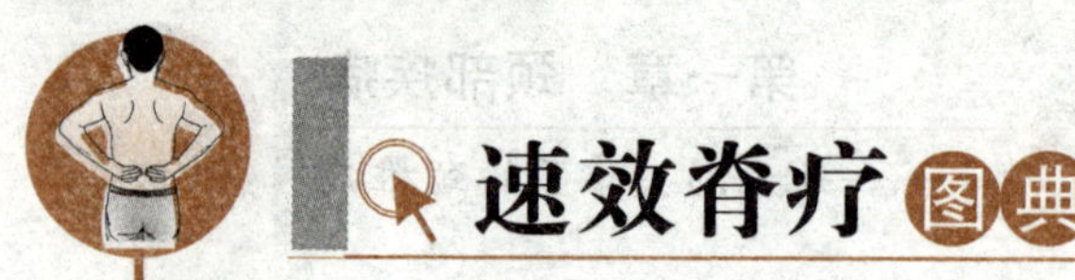

颈痛的其他按摩法

（1）拿捏颈肌

将左（右）手上举置于颈后，拇指放置于同侧颈外侧，其余四指放在颈对侧，双手用力对合，将颈肌向上提起后放松，沿风池穴向下拿捏至大椎穴，做20~30次。具有解痉止痛，调和气血的作用。

（2）搓掌热颈

快速对掌来回搓擦20次，立即以热手捂住颈部后外侧，时间与搓掌时间相同。反复做3遍。对于因风寒引起的颈部冷痛最适宜。

（3）推揉颈肌

两手四指并拢，从上到下依次推揉颈后斜方肌、胸锁乳突肌上段，特别注意推揉该二肌之间偏后部位的副神经。因为副神经在该处容易受风寒，有时能触到肿大而压痛明显的副神经，手法从轻开始，慢慢加重，最好做1~3分钟。在推揉颈肌和按摩副神经时，尽量避免手与颈部皮肤发生摩擦，以避免颈部皮肤擦伤。该手法是治疗落枕和防治颈椎病的重要手法之一。

（4）挟颈和动颈

两手各指插夹在一起，用两掌根先轻轻挟住颈后部，使颈部做前屈、后伸、左右侧屈和旋转活动数次后，将颈后挟紧，利用杠杆作用使颈部尽量过伸，目的是使颈部拉伸。一方面有松弛颈肌的作用，另一方面可使错位的颈椎小关节复位，次数和时间由自己掌握。

颈椎病的拔罐疗法

拔罐疗法是以杯罐作工具，借助热力排出其中的空气以产生负压，使其吸着于穴位或者患处，通过吸拔和温热刺激，造成人体局部发生瘀血现象的治疗方法。常用拔罐方法有留罐法、闪罐法、刺络拔罐法。

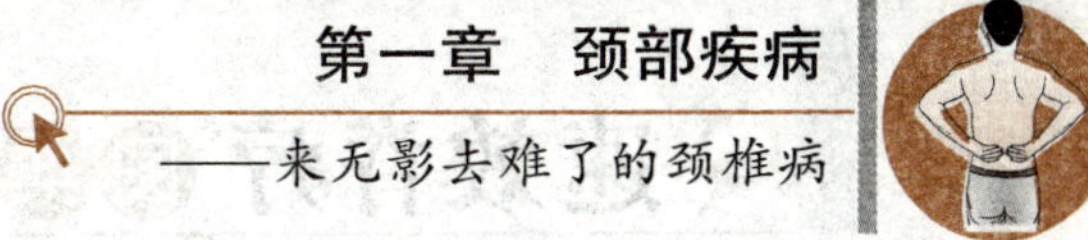

(1) 拔罐的准备工作

❶ 罐具的选择：为了适应不同的病症和治疗方法，有众多不同种类的罐具，主要有竹罐、陶罐、玻璃罐、橡胶罐和抽气罐，可以根据病症选择。

❷ 辅助材料：除根据病情选用所需的罐具外，还需要燃料、针具、润滑剂、消毒用品、治疗烫伤的药物等辅助材料。

(2) 刺络拔罐法一

所选穴位：大椎穴。

治疗方法：患者骑坐在椅子上，充分暴露背部，穴位局部皮肤常规消毒，用梅花针重叩穴位，以轻微出血为度，然后再用闪火法将大号火罐吸拔在大椎穴上，留罐10～15分钟，以被拔罐部位充血发紫，并有少量瘀血、黏液（约5～10毫升）被拔出为度。隔日1次，10次为一个疗程。

(3) 刺络拔罐法二

所选穴位：大杼穴。

治疗方法：穴位局部皮肤常规消毒，先捏紧穴位皮肤，然后将三棱针迅速刺入穴位1～2分，拔出三棱针，用闪火法将罐吸拔在点刺穴位上，以渗血为度，留罐10～15分钟。

颈椎病的刮痧疗法

在颈椎进行刮痧，对治疗颈椎病效果明显。

(1) 刮痧的操作

刮痧用具有刮痧油、刮痧板，刮痧油药店有售，刮痧板常用的有水牛角、玉石两种。操作方法是用刮痧板在涂了刮痧油的皮肤上刮，因为体表和脏腑有密切联系，能够达到治疗效果。

先在颈椎处涂刮痧油，让患者肌肉放松，然后用刮痧板从上向下刮，

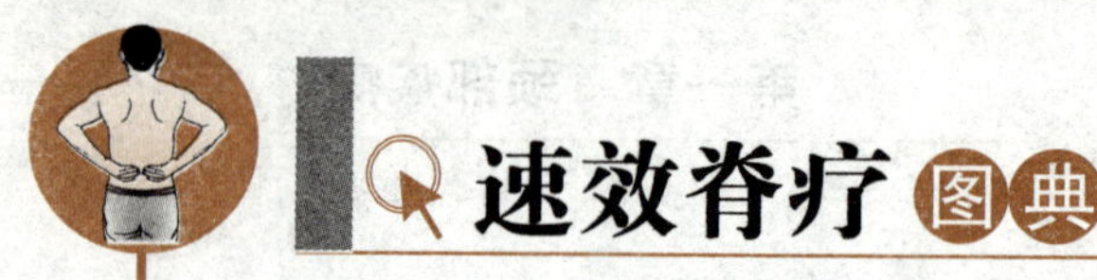

刮痧的基本操作方式是从上向下、从内向外，而且刮痧板和身体基本呈45°夹角，要有一定的压力。一直刮到局部毛孔张开，出现痧痕。等到痧痕消退后可以刮第二次。

（2）刮痧的机制

刮痧的痧是在皮肤下面的一种红色或者紫红色斑点和斑片，实际上是渗出血管之外含有代谢废物的血液。体内的风湿之气和血液里的代谢废物引起血液循环障碍，就会刮出痧。刮出来的痧和瘀血不是一回事。瘀血多数是由外伤引起的，出血量较多，有瘀血的部位都疼痛，活动不便。刮痧以后出现的红色或者紫红色斑点，出血量很少，是从毛细血管渗透出来的，刮完以后就不痛了。在颈椎刮痧，可以起到治疗作用，同时促进颈部血液循环，加快新陈代谢，对颈椎病的康复有明显作用。

（3）刮痧的注意事项

❶ 刮痧时要在背风处，因为刮痧使毛孔张开，如果被风吹着容易中寒邪。

❷ 饥饿状态、运动后、大出血后、体质虚弱者，不宜刮痧。

❸ 刮痧必须用刮痧油，不宜用红花油代替刮痧油。很多人以为红花油可以活血化瘀，其实红花油里的辅药如辣椒素，对皮肤有刺激，辣椒素对治疗跌打损伤有益，但可使皮肤变得粗糙、过敏、起疹子、出现黑斑。在应急状态下可以用香油代替，但是作为长期的保健治疗来说，应该选用正规刮痧油。

颈椎病的敷熨疗法

敷熨疗法是将药物和适当的辅料经过特殊处理后，敷于患处或腧穴部位的一种外治方法。根据所用药物寒热性质和所治病症寒热性质的不同，敷熨疗法分为冷敷熨法、热敷熨法。这种疗法在我国汉代的《五十二病方》中有记载。药物有效成分透过皮肤吸收，不仅可以治疗局部病

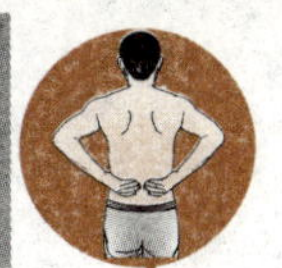

变，也可通过外敷治疗内脏及全身性疾病。敷熨疗法治疗颈椎病有独特的疗效，长期以来，在民间广为流传。

处方一

【组成】吴茱萸150～300克，黄酒适量。

【制法】将吴茱萸研为细末，过筛备用。用时取药末适量，加黄酒拌匀，放锅内炒热，搅成糊状。取药糊趁热摊于数块清洁布上，分别贴于大椎穴、大杼穴、肩髃穴、肩井穴、后溪穴等穴位，冷后更换。

【主治】风寒湿型颈椎病，串痛麻木，恶寒畏风。

处方二

【组成】红花、海桐皮、伸筋草、透骨草各30克，葛根3克，川椒20克，艾叶、桂枝各15克。

【制法】将上述药物用纱布袋盛装，用开水浸透（第二次用时则用锅蒸）后稍加拧挤备用。敷熨患处，药袋子上面用热水袋装开水保温。

【主治】各种类型颈椎病。

处方三

【组成】伸筋草、透骨草、荆芥、防风、附子、千年健、威灵仙、桂枝、路路通、秦艽、羌活、独活、麻黄、红花各30克。

【制法】上述药物研成粗末，装入长15厘米、宽10厘米的药袋内，每袋150克。用时加水煎20～30分钟，稍后将药袋置于患处热敷，每次30分钟，每日1次，2个月为一个疗程。

【主治】各种类型颈椎病。

颈椎病的药枕疗法

制做药枕时，先将各种药物混合均匀，用棉布包裹，用手稍加拍打，使枕头表面平整并软硬适度。需要注意的是，药枕最好选用透气性良好的棉布或者纱布做枕芯，药物不能受潮，否则会失效。

（1）药枕的使用方法

❶ 药枕可以做成长圆柱形或元宝形，一般为 40 厘米长，18 厘米宽，8～10 厘米高，垫于颈部。

❷ 取仰卧姿势，使药枕边缘与肩相平，保持头颈部轻度后仰伸位，保持这个姿势 20～30 分钟。

❸ 将药枕向上移至肩与枕后粗隆之间，使药枕与后项部尽量充分接触，并调整姿势使颈部舒适，保证颈椎处于自然生理曲度。

（2）治疗颈椎病的药枕制作

❶ 晚蚕砂 200 克，绿豆衣、白芷、川芎、防风各 100 克。混匀后装入枕芯。对神经根型颈椎病效果最明显。

❷ 通草 300 克，菊花 250 克，白芷、红花、佩兰、川芎、厚朴、豨莶草各 100 克，石菖蒲 80 克，桂枝、苍术各 60 克。混匀后装入枕芯。对颈项酸困，疲乏不适有很好的疗效。

❸ 在第二种配方的基础上，加葛根、辛荑花各 60 克。对颈椎病引起的头晕目眩等症状有效。

❹ 在第二种配方的基础上，加桑枝、防风、羌活各 100 克，黄芪 50 克。对颈椎轻度骨质增生、上肢麻木等症状有效。

颈椎病的针刺疗法

针刺疗法适应证广、疗效显著、应用方便、经济安全，长期以来受到人民群众的推崇。针刺疗法具有疏通经络、调和阴阳、扶正祛邪的作用，常用于颈肩腰腿疼痛的治疗，尤其是颈椎病的治疗。

中医学认为，颈椎病的病因主要与外感风邪、跌扑损伤、气血不通有关，治疗应活血通络；病位主要与督脉、手太阳经、足太阳经有关，治疗应选取颈夹脊、手太阳经、足太阳经相关腧穴。

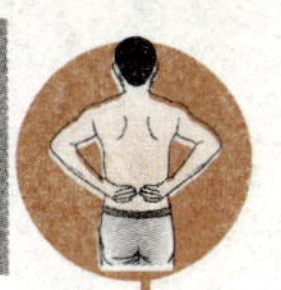

取穴：风池穴、颈夹脊穴、天柱穴、肩井穴、后溪穴、合谷穴、外关穴。

操作方法：用毫针泻法或平补平泻法。每日 1 次，10 次为一个疗程。

颈椎病的艾灸疗法

艾灸疗法是应用艾叶制成的艾绒或艾炷放置在体表穴位烧灼温熨，利用烤灸的热力透入肌肤，温和气血、扶正祛邪、调整内脏功能，达到养生保健的作用。

艾灸疗法起源于火的应用，经过历代医家不断总结，灸疗的材料由各种树叶逐渐确定为温热性比较强的艾叶。《本草纲目》记载："艾叶能灸百病。"艾灸具有较强的温经散寒、扶阳固脱、消瘀散结、防病保健作用，治疗范围比较广泛，对风、寒、湿邪为患的颈椎病具有良好的疗效果。

艾灸方式有艾条灸、艾炷灸。艾条灸很简单，即手拿点燃的艾条对准治疗部位熏烤。艾炷灸是将艾炷隔姜放在病变部位施灸。

艾灸疗法治疗颈椎病主要取阿是穴（痛点）、风池穴、大椎穴、秉风穴、肩井穴等穴位。

中药内服法治颈椎病

处方一

【组成】 葛根 12 克，麻黄、桂枝、片姜黄各 6 克，白芍 30 克，细辛、甘草各 5 克，威灵仙 9 克，防己 10 克，桑枝 15 克。

【制法】 每日 1 剂，取汤汁 200 毫升，早、晚分 2 次服。10 剂为一个疗程，治疗两疗程后停服 3 ~ 5 天，再继续服用。配合外治法：取上方 3 剂，研成细末，装入直径 10 厘米、长 30 厘米左右的圆枕，自制中药枕，将药枕枕在下颈段，使颈部后伸15°~20°。应用颌枕带持续牵引，牵引重量从3~4千克开始，逐渐增加至体重的1/10。牵引时间为每日6~8小时。夜间睡眠使用药枕，可侧卧。10日为一个疗程。

【功效主治】祛风除痹，通络止痛。

处方二

【组成】独活、葛根、当归、秦艽各15克，水蛭、地龙、红花、伸筋草、羌活、防风各10克，黄芪40克，甘草6克。随证加减：头痛较剧者，加川芎、僵蚕各10克；上肢及肩部疼痛较剧者，加桂枝10克；视物不清、畏光流泪者，加菊花15克。

【制法】每日1剂，水煎，饭后1小时后服。有颈椎间盘突出者配合颈椎牵引。7日为一个疗程，连服两个疗程后观察疗效。

【功效主治】通经活络，祛风胜湿，散寒止痛。

处方三

【组成】黄芪50克，丹参30克，桂枝、川芎、羌活、姜黄各10克，全蝎1.5克（冲），大枣5枚。

【制法】每日1剂，水煎2次，早、晚分2次温服。10日为一个疗程。配合外治法，用中药湿热敷颈部；颈椎牵引每日1次，牵引重量为3~5千克，每次30分钟；手法治疗隔日1次。

【功效主治】活血行气，通络止痛。

处方四

【组成】制川乌10克（先煎60分钟），鸡血藤、杭白芍各50克，生地黄、当归各30克，川芎20克。

【制法】每日1剂，水煎2次，早、中、晚分3次服；再将第3次的药渣煎液烫洗颈部，每日1次。

【功效主治】化瘀通络，祛风镇眩，主治各种类型颈椎病。

处方五

【组成】独活 12 克，丹参、黄芪、桑寄生各 30 克，牛膝、地龙、乌药、炙甘草各 10 克，细辛、土鳖虫各 6 克，熟地黄、川续断、制川乌各 10 克。

【制法】每日 1 剂，水煎，分 2 次温服；严重发作时，每日 2 剂，水煎，分 4 次温服。

【功效主治】化痰浊，通畅血脉，对椎动脉型颈椎病疗效良好。

处方六

【组成】当归、丹参、制半夏、鹿角胶、黄芪、淫羊藿各 15 克，枸杞子 30 克，山茱萸、地鳖虫、白芍、菊花、生姜各 10 克。

【制法】每日 1 剂，水煎，温服。

【功效主治】补肾益精，活血通络，对椎动脉型颈椎病引起的头痛、眩晕耳鸣等有很好的疗效。

处方七

【组成】鹿角片、威灵仙、鸡血藤、生地黄各 30 克，骨碎补、补骨脂、姜黄、红花各 10 克，细辛 6 克，当归 20 克。

【制法】每日 1 剂，水煎，早、晚分 2 次，餐后温服。

【功效主治】散寒化湿、活血通络，对颈椎病引起的颈项强直、手指麻木、疼痛等有效。

颈椎病的饮食疗法

根据颈椎病的症状不同，可选择针灸、推拿、牵引等疗法。饮食疗法应根据其症状的不同而有所区别。肝肾不足是颈椎病的内在因素，补益肝肾为治本。应以平补、清补为主，膏粱厚味、峻补之品则会适得其反。所

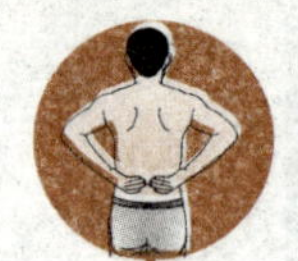

以，饮食疗法治颈椎病要合理、科学，注意制法和用法。下面介绍几种临床验证有效的食疗处方：

处方一

【组成】羊肉100克，生姜15克，大枣5枚，大葱、红醋各30克。

【制法】加入适量水，用文火炖至羊肉熟烂即可，每晚1次。

【功效主治】益气，散寒，通络。适用于各种类型颈椎病。

处方二

【组成】炙杜仲12克，猪肾250克。

【制法】猪肾切成腰花，炙杜仲加水煎成药液50毫升，和料酒、盐等调料一起拌入腰花。油爆腰花，加花椒、葱、姜、蒜等，快速翻炒即成。

【功效主治】适用于颈椎病伴骨质增生、腰腿疼痛、头晕眼花等。

处方三

【组成】粳米50克，党参、黄芪、桂圆肉、枸杞子各20克，红糖10克。

【制法】❶将党参、黄芪切碎，煎取药汁，加水煮开。

❷放入桂圆肉、枸杞子、粳米，用文火熬成粥，加适量红糖调味即可。

【功效主治】对因气血亏虚引起的颈肩痛有效。

处方四

【组成】木瓜15克，南五加12克，炙甘草6克。

【制法】上药加水500毫升，煎15分钟后即可，药汁饮尽后，再用沸水冲泡，代茶饮。

【功效主治】舒筋活络，和胃化湿。适用于因潮湿引起的骨节疼痛、四肢痉挛、颈部不适等。

处方五

【组成】粳米 50 克，山楂 30 克，丹参 15 克，去皮桃仁 6 克。

【制法】❶ 将丹参、山楂、桃仁、粳米、用清水洗净，煎取药汁。❷ 将粳米、药汁一同放入锅中，用文火熬煮成粥即可。

【功效主治】活络颈部血脉，化瘀止痛。

处方六

【组成】构骨叶、茶叶各等量。

【制法】构骨叶、茶叶研为粗末，用滤泡袋分装，每袋 5 克。每日 2 次，每次 1 袋，用沸水冲泡 10 分钟，温服即可。

【功效主治】祛风活血、舒筋止痛。适用于风湿痹痛、跌打损伤引起的颈椎病。

处方七

【组成】当归 10 克，黄芪 20 克，黄鳝 200 克，生姜 2 片，食盐少许。

【制法】将黄鳝宰杀，洗净，用食盐去黏液，洗净，切段，与当归、黄芪、生姜一起放入煲内，加适量清水，煲 1 小时，入食盐少许调味。食黄鳝饮汤。

【功效主治】对神经根型颈椎病有效。

处方八

【组成】鳙鱼头 1 个，川芎、白芷、钩藤各 15 克，油、食盐少许。

【制法】先将鳙鱼头去鳃，洗净，剖成两半，放入锅内，加入适量清水，煮汤。再将洗净的川芎、白芷、钩藤用纱布袋装好，放入汤中，用文火炖 2 小时，去药渣，加入油、食盐、调料。食鳙鱼头饮汤。

【功效主治】活血，化瘀，止痛。对椎动脉型颈椎病有效。

颈椎病的牵引疗法

颈椎牵引是通过牵引力与反牵引力（也就是患者自身的重力）的相互作用，达到治疗作用。可分为坐位牵引、卧位牵引两种。通过颌枕吊带套在患者的枕部和下颌部进行牵引，牵引的着力点在下颌及枕部。牵引重量的大小根据患者的体质、病情决定，牵引重量大的牵引时间应缩短，牵引重量轻的牵引时间则应延长。牵引一般从小重量开始，可从 3 ~ 4 千克开始，如果没有不良反应，可以逐渐增加到 5 千克，直至达到最佳牵引效果，但最多不要超过 10 千克。牵引时间每日 1 ~ 2 次，每次 30 分钟，10 次为一疗程。

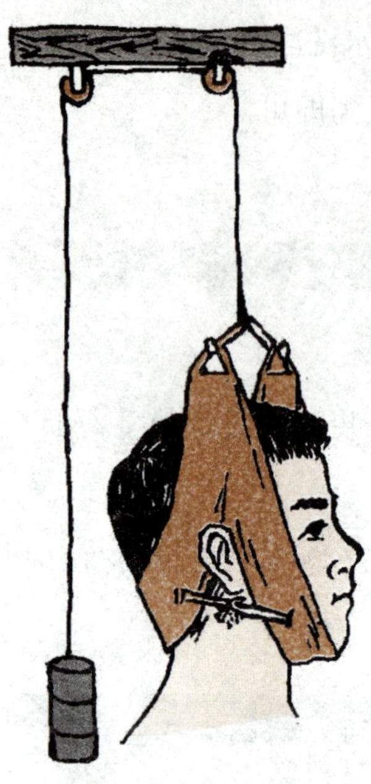

坐位牵引时，患者端坐在牵引架下，两手放在膝盖上，把枕颌吊带系好，挂在比头稍宽的铁弓两端，弓中间与牵引绳的一端连接，通过两个滑轮后，另一端接上牵引重物。

卧位牵引时，患者仰卧在床上，床头抬高 20 厘米，患者颈部垫一薄枕，套上枕颌吊带，牵引绳通过床头牵引架上的滑轮，另一端接上牵引重物。一般从 5 千克开始，最重不超过 10 千克。

牵引时头部略向前倾，因为在牵引时下颌的着力点常大于枕部的着力点，如果牵引使颈部轻度后仰，则颈椎后部常得不到松解，影响疗效。颈椎牵引对某些脊髓型颈椎病患者应慎用。

颈椎牵引有哪些作用呢？

❶ 使颈部制动，缓解颈部肌肉痉挛，使颈椎保持中立位和正常序列。

❷ 使水肿的神经根得到充分放松，恢复神经根的位置。

❸ 使椎间隙增大，减轻对神经根及椎动脉、椎静脉的压迫和刺激。牵

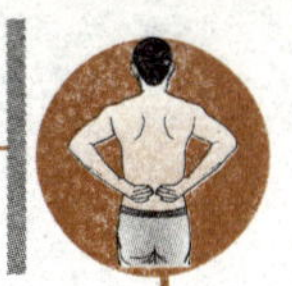

引后，每一椎间隙可增宽2.5毫米，颈椎管延长10毫米以上。

❹ 牵开被嵌顿的小关节，使扭曲的椎动脉得以伸张，改善大脑的供血，恢复钩椎关节与神经根之间的位置关系。

❺ 缓冲椎间盘组织和骨赘向周缘外突所产生的压迫，放松后纵韧带，有利于向外突出的髓核还纳复位。

总之，牵引疗法的机制主要是调整和恢复已被破坏的脊椎内外平衡，从而恢复颈椎的正常生理功能。研究发现，做前屈15°、6千克牵引后，患者的颈椎间盘与小关节压力下降50%，颈椎总体位移平均增加50%。说明牵引可以加大椎间隙，减轻椎间盘的内压与突出；另一方面，牵引可以松弛颈项肌肉，解除痉挛紧张，从而调整颈椎生物力学平衡。

一般来说，颈椎牵引可在医院或家中进行，为了提高牵引效果，必须掌握好牵引的方向、重量和时间三大要素。

落枕的特效穴位按摩法

揉捏风池穴

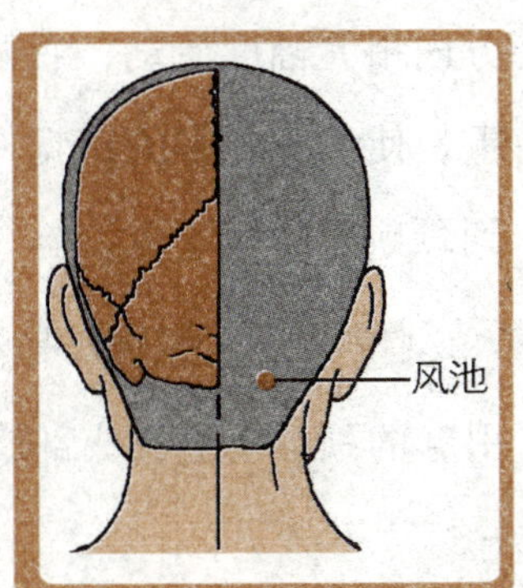

位置 在颈后两侧枕骨下方，发际两边大筋外侧凹陷处。

操作 患者取坐位，操作者在患者身后，一手扶住患者的前额，另一手用拇指和食指分别置于患者的风池穴，揉捏半分钟左右，以局部有酸胀感为佳。

功效主治 此穴适用于颈椎病所致的头晕、头胀痛、颈项强痛不适、颈椎活动受限、落枕等。

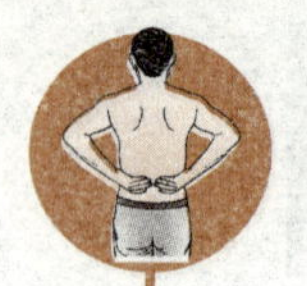

揉拿肩井穴

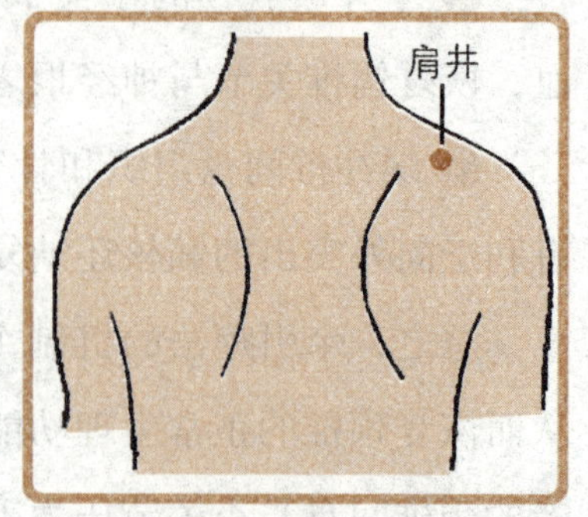

位置 位于肩上，在大椎穴与肩峰连线的中点。

操作 患者取坐位，操作者双手拇、食指分别按于两侧肩井穴，用指力由轻到重边拿捏、边提拔肌肉。拿捏的次数和时间以肩、项肌肉放松为度。

功效主治 此穴具有祛风清热、活络消肿的作用。适用于颈椎病、落枕、颈项肌痉挛、头项强痛、颈椎活动受限、肩背部酸痛、肩周炎、中风后遗症、小儿麻痹症后遗症等。

揉按落枕穴

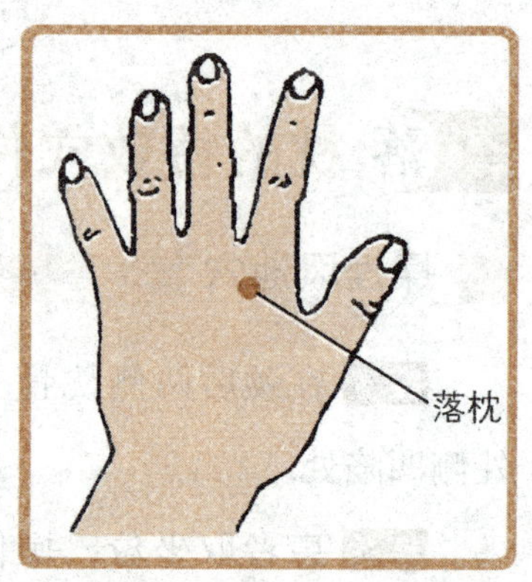

位置 在手背第二、第三掌骨间，掌指关节后0.5寸处。

操作 左侧落枕，用右手拇指指尖点按左侧落枕穴2分钟，以酸胀感为度，同时颈部做各方向稍大幅度活动；右侧则相反。力度由轻渐重，使酸麻肿胀的感觉向上扩散，如感应放射到颈项部则疗效更佳。

功效主治 落枕穴是治疗落枕的特效穴位，因而命名为落枕穴。对落枕引起的颈部不适、头部旋转困难、颈项强痛等疗效显著。

落枕的针刺疗法

落枕大多数是因为睡眠姿势不当，枕头高低不合适，致使颈项部肌肉遭受过分牵拉而发生痉挛。或者由于受到风寒侵袭，使局部气血运行

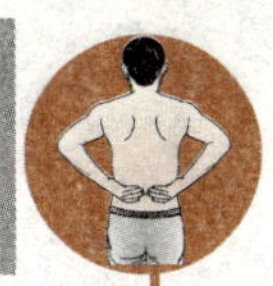

不畅而致颈项强痛。因此，可以通过针刺刺激经络、腧穴，使经络通畅，促使气血正常运行，从而达到治疗落枕的目的。

治疗主要选后溪穴、申脉穴。另外，配外关穴、中渚穴、阳陵泉穴等穴位。操作时，患者取正坐位，全身放松，头部不能左右转侧。活动受限者取后溪穴；头部不能向前低、向后仰，活动受限者取申脉穴；头部前、后、左、右活动均受限，同时取后溪穴、申脉穴；均配取阳陵泉穴、外关穴、中渚穴等穴位，所有腧穴均为患侧。先显露取穴处，针刺后溪穴时，针尖向腕关节方向呈60°，刺入深度2.5厘米，施提、插、捻、转，平补平泻手法，催针感上传过肘关节；针刺申脉穴时，针尖向踝关节方向沿外踝下缘，针身与皮肤呈90°，刺入深度7厘米，施提、插、捻、转，平补平泻手法，催针感分别向膝关节、踝关节传导。配穴用常规针法，深刺，务求得气感强烈。上法施术1分钟后，令患者自行活动颈项部，以向疼痛、活动受限的方向为主，范围由小到大，待患者感觉疼痛、活动受限等不适感明显减轻（或消失）即可起针，亦可留针，并隔10分钟行针1次。针刺治疗后，患者应注意多活动、保暖。大多数经过针刺治疗者1次就能见效，再连续治疗3次，就能完全康复。

落枕的刮痧疗法

刮拭部位

头部 风府穴、风池穴。

肩部 大椎穴、肩井穴、天宗穴。

下肢 丘墟穴、悬钟穴。

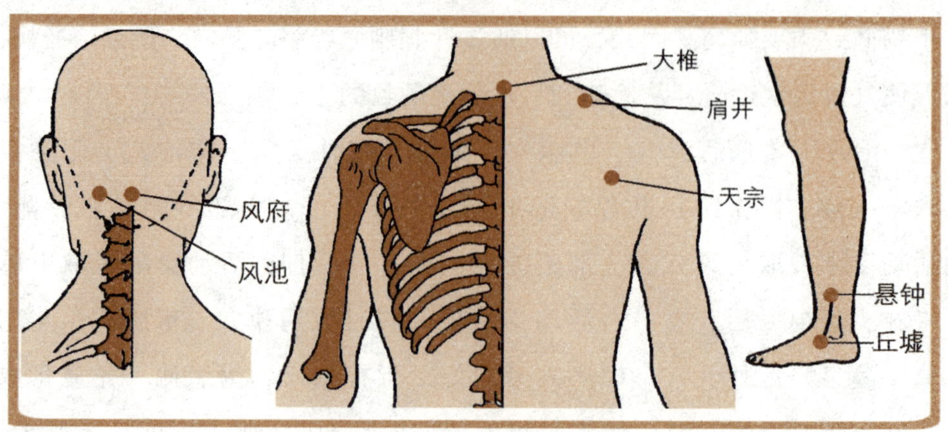

落枕的拔罐疗法

走罐法

取穴 患侧颈背。

操作 患者取坐位，在患部涂上风湿油，然后用闪火法将罐吸拔在疼痛处，随后进行推拉走罐，推拉程度以皮肤潮红为度，最后再将罐留在疼痛处 10～15 分钟。每日 1 次。

留针罐法

取穴 承山穴。

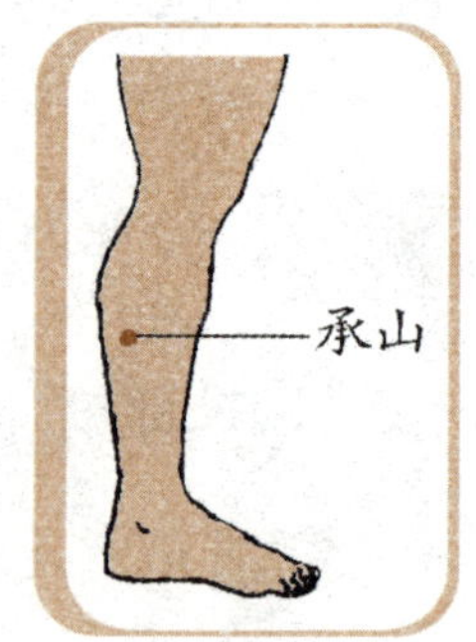

操作 患者取俯卧位，穴位皮肤常规消毒，先用 2 寸毫针直刺穴位；得气后，以针捻、转、提、插穴位；再用闪火法将罐吸拔在穴位上，留针、罐 15～20 分钟。每日 1 次，1～2 次即可治愈。

落枕的旋转疗法

❶ 患者取坐位，操作者用拇指反复推揉痉挛肌肉，然后按压风池穴、风府穴。

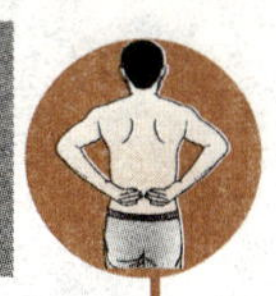

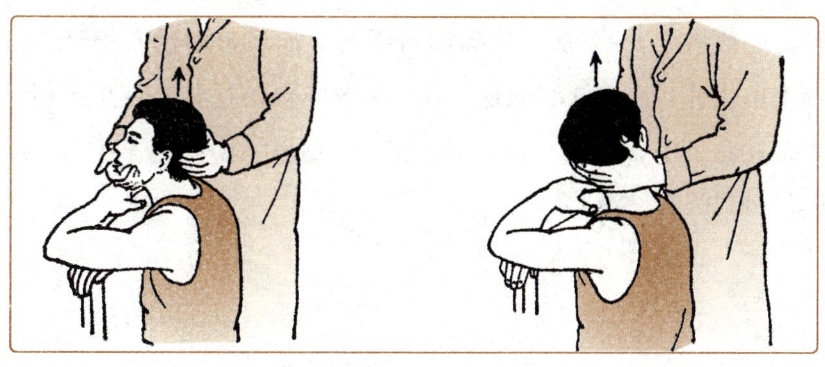

❷ 用鱼际或掌根推揉肩部肌肉，提捏斜方肌，被动运动肩关节，放松肌肉。

❸ 按摩两侧颈部肌肉使其放松，在此过程中逐渐按压头部使其屈曲，以放松颈后肌肉。

❹ 两手托住患者头部，慢慢旋转、屈伸，使颈部肌肉放松；然后一手托住下颌，另一手置于枕部，旋转，至解除肌肉紧张时，稍稍加速摇转，增加旋转度为10°～15°。动作要轻柔、正确，绝对不能用暴力，以免加重损伤，引起不良后果。

落枕的米醋热敷疗法

米醋具有活血化瘀、散寒止痛的作用，局部热敷后可有效缓解落枕带来的不适。落枕虽然其病不大，但是滋味并不好受，一旦出现，势必会影响工作和学习，如果掌握一种对付落枕简单而又好用的方法，肯定会免去不少痛苦。其实，如果落枕症状不严重的话，完全可以在家中就地取材治疗，米醋热敷就是一个不错的选择。

具体做法为：取米醋300～500毫升，用一块棉纱布浸入米醋中，然后将浸湿的棉纱布平敷在颈部肌肉疼痛处，上面用一个70～80℃的热水袋热敷，保持局部温热20～30分钟。热水的温度以局部皮肤感觉不烫为度，必要时可更换热水袋中的热水，以保持温度。热敷的同时，也可以配合颈部活动，一般治疗 1 ~ 2 次，疼痛即可缓解。如果家中没有棉纱布，也可用纯棉毛巾代替。需要提醒的是，有些朋友不仅落枕频繁发生，还伴有头晕、手指发麻、手臂发沉等症状，这很可能是由颈椎病诱发的习惯性落枕，应尽早到医院诊治。

肩部疾病

——酸酸痛痛为哪般

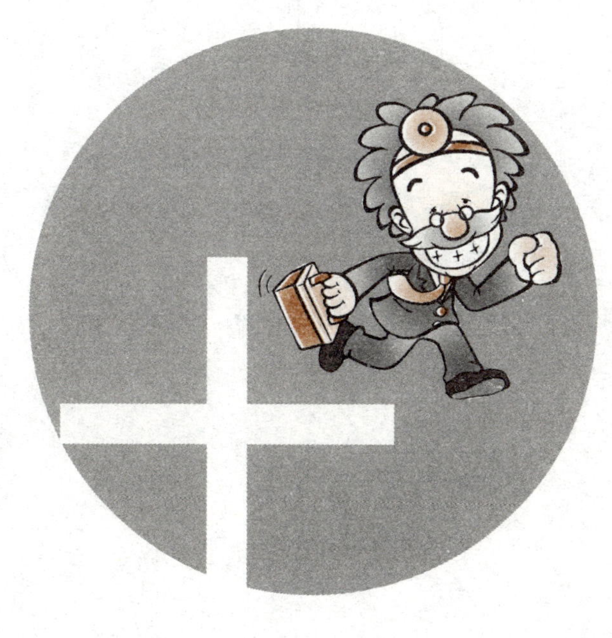

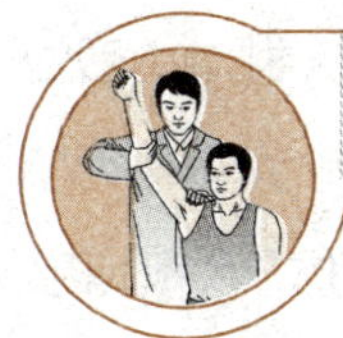

第一节 认识肩部疾病

肩部的骨骼组成

肩部的骨骼由肩胛骨、锁骨和肱骨三部分组成。

肩胛骨形似底边朝上的三角形，位于胸廓后外侧第二肋到第七肋之间，有3个缘、3个角和2个面。上缘的外侧有一切迹名肩胛切迹，其外侧有一向前弯曲的突起，名喙突。外侧角最肥厚，末端有一面向外的凹形关节面，称为关节盂，与肱骨头形成盂肱关节。肩胛骨后面被一横行的骨嵴——肩胛冈分成两个窝，上窝较小叫冈上窝，下窝较大叫冈下窝。两个窝均有肌肉附着。肩胛冈外端向前外侧伸展，直至关节盂上方，名肩峰，是肩部最高点，与锁骨外端形成肩锁关节。

锁骨呈横“S”形，在胸廓前上方横行架在胸骨柄与肩峰之间，全长均可在皮下扪及。锁骨内侧端粗大，与胸骨柄形成胸锁关节。外侧端为肩峰端，与肩胛骨的肩峰形成肩锁关节。

肱骨上端为半球形，半球体指向上内方，称肱骨头，与肩胛盂相关节。肱骨头以下略缩窄，叫肱骨解剖颈，其外方及前方，各有一骨性隆起，分别称为大结节、小结节，均为肌肉附着点。二者之间为结节间沟，有肱二头肌长腱通过。肱骨头关节面边缘与大、小结节之间有一较宽的沟，称肱骨外科颈，该处是常发生外伤骨折的部位。

肩关节的结构

肩关节由肩胛骨的关节盂与肱骨头组成，连接肩胛骨、锁骨、肱骨，属球窝关节。关节盂周围有纤维软骨构成的盂缘附着，使关节窝变得更深。关节囊附着于关节盂的周缘，上方将盂上结节包于囊内，下方附着于肱骨解剖颈。关节囊薄而松弛，下壁的这一特点尤其明显，关节囊的滑膜层被肱二头肌长头腱包裹，形成位于结节间沟内的肱二头肌长头腱腱鞘。

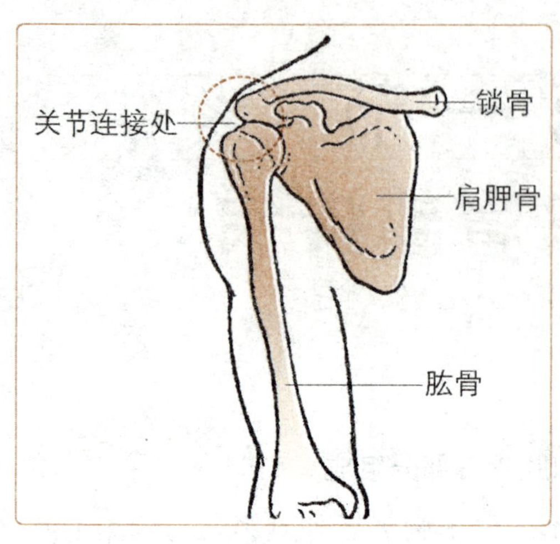

肩关节周围韧带较少，韧带力量也比较薄弱，主要是在肩关节的上方，有喙肱韧带连结喙突与肱骨大结节，与关节盂周缘相连的盂肱韧带连结肱骨小结节及肱骨解剖颈的下方。

肩关节是活动范围最大的关节，以胸锁关节为支点，以锁骨为杠杆，可以做前屈、后伸、内收、外展、内旋、外旋、环转等运动，但结构缺乏稳定性。

循行肩部的经脉

中医学认为，冬季有寒邪，易袭阳位，寒性收引，寒性凝滞，致经脉气血阻滞，故肩部有拘紧感，疼痛酸胀。根据中医学理论“穴位所在，主治所及，经脉所过，主治所及”，取循经至肩部的穴位，施以按摩，可以疏通肩部经络气血，有较好的舒筋活血止痛功效。当出现肩痛时，不妨按摩以下循行于肩部的经脉、穴位。

手少阳三焦经：上贯肘，循臑外上肩，而交出足少阳之后，入缺盆……

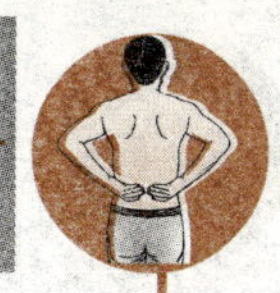

足少阳胆经：……循颈，行手少阳之前，至肩上，却交出手少阳之后，入缺盆。

手太阳小肠经：起于小指之端，循手外侧上腕，出踝中，直上循臂骨下廉，出肘内侧两骨之间，上循外后廉，出肩解，绕肩胛，交肩上，入缺盆……

手太阴肺经：……从肺系，横出腋下，下循臑内行少阴、心主之前，下肘中，循臂内上骨下廉，入寸口，上鱼循鱼际，出大指之端。其支者，从腕后，直出次指内廉，出其端。

足太阳膀胱经：……还出别下项，循肩髆……

肩部的肌肉与血管

肩部运动由许多肌肉、韧带控制，参与肩关节活动的肌肉有三角肌、胸大肌、冈上肌、冈下肌、肩胛下肌、小圆肌、大圆肌、肱二头肌、肱三头肌、背阔肌、前锯肌、胸小肌、斜方肌、提肩胛肌、菱形肌、锁骨下肌等。韧带有盂肱韧带、喙肱韧带、喙肩韧带、肩锁韧带、喙锁韧带、肋锁韧带、胸锁韧带、锁骨间韧带等。

根据起止点不同，可将其分成三组。第一组：起于肩胛骨止于上肢的肌肉，包括冈上肌、冈下肌、小圆肌、大圆肌、肩胛下肌；第二组：起于躯干止于肩胛骨的肌肉，有提肩胛肌、大小菱形肌、斜方肌；第三组：起于躯干止于上肢的肌肉，有胸大肌、三角肌、背阔肌、前锯肌。

腋窝为椎形腔隙，有内、外、前、后四壁及顶、底。前壁为胸大、小肌及包绕胸小肌的喙锁筋膜；后壁为肩胛骨及肩胛下肌、大圆肌、背阔肌；内侧壁为前锯肌、肋骨、肋间肌；外侧壁为肱骨、肱二头肌短头和喙肱肌。腋窝的顶即上口，是由锁骨、肩胛骨的上缘和第一肋骨围成的三角形间隙，与颈部相连。锁骨下动、静脉及臂丛神经由腋窝上口进入腋部，血管经第一肋处改称为腋动、静脉。腋动、静脉及臂丛神经一起由发自颈深筋膜的漏斗状腋鞘包裹，其后分支胸肩峰动脉（分成3支：三角肌支、胸肌支、肩峰支）、胸外侧动脉、肩胛下动脉和旋肱前后动脉。

肩部疾病的类型

（1）疼痛性疾病

临床上，引起肩部疼痛的常见疾病有肩周炎，也称冻结肩。其次为肱二头肌长头肌腱炎、冈上肌筋膜炎等，肩关节滑囊炎、关节内盂唇损伤也可引起肩部长期疼痛。

（2）关节结核或肿瘤

如果肩部不仅疼痛，还伴有肿胀、肌肉萎缩等，则要考虑肩关节结核或肿瘤的可能性。有些良性疾病也常表现为肩部疼痛，如骨纤维结构不良、骨囊肿、滑膜软骨瘤等。

（3）肌腱袖疾病

在肌腱袖中，冈上肌是肩部四周力量集中的交叉点，极易受损。尤其是在肩部外展活动频繁时，冈上肌很容易受到挤压摩擦，从而产生损伤，引起冈上肌筋膜炎或肌腱断裂。

（4）其他全身性疾病

一些全身性疾病和代谢性疾病也可引起肩部疼痛，如类风湿性关节炎、多发性肌炎、风湿热、痛风、骨质疏松等。内脏病变有时也可牵涉性引起肩部疼痛，如胆囊炎、右膈下脓肿、肝炎、心脏病、肺炎等，此时仅检查肩部往往不能发现原发性疾病。

什么是肩周炎

肩部活动是由胸锁、肩锁、肩肱关节活动，肩胛骨与胸壁间滑移动作和锁骨的旋转活动共同完成的。其中，肩肱关节活动范围最大。肩部肌

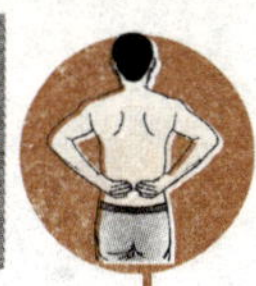

腱、韧带经常遭受上肢重力和肩部大范围活动的应力，较易劳损而发生变性。据统计，90%非外伤性肩部疾病属于软组织劳损性病变。肩部感觉由颈3～8神经根传入，故肩部疾病可通过同节脊髓反射，引起颈部或上肢反射性疼痛。以疼痛为主要症状，并与劳损有密切关系的常见肩部软组织疾病有：肱二头肌长头肌腱炎和腱鞘炎、冈上肌腱炎、肩峰下滑囊炎、肩关节周围炎。

肩关节周围炎又称漏肩风、冻结肩、肩凝症。因发病年龄以50岁左右多见，故又称“五十肩”。该病为肩关节周围软组织无菌性炎症，以肩部疼痛、肩关节运动障碍为主要表现，是临床常见病、多发病。文献资料显示，其发病率约占肩部疾病的42%，占骨科疾病的1%，肩周炎在城市的发病率约占人口总数的8%。肩周炎好发于中老年人，常为单侧发病，偶有双侧同时发病者。肩部疼痛范围比较广泛，常涉及三角肌、肱二头肌、冈上肌、冈下肌、肩胛下肌、小圆肌、胸小肌和胸大肌等。

肩周炎的临床表现

肩周炎呈慢性发病过程，多数无外伤史，少数有轻微外伤。常因上举外展动作引起疼痛，也有疼痛较重进展较快者，主要症状是逐渐加重的肩部疼痛，肩关节活动受限或僵硬。疼痛可呈钝痛、刀割样疼痛。疼痛一般位于肩前外侧，有时可放射至肘、手、肩背部，可因运动加重，但无感觉障碍，夜间疼痛加重，常因疼痛影响睡眠，不敢取患侧卧位，持续疼痛或突然某一部位运动时引起肌肉痉挛，日久可出现肌肉萎缩。

检查时肩前、肩后、肩峰下等处均有压痛，以肩胛外侧端（肱二头肌长头肌腱部位）压痛明显。当上臂外展、外旋、后伸时疼痛加剧。早期肩关节活动仅对内、外旋有影响，后期上臂处于内旋位，各个方向活动均受限，但以外展、内外旋受限明显，前后方向活动也不同程度受限。该病后

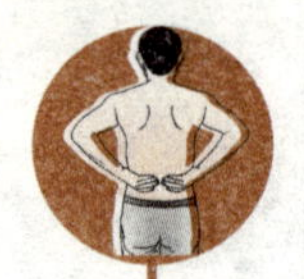

期可出现肩部肌肉萎缩，有时因并发血管痉挛发生上肢血液循环障碍。出现前臂及手部肿胀、发凉，手指活动疼痛等症状。

一般将本病分为三期：急性期以肩关节疼痛为主，关节尚有相当范围的活动度；粘连期肩关节疼痛稍有减轻，肩关节活动受限加重，肩关节活动时可出现耸肩现象；缓解期随着疼痛的减轻，肩关节挛缩、粘连逐渐消除而逐渐恢复正常功能。

肩周炎的自我诊断

❶ 年龄一般大于50岁，随着年龄的增加，发病率也增加。

❷ 肩关节周围有明显压痛点，一般无放射痛。

❸ 手上举抱头动作（如梳头）和后伸（双手做背手动作）运动时，患侧肩部疼痛加重。与健侧肩关节相比，患侧肩关节活动幅度明显变小。做双上肢外展动作时，患侧上肢不能伸至水平位，如果勉强将患侧上肢伸至90°，会出现身体向健侧倾斜的现象。

❹ 可有肌肉萎缩，以三角肌萎缩最明显。

做手抱头动作，患侧上肢上举起时会感到困难。并伴有疼痛，动作幅度越大，疼痛越明显。

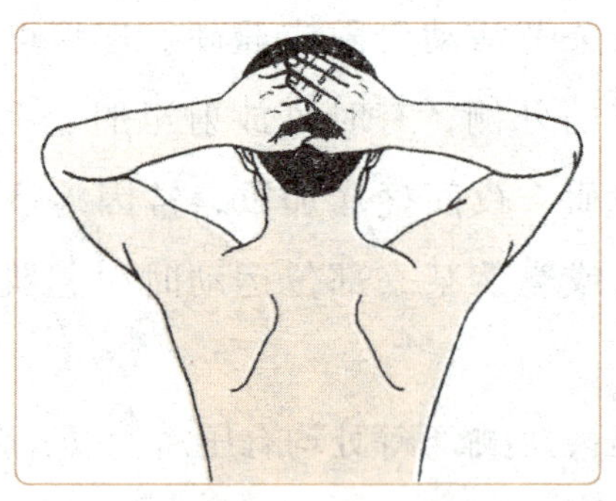

双手背向身后，患侧肩部疼痛加重，与健侧相比，肩关节活动幅度明显变小。

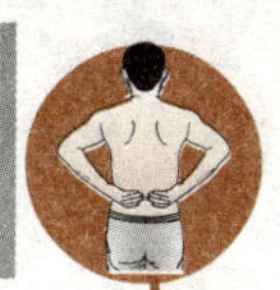

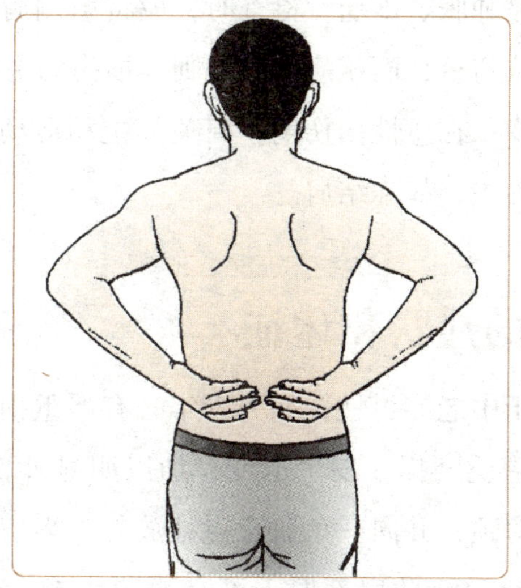

患侧上肢不能伸至水平位。如果勉强将患侧上肢伸平到90°，会出现身体向健侧倾斜的现象。

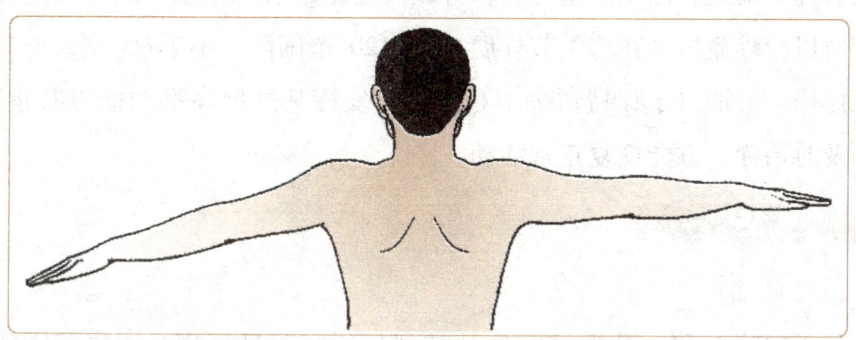

肩关节错位的临床表现

急性发作时，肩部损伤、错位处疼痛最明显，当肩关节前屈后伸，或外展外旋时疼痛加剧。前移型以肩前痛为主；下移型以肩外侧痛为主；后移型疼痛范围较广泛。

前移型以肩后部关节缝隙增大、肩前膨隆为主要表现；后移型与之相反，以肩前微陷居多；下移型以肩前外方，即肩峰与大结节之间的缝隙变大为主要表现，此型多见于半身不遂患者，大多数不伴有肩关节滑膜炎等软组织损伤，无明显肿胀、疼痛。检查时，应将患侧肩关节与健侧进行对比，以便确定其错位与否，而压痛明显处则属损伤的主要区域。

肩关节功能改变：在急性损伤期，肩关节主动运动受限明显，而慢性期以被动运动受限为主，如冻结肩。

肩袖损伤的症状和体征

肩袖破裂多见于中老年男性，如为青年必有严重损伤。患者职业和工作性质使肩袖经常遭受磨损，发生退变，加以明显外伤，最易发生破裂。伤后局部疼痛限于肩顶，并向三角肌止点处放射。当肩袖破裂时，患者自觉有撕裂声响，破裂后活动肩部时，可有弹拨声响，局部肿胀，皮下出血。由于局部疼痛，肌肉紧张，影响关节活动。肩关节外展时，破裂的肩袖在肩峰下滑过，出现严重疼痛，待破裂处超出肩峰范围，则疼痛立即停止。所以，疼痛出现在肩关节外展60°～120°范围内，小于60°或大于120°时无疼痛。肩袖对于保持肩关节稳定性，发挥其外展高举功能极其重要，必须及时治疗，方能恢复正常活动。

主要体征

(1) 压痛

位于肩峰下和肱骨大结节肩袖破裂处，有明显压痛。压痛范围的大小，可以确定撕裂范围的大小。局部压痛点处应用1%普鲁卡因封闭，疼痛消失后，肩部活动恢复正常者，为不全破裂；肩部活动明显障碍者，为完全破裂。

(2) 弹响

肩袖裂口经过肩峰下时有弹响，完全破裂者最明显。

(3) 肌肉萎缩

肩袖完全破裂者，肩关节活动受限，则肌肉失去功能，发生冈上肌、冈下肌废用性萎缩，而三角肌有时不但不萎缩反而肥大。

（4）肩峰下滑囊积液

陈旧性肩袖完全破裂，在三角肌下可以触摸到积液肿大的滑囊。

冈上肌肌腱炎的临床表现

冈上肌起于肩胛骨冈上窝，肌束穿过喙肩韧带及肩峰下滑囊下、肩关节囊上，固定于肱骨大结节。将肱骨固定于关节盂内，与三角肌协调动作，完成上肢外展，由于它是肩关节肌群在肩部力量集中的交叉点，再加上活动频繁，故容易受到损伤。

临床表现

❶ 肩部外侧有明显疼痛，并向颈、肩和上肢放射。

❷ 肩关节活动受限，肩关节做外展60°～120°活动时，可引起明显疼痛，这一范围之外的肩关节活动不受限，也无疼痛，这是与肱二头肌肌腱炎、肩周炎的明显区别。

❸ 压痛发生在大结节处，并随肱骨头的旋转而移动。

腱鞘囊肿的临床表现

多数发生于关节或肌腱附近，以腕背部多见。可发生于任何年龄，女性居多，病因不明。

囊肿可单独存在或者几个囊肿连在一起，日久之后，囊肿与皮下软组织如肌腱等发生粘连，缠绵难愈。

囊肿外形光滑，生长缓慢，部位表浅，明显高出皮肤；推之与皮肤无粘连，与深部组织附着；很少疼痛，常伴有软弱无力、酸痛；针刺常可抽出胶冻样黏液。

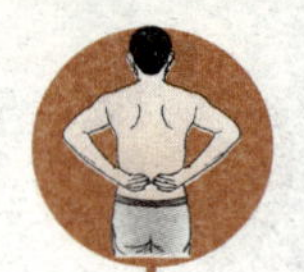

肩部韧带损伤的临床表现

（1）肩锁韧带损伤

肩锁韧带损伤时，肩锁关节半脱位者症状不甚明显，即使脱位不加以整复，愈合后多无功能障碍。急性损伤时可出现局部压痛，轻度肿胀，肩峰与锁骨不在同一平面，可以触摸到高低不平的肩锁关节，肩关节功能障碍等。

（2）喙锁韧带损伤

喙锁韧带损伤时，可导致肩锁关节全脱位。肩部外观畸形明显，受上肢重量的作用，可出现锁骨外端明显隆起，有弹性感，锁骨被动活动时，上下活动范围增加等，但搭肩试验阴性。

肩胛提肌损伤的临床表现

肩胛提肌损伤是发生在肩部的一种常见病，因为症状不易判断，大多数被含糊地诊断为颈部损伤，或背痛、肩胛痛，也有很多被误诊为颈椎病、肩周炎。常发生在单侧，双侧同时发病比较少见；多数为肌腱部位发病，即肌肉的起止点处。有效治疗方法包括推拿按摩、针灸、拔火罐、理疗、小针刀等。

❶ 肩胛骨内侧缘上部压痛明显，并向枕部、上肢放射，睡觉时翻身困难。

❷ 颈部上段可能出现疼痛，按压时疼痛加剧，休息后可缓解。

❸ 颈部活动受限，受伤侧疼痛，不敢舒展。

❹ 不敢舒展躯干上段，同时受伤侧上肢后伸受限，无法伸到背部抓痒。

❺ 在肩胛骨上角、斜方肌深部及 2 ~ 4 颈椎横突部能触摸到硬结或条索状物。

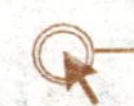

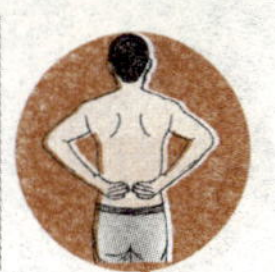

肩峰下滑囊炎的临床表现

肩峰下滑囊炎的主要症状为疼痛、运动受限、局限性压痛。

（1）疼痛

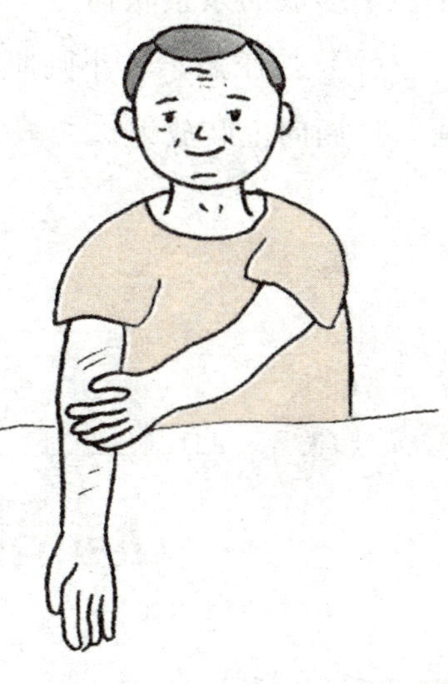

疼痛逐渐加剧，夜间较显著，常常痛醒。运动时疼痛加重，尤以外展、外旋时显著。一般疼痛位于肩关节深部，并涉及三角肌的止点，亦可向肩胛部、颈、手等处放射。当三角肌主动收缩，上肢外展时，可引发疼痛。

（2）压痛

压痛点多数在肩关节、肩峰下、大结节等处，常可随肱骨旋转而移位；当滑囊肿胀、积液时，亦可在肩关节区域或三角肌范围内出现压痛。肩关节外侧肩峰下滑囊部位也可有压痛，有时因滑囊肿大，引起肩部轮廓扩大，并可在三角肌前缘出现一个圆形肿块。

（3）体位

为减轻疼痛，患者常使肩关节处于内收、内旋位。

（4）肩关节活动受限

随着滑囊壁增厚和粘连，肩关节活动范围逐渐缩小，直至完全消失，此时肩关节的活动实际为肩胛骨与胸壁和胸锁关节的活动。后期可见肌肉萎缩。

小圆肌损伤的临床表现

小圆肌的作用是配合冈下肌收缩，产生肩关节外旋，由于其所组成的肌腱袖参与多种动作，故活动频繁。因此，小圆肌也是肩周肌肉中比较容易受伤的部位。生活中，可能由风寒、外伤等多种原因引起小圆肌损伤，从而影响肩关节功能。

（1）肩后部和患侧手臂酸胀不适，同时感到手臂无力。

（2）患侧手臂搭于对侧肩上，在肩胛骨外缘能触摸到因小圆肌高度紧张痉挛形成的条索状物。

（3）按压条索状小圆肌、肱骨大结节后下部时酸胀明显，也可出现压痛，疼痛向上肢放射。

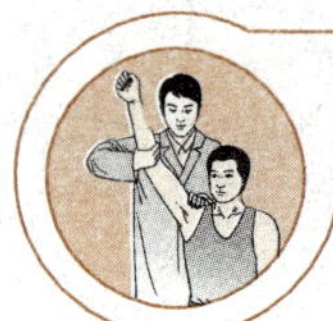

第二节 肩部疾病的病因

不良生活习惯易致肩部疾病

（1）长期伏案工作

长期伏案工作，以及经常面对电脑工作的人，都属于易受到肩部疾病困扰的人群。

这类人群由于工作的需要，手臂的肌肉总是持续固定在同一个姿势，颈部也长时间处于弯曲状态，当颈后方肌肉长期拉伸就会处于紧张状态，肌肉持续紧张，就会导致肩部、颈部僵硬，继而引发肩部疼痛；加之大多数上班族生活、工作压力大，精神总是处于高度紧张状态，久而久之，就会引发神经功能失调，造成肩部不适、疼痛。

（2）不良生活习惯

很多不良生活习惯也会导致肩部疼痛，如天气还未完全入夏，有些人就已经提前换上轻薄的衣衫，这样会让肩部受到风寒的侵袭，出现酸痛；到了夏季，贪凉的人，总是将冷气开得很低，这样也会使肩部因受寒而感到酸痛。此外，有些女性长期穿着鞋跟高达 10 厘米的高跟鞋，这种高跟鞋会使人体重心发生偏移，久而久之，引发肩部、颈部酸痛。

气血不调易致肩部疾病

（1）风寒侵袭湿气滞留

从中医学角度看，肩部疼痛是风寒侵袭、湿气滞留所致。一些体质较虚的朋友，本身体内阳气不固，在身体出汗时遭遇风邪，会使风寒侵袭经络，使痹症阻于肩部，肩部气血运行不畅，产生肩部疼痛，并且肩部会有隐隐发凉的感觉。

一些年纪较大的朋友，因为肝肾都有一点亏虚，体内阳气不足。如果又淋雨涉水，或者环境中湿气侵袭身体，也有可能使湿气滞留于肩部，使得寒气内结，经脉血气运行受阻，也会出现肩部疼痛。这些寒湿引起的肩部疼痛，如果不加以重视，很可能导致肩周炎。

（2）瘀血内阻气血亏虚

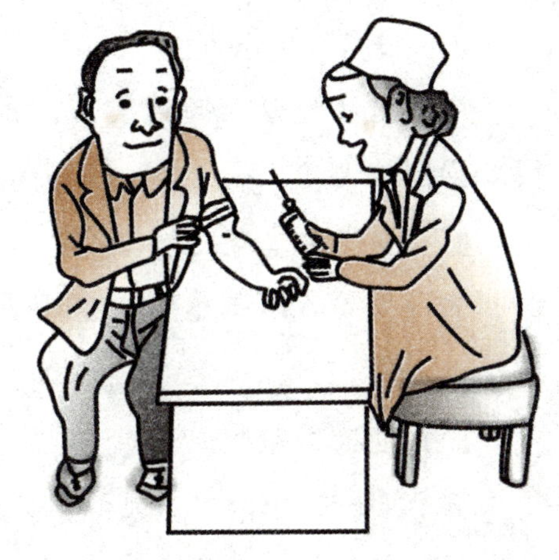

从中医学角度看，肩部疾病与瘀血内阻、气血亏虚有关联。

如果肩部经络发生损伤，气血运行滞留不畅，则会导致血气瘀积。那么，就会产生肩部疼痛。如果不加以疏通，疼痛就会变得更明显，从而影响正常工作和学习。值得注意的是，很多长期患病卧床的人，由于缺乏运动，特别容易造成气血两虚，一旦遇到外邪侵入，很有可能阻闭体内经脉的正常运行。当肩部经脉气血运行受阻时，肩部就会出现酸痛、麻木。

一般来说，50岁左右的女性，患肩部疾病的比例比同年龄段的男性更高。这种情况与女性本身的生理特点有关，因为女性到了45～55岁，处于更年期，这时体内处于打破旧平衡，建立新平衡的动荡起伏期。此时雌性激素分泌急剧减少，导致高密度脂蛋白水平下降，体内血脂大量沉积在血管壁，尤其容易沉积在受过风寒侵袭、发生过炎症的肩关节组织，从而造成肩关节组织气血运行不畅，引发肩部“痹症”。

衰老和疾病易致肩部疾病

人体关节和身体的其他器官一样，在生命过程中不断发生变化、成熟或老化。随着衰老的进程，关节也在老化，尤其是进入更年期后，内分泌激素的波动会引起骨骼、关节的一系列变化。

（1）骨质疏松

人过中年之后，骨骼中的钙质开始逐渐流失，尤其是女性更年期以后，更容易发生骨质疏松。

（2）关节骨骼变脆

由于骨质疏松，导致关节、骨骼变得脆弱，能够承受的力量逐渐下降。强烈的震动和压力，很容易引起骨折或关节面损伤。

（3）关节囊老化

表现为关节囊弹性和韧性减弱，甚至出现硬化，关节活动范围缩小，灵活性下降。

（4）肌肉力量衰退

关节周围的肌肉力量衰退，甚至出现萎缩，使关节稳定性变差。

（5）修复能力下降

局部修复和对刺激的耐受力下降，受到刺激后就容易发炎、损伤，引起肩部疾病。

冈上肌肌腱炎的病因

冈上肌起自肩胛骨冈上窝，向外侧伸展，止于肱骨上端大结节，被斜方肌和三角肌覆盖，其肌腱与冈下肌、肩胛下肌、小圆肌共同组成肩袖。冈上肌的作用为固定肱骨头在关节盂内，并与三角肌协同作用，使上肢外

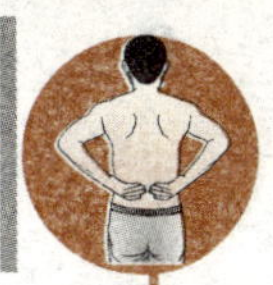

展，冈上肌在肩关节肌群中，是肩部力量集中的交叉点，受力于四方，是比较容易劳损的肌肉，尤其是在上肢外展时，冈上肌肌腱必须穿过肩峰下面和肱骨头上面的狭小间隙，因受到喙肩韧带和肩峰的摩擦，容易受到挤压损伤，发生肌腱无菌性炎症，很容易使肌腱钙化而变得脆弱。

另外，冈上肌肌腱在止点近侧终末端 1～1.5 厘米范围内为无血管区，是肌腱近侧端滋养血管的终末端与肌腱大结节止点来自骨膜滋养血管的交界区域，是血供的薄弱部位，也是肌腱退化、变性、断裂的好发部位。退变的肌腱纤维常因外伤或肌肉突然收缩而发生完全或不完全断裂。

在青年人中，主要由剧烈运动时肌肉突然收缩引起，如投掷运动、对抗大阻力且猛烈的外展动作，均可引起冈上肌肌腱损伤。中老年人，随着年龄的增长而逐渐发生冈上肌肌腱退行性变，使冈上肌肌腱弹性减退，在微小损伤或没有损伤的情况下均可发生损伤。上肢外展，手掌撑地，骤然内收，甚至在捡拾物品或骤然抬臂时，均可引起冈上肌肌腱损伤。

一般认为，发生损伤 3 周以内属于新鲜损伤，3 周以上属于陈旧性损伤。新鲜肌腱断裂断端不整齐，肌肉水肿，组织松脆，关节腔内渗出。陈旧性断裂断端已形成瘢痕，光滑圆钝，比较坚硬，关节腔有少量纤维素样渗出物，大结节近侧关节面裸区被血管翳或肉芽组织覆盖。

肩周炎的病因

肩周炎的病因尚不十分明确。约 80% 的病例找不到明确病因，为特发性；20% 可有局部创伤、劳损和受寒史。诱发肩周炎的因素很多，全身性疾病、其他部位病变均可导致肩周炎。

肩周炎比较确切、完整的解释是肩关节周围软组织，包括肌肉、肌腱、韧带和关节囊等组织发生的炎症。为发生于不同解剖部位、各自有不同病理特点的一组疾病。包括钙化性肌腱炎、粘连性肩峰下滑囊炎、肱二头肌肌腱炎、冈上肌肌腱炎、肩峰下撞击综合征、肩袖撕裂等。因此，目前骨科学术界已不再将“肩周炎”作为正式的诊断名词，而代之以病理解剖学为基础的诊断名词。

肩周炎的早期病理改变发生在肩袖、肱二头肌肌腱等部位。由于年龄的增长产生结缔组织老化、退变；加上长期反复磨损，肩周肌肉、肌腱、滑囊、关节囊等软组织可出现充血、水肿、渗出、粘连、挛缩等急慢性无菌性炎症；随后，炎症反应导致肩痛、反射性肌痉挛。久而久之，肩部软组织纤维化，肩关节挛缩，最终发生肩关节运动障碍。这一过程就是产生肩关节疼痛和功能障碍的病理学基础，也是引起肩周炎的根本原因。

静出来的肩周炎

有很多肩周炎患者问：“我什么活都没有干，怎么会得肩周炎呢?”这就是“静”出来的肩周炎。

这个“静”不是绝对的静止不动，而是肩关节活动过少的意思，可以称之为“制动”。上肢长期靠在身旁，垂于体侧，是诱发肩周炎的主要因素。制动一般发生在外伤或手术后，肩部或上臂骨折、外伤后过久、不适当制动可造成肩周炎，前臂、腕部骨折后应用颈腕吊带悬吊，或者胸部石膏固定等，减少了肩关节的活动，也可造成肩周炎。此外，心脏手术、胸外科手术、女性乳腺癌切除术，甚至肝胆外科手术，若制动不当，也可引起同侧肩周炎。这种手术后引发的肩周炎，可能与术后疼痛使肩部活动减少有关。

肩袖损伤的病因

肩袖损伤的病因有：

(1) 创伤

创伤是青少年肩袖损伤的主要原因，当跌倒时手外展着地，或手

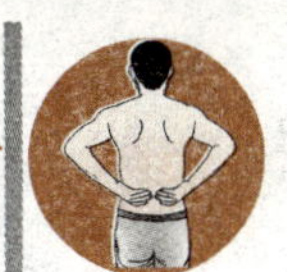

持重物时，上肢突然外展上举或扭伤可引起肩袖损伤。外力越大，肩袖断裂越严重。

（2）血供不足

血供不足引起肩袖组织退行性变。在冈上肌肌腱止点1厘米处有一明显的血管稀疏区，为肩袖的薄弱点。当肱骨内旋或外旋中立位时，肩袖的这个区域最易受到肱骨头压迫，挤压血管，使该区相对缺血，使肌腱发生退行性变，肩袖完全断裂大多数发生在这一区域。

（3）肩部慢性撞击伤

中年以上的患者，肩袖组织因长期遭受肩峰下撞击、磨损而发生退行性变。有部分肩袖损伤患者无明显外伤史，主要原因是长期肩部撞击、磨损的结果。

肩袖损伤分为部分断裂、完全断裂。部分断裂仅发生在肩袖某一部分，完全断裂是肩袖全层破裂，关节腔与肩峰下滑囊直接相通。

部分破裂包括

❶ 肩袖滑膜侧破裂。

❷ 肩袖本身纤维破裂，未累及关节滑膜或三角肌下滑囊。

❸ 肩袖滑囊侧破裂。

❹ 纵行破裂。

完全破裂包括

❶ 完全横行破裂。

❷ 完全纵行破裂。

❸ 完全破裂肩袖挛缩。

❹ 完全破裂大部分撕脱。

肩关节错位的病因

肩部关节由肩胛骨、锁骨和肱骨上端构成，它们组成肩关节（即盂肱关节）、肩锁关节、胸锁关节和肩胛胸壁关节。这四个关节的每一个均能增加肩的活动幅度，相对而言，比任何一个单关节的活动幅度都大。由于肩关节活动范围广泛、结构复杂，所以既是最灵活，也是最不稳定和最容易遭受损伤的关节。从理论上讲，上肢上举180°是可能的，但很少有人达到这么大的幅度。研究发现，一般男性上肢上举167°～168°，女性上肢上举171°～175°，上肢的后伸幅度大约为60°，随着年龄的增长，肩关节的活动幅度会逐渐减小。日常生活中，完成梳头动作，上肢大约上举148°，吃饭动作上肢仅需上举52°。

肩部运动由多个关节的协调运动完成，其中最主要的是肩关节，它由肩胛盂和肱骨头构成，又称盂肱关节。肩胛盂小而浅，肱骨头大而圆，与球臼关节（如髋关节）相比，具有更大的自由度，不过缺点也显而易见。由于肩关节主要依靠四周的肌肉、韧带与关节囊维持正常位置，随着年龄的增加，肩关节逐渐发生退行性变，当肩部遭受风寒、长期磨损或暴力时，极易发生损伤。肩部遭受磨损的程度，是否出现症状（如疼痛、功能障碍），与个人的体质、职业、外伤、疾病等因素有关。由于肩部组织退行性变，以及肩关节结构的不稳定性，使长期从事上肢单一方向运动的人或重体力劳动者，尤其是需要持续进行上肢外展、上举运动的工作者，在反复劳损或外伤时，易发生肩部周围软组织损伤。

研究发现，肩关节伸屈、旋转运动时，肱骨头总会伴随关节盂发生被动的相对平移运动，肱骨头相对于关节盂的平均被动平移幅度为：向前平移8毫米，向后平移9毫米，向下平移约11毫米。在正常盂肱关节活动范围内，肱骨头与关节盂转动中心的距离始终保持在几毫米之间，只有在被动受力下，平移距离才加大。

由于肩关节的稳定性依靠周围肌肉、韧带、关节囊维持。肩关节发生退行性变，肩关节活动范围过大，关节周围肌肉、韧带或关节囊损伤，必然引发肩关节周围组织的应激反应，如炎症、肌肉痉挛等，使肩关节处于不稳定和容易发生错位的状态。在一定的诱因作用下，如肩关节过度外展、高举等，就可能导致肩关节轻度错位。

肩胛提肌损伤的病因

（1）爆发性动作

当上肢突然过度后伸时，整个肩胛骨上提的同时向内上方旋转，而参与肩胛骨运动的诸多肌肉不能协同收缩或舒张，因牵拉不平衡而造成肩胛提肌损伤。损伤一般发生在肩胛骨脊柱缘的内上角肩胛提肌附着处。

（2）慢性劳损

颈部长时间过度前屈，肩胛提肌处于被牵伸状态，都会使其受到损伤。除了肩背部酸痛、颈部活动受限等肌肉损伤症状，还会出现头痛、头晕、心烦等。

肩部韧带损伤的病因

由于肩关节活动度大，位于人体上肢部位，各种外力易引起的肩部韧带损伤。男性多于女性，体力劳动者多见。

肩部韧带包括肩锁韧带、喙锁韧带。可因直接暴力自上向下冲击肩峰，或因间接暴力过度牵拉肩关节向下，引起肩部韧带损伤，或因外伤性肩锁关节脱位所致。由于肩关节的稳定性依赖肩锁韧带、喙锁韧带加强，后者尤其重要。所以，当肩锁韧带破裂时，可引起肩关节半脱位，而当喙锁韧带破裂时，可引起肩锁关节全脱位。

小圆肌损伤的病因

（1）寒湿刺激

肩关节长期受冷风、寒湿刺激，导致小圆肌紧张、痉挛，久而久之，肌纤维粘连，形成条索状。

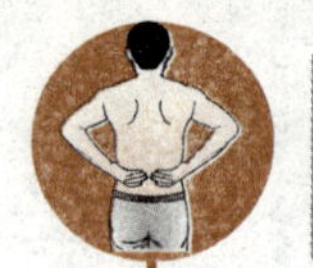

(2) 用力过猛

做强力外旋肩关节或抛甩投掷动作时，用力过猛，使小圆肌收缩或拉伸超过其承受范围。

(3) 外力损伤

当小圆肌受较强外力直接撞击，会出血、渗出、水肿。损伤后局部症状常不易诊断，从而不能得到及时正确的治疗，迁延不愈而成痼疾。

肩峰下滑囊炎的病因

肩峰下滑囊在三角肌下面，又称三角肌下滑囊。具有滑利肩关节、减少磨损、不易劳损的作用。在活动过程中，肩关节超外展时，大部分进入肩峰下，肩关节自然下垂时，大部在三角肌之下。其上为肩峰，与喙突贴进；其底为冈上肌；其下和各短小肌腱及肱骨大结节相连。若发生病变，首先与其最密切关联的冈上肌相互影响。

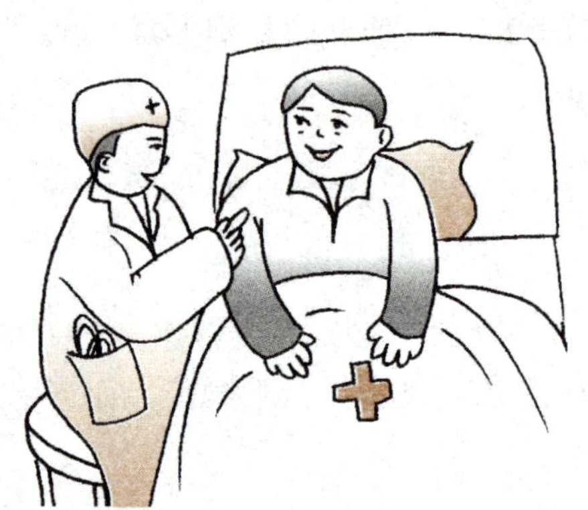

肩关节活动过量，或日久劳损，肱骨头容易在肩峰下滑动，肩峰下滑囊内壁覆盖的滑膜，往往因长期摩擦而引起劳损，发生无菌性炎症，滑囊水肿、增厚，或发生滑囊内壁粘连，妨碍上肢外展和肩关节旋转。肩峰下滑囊炎常和邻近软组织慢性退行性变合并存在，在大多数情况下，作为其周围病变的继发病，尤以冈上肌肌腱损伤、退行性变、钙盐沉积、肩袖破裂的影响最大。由于冈上肌病损时多数无疼痛感，直至病变波及肩峰下滑囊时，才发生疼痛。所以，肩峰下滑囊有病变时，也隐藏着冈上肌肌腱病变。另外，肩峰下滑囊炎亦可由直接或间接外伤引起。

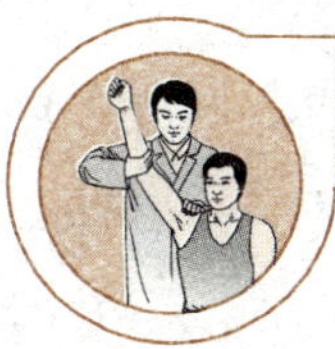

第三节 肩部疾病的预防保健

肩部日常保健指南

❶ 保暖避寒，避免受风寒，不宜久居潮湿之地。

❷ 勿过度操劳，避免长久提重物，防止外伤。

❸ 加强功能锻炼，如打太极拳、做瑜珈、做颈部保健操等，使局部血液循环通畅。

❹ 经常伏案、双肩处于外展状态工作的人，应注意调整姿势，避免造成慢性劳损和累积性损伤。

❺ 在饮食方面，老年人要加强营养，多喝牛奶、骨头汤，多吃鸡蛋、豆制品、黑木耳等。

❻ 肩周炎发生后，最重要的是及早进行患侧肩关节主动和被动功能锻炼，如弯腰垂臂摆动、旋转、正身爬墙、侧身爬墙、拉滑车等。

肩周炎的预防

肩周炎的诱因较多，常见的有退行性变、外伤、环境因素、气候因素、精神因素、内分泌因素、解剖因素、颈椎因素等。其中外伤、环境、气候和精神因素等，是可以预防的。

首先要防止肩关节及其周围组织受伤。外伤是导致肩周炎的主要原因之一，许多肩周炎患者的发病与外伤有关。外伤可以是高强度的直接暴力，但比较少见，较多见的是肩关节协调不当等间接暴力造成的扭伤或拉伤。另外，反复多次、长久的小损伤，是导致肩周炎的最常见原因。由此可见，防止肩关节损伤非常重要。中老年人在工作、生活和锻炼时应量力而行，不要勉为其难地大力度活动肩关节，更不能突然用力或发力。在工作和体育锻炼前，一定要先做热身活动，待肩关节处于舒松状态，再正式上岗。肩周炎还与外伤后固定有密切关系，固定可引起肌肉痉挛、萎缩，关节囊、肌腱粘连或挛缩，造成功能障碍。解除固定后的肩关节，一方面要循序渐进地进行自主恢复性训练。另一方面又不可操之过急，不能由他人强行拉展肩关节，这样不仅会使患者疼痛难当，而且会造成肩关节继发性损伤，使肩关节功能的恢复更加遥遥无期。

其次，要注意肩关节防寒保暖。风、寒、湿侵袭肩部，是引起肩周炎的又一重要因素。在天气转冷的深秋或冬季，或乍暖还寒的早春，要注意多穿衣物保护肩部，千万不能受寒，尤其是中老年人。即使在夏季，也不宜用凉水冲洗肩部，不宜用电风扇直接对着颈、肩、背部吹凉风，更不能让空调机冷风口直接对着肩膀吹凉风。夏季以睡草席为宜，不可睡在水泥地上。汗水浸渍的内衣，被雨水淋湿的衣服，均应及时更换，不能久久粘贴在身。

再次，应采取合理的侧卧姿势。睡觉时应适当变换体位，避免一侧肩关节姿势扭转或受压过久。肩周炎患者睡眠时应避免患肩受压，采取合理、动态的侧卧姿势是必要的。

最后，应调整精神状态。精神抑郁、委靡、焦虑的心情容易诱发肩周炎。精神状态欠佳的人，平时活动相对较少，肩关节等全身各关节的协调能力下降，在并不剧烈的活动中，容易导致肩关节周围软组织扭伤或拉伤，从而诱发肩周炎。因此，在日常生活中，保持轻松乐观、豁达大方的情绪，对于预防肩周炎也十分重要。

打羽毛球预防肩周炎

羽毛球虽然“轻如鸿毛”，但是可以让你练得浑身大汗，赋予你健美

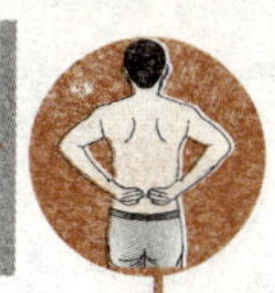

的身姿。在运动医学专家看来，打羽毛球还有一种独特的作用：预防及治疗肩周炎。

肩关节是人体活动度最大的关节，需要经常在最大幅度的水平活动。例如，双臂从人体前方及两侧上举，活动幅度达到180°。双臂向后方尽量伸展达50°。双臂在身体前方内收达50°。双臂内旋（双手放腰后部，肘关节向外向前）及外旋（双手放在头后部，肘关节向外向后）活动均达90°。

预防及治疗肩周炎，就要使肩关节每天都达到最大的活动范围。打羽毛球时，无论使用左手或右手，在挥拍击球、发球、扣球、正反手接球时，都在最大限度地运动肩关节。所以，打羽毛球对于防治肩周炎发挥了重要的作用。也许读者要问，打羽毛球只能用一只手（左或右手），能防治两侧的肩周炎吗？人体是一个整体，在打羽毛球的过程中，虽然是用一只手接球、发球、击球和扣球，但另一只手也必须顺应打球的需要，做相应的辅助、平衡、对称等活动，而且其活动范围也相当可观，同样可以起到防治肩周炎的作用。

已经患了程度不同的肩周炎，有疼痛及功能障碍时，必须经过临床治疗，使疼痛缓解，功能障碍有所减轻，才可以进行羽毛球练习。在开始时只能做发球、接球的轻微活动，使肩关节功能有一定恢复，能够在外旋、外展、前屈、内旋、内收、后伸等几个方向的运动上达到一定的幅度，才可能练习高抬手进行扣球的动作。当然，正是这个动作，能最有效地“拉开”肩关节。

具体练习方法：预防肩周炎时，每天练习羽毛球两人对打一次，每次半小时至1小时，运动量以能耐受为度。在各种击球姿势中，应有一定量的扣球动作，以最大限度地活动肩关节及其周围肌群。治疗肩周炎的疗程至少数月，而且在完全康复后，打羽毛球运动锻炼仍然要长期坚持，以保持肩关节良好的功能状态。

侧卧睡觉不宜时间过长

如果一个人长期偏好整个晚上或大部分时间侧卧，且固定一侧，则该侧肩关节、三角肌和腋窝会长期处于受压状态，导致这些区域的软组织血供障碍，影响正常代谢，臂丛神经因缺血缺氧而麻痹，引起上肢麻木；侧卧位肩关节内旋，可造成前关节囊长时间卡压，导致关节囊无菌性炎症；腋神经受压过久可引起三角肌麻痹和三角肌区域感觉消失，久而久之，可造成三角肌萎缩，最终形成“方肩”。另外，体重较重或肥胖的人，长期侧卧会造成肩关节骨性结构的磨损和挤压，影响关节的活动度和协调性。总之，侧卧过久可导致肩周炎。已有肩周炎的患者若嗜好侧卧，则因血液循障碍加重病情，一早起床会觉得肩部疼痛加剧，活动更加受限。

长期固定一侧侧卧固然不好，但短时间轮流侧卧则并不排斥。多数人睡眠时各种睡姿自动互换，包括左侧卧、仰卧、右侧卧，也有少数人喜欢俯卧、斜卧的。一种睡姿不舒服了，会变换另一种，尽管在酣睡中，但是人体会潜意识地自动变换。只有患某种疾病的人，医生会规定特定的睡姿，如下肢牵引的骨折患者，只能仰卧，不允许也不可能侧卧；左侧肋骨骨折的患者，只有取右侧卧位才比较舒服，仰卧就容易引发疼痛。

因此，即使是健康人，夜间睡觉的姿势也有讲究。一个好的睡姿组合，可以提高睡眠质量，次日能精神饱满地走向工作岗位。一种不良的睡觉习惯，如长期固定侧卧，则会造成肩关节及其周围软组织的慢性损伤，带来肩周炎的困扰。从保护肩部的角度考虑，合理的睡姿组合原则是：将肩部始终置于松弛舒适、既不受牵拉又不受挤压的动态平衡中。

跳绳跳出健康颈肩

医学研究表明，跳绳除了能结实全身肌肉，消除多余脂肪，使形体健美、动作敏捷外，还能很好地增强心脏功能，使心血管系统保持健康。跳

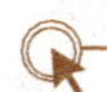

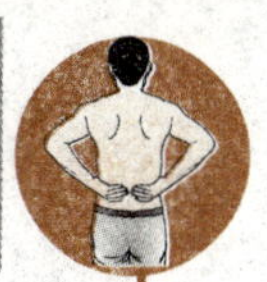

绳是近些年来受到很多运动医学专家推崇的一种预防颈椎病和肩周炎的方法。

跳绳种类花样很多，可简可繁，一学就会，随时可做，适宜作为气温较低季节的健身运动，特别适合女性。

（1）准备工作

❶ 选择合适的绳子，绳子至少比身高长 60 厘米，最好是实心材料，不能太轻，粗细要适中，初学者宜选硬绳，熟练后再改用软绳。

❷ 跳绳者最好穿质地柔软、重量较轻的运动鞋，以免脚踝受伤。

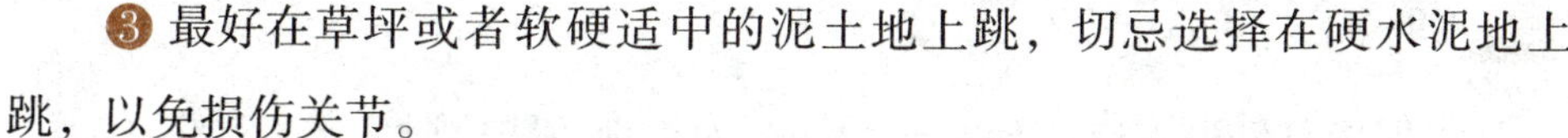

❸ 最好在草坪或者软硬适中的泥土地上跳，切忌选择在硬水泥地上跳，以免损伤关节。

❹ 跳绳之前，足部、腿部、腕部、踝部要做好准备活动，跳绳后可以做放松活动。

（2）动作解析

在跳绳时，双手拇指和食指要轻握摇柄，其他手指顺势放在摇柄上，最好不要发力。跳绳时，要挺胸抬头，平视前方 5 ~ 6 米处。肌肉和关节放松，不能太紧张，脚尖和脚跟用力要协调，防止扭伤。此外，体形较胖的人在跳绳时双脚最好同时起落，上跃也不宜过高，以免关节因负重而受伤。

（3）运动计划

第一阶段：初跳时，运动量不宜过大，每天可在原地跳 1 ~ 2 分钟。

第二阶段：坚持 3 ~ 4 天或者一个星期后，可以适当延长运动时间，连续跳 3 分钟。

第三阶段：2 个月后可继续增加运动量，连续跳 10 分钟。

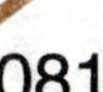

摇扇子有益肩关节

在炎热的夏天，若经常摇扇子，不仅可以消暑，还能“摇掉”肩周炎。

摇扇子是一种需要手指、腕关节和局部肌肉协调配合的上肢运动。在天热的时候，经常摇扇，正是对上肢关节肌肉的锻炼，可以促进肩部肌肉的血液循环，增强肌肉力量和各关节协调配合的灵活性。

肩周炎与肩膀关节长期缺乏运动，以及电风扇、空调猛吹凉风感受风寒有关。而摇扇可以远离电风扇、空调，并使肩关节得到运动锻炼，加强肩关节肌肉韧带的力量和协调性。

前臂外旋不宜过分

为何前臂外旋不宜过分？一句话：为了预防网球肘。

乒乓球、羽毛球属小球运动，可以益身、益智，在调动全身肌肉、骨关节运动、消耗体力的同时，也锻炼着人的意志、毅力和智慧，特别是上肢肌肉、关节的运动幅度较大，如何避免肌肉拉伤，减少肩、肘关节损伤，防止发生网球肘，是一个不容忽视的问题。

乒乓球是我国的国球。作为一项健身运动，打乒乓球、羽毛球无需复杂的运动器材，也不需要太大的空间，因陋就简就可以练起来，但运动量却不小，特别需要上肢有力挥拍和快速脚步移动，极具刺激性和挑战性。小球运动最容易发生网球肘。无论是乒乓球还是羽毛球，健身者或运动员，在挥拍击球时，需要一侧上肢肩、肘、腕、掌指、指间关节协调运动。同时，要靠两下肢快捷的步伐、灵活的反应，以及腰部活动的默契配合。

参与小球运动，如果在击球时未控制好肘关节的力度与姿势，过于内、外旋前臂，则极易损伤肘关节及伸肌总腱附着区，导致网球肘。这是由于长期、持续、反复、集中地使肘关节过度或不当发力，易造成慢性劳

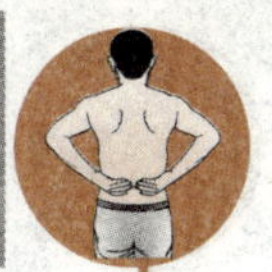

损，形成伸肌总腱无菌性炎症。打网球挥拍时，起枢纽作用的是肘关节，一招一式的旋转动作转换尤其重要。如果肘关节伸屈及前臂内、外旋转运动有力、自然、柔和、协调，那么挥拍击球就如同行云流水，出神入化，令对手防不胜防，自己也不会受伤。击球力度的大小，是靠肩关节及其周围肌肉的力量；球速、方向、落点的千变万化，则有赖于肘、腕关节的灵活性。一旦肘关节受伤或已患网球肘，动作必然僵硬、生涩、别扭，就难以击打满意的回球。生活中不少妇女因家务劳累，经常洗衣服、拧毛巾或编织毛衣，也易损伤伸肌总腱，从而患上网球肘，带来不少麻烦。

因此，平时在使用上肢时，应注意控制肘关节频繁的内、外旋动作；旋转前臂时发力要柔和，不能生硬、过度；避免寒冷、潮湿对肘关节的侵袭；劳逸结合，张弛有度。

肩部运动保健操

（1）仰卧合掌法

仰卧在有一定硬度的木板床上，双手伸开，平放在体侧，深吸气，将手臂上举至与身体垂直，并将两掌相合，之后慢慢吐气，将双手重新放回体侧。

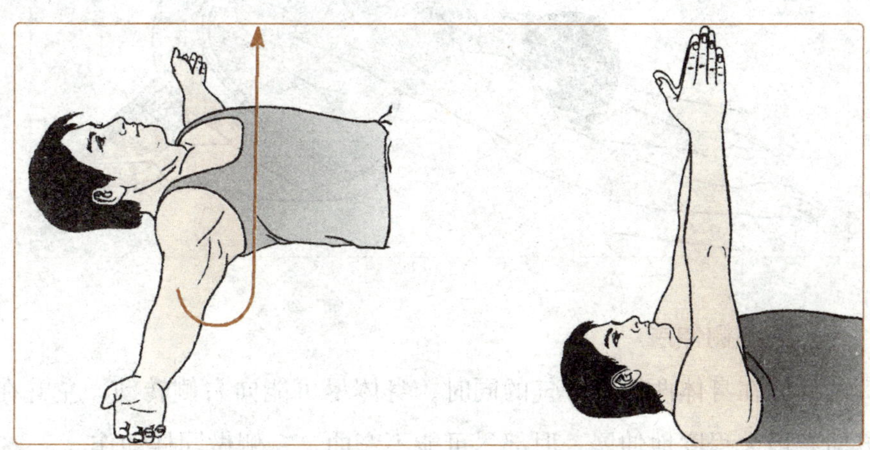

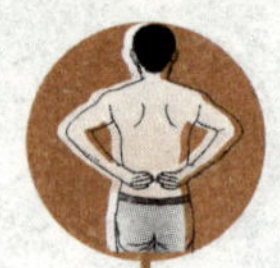

（2）单臂上举法

取站立姿势，双手平举到身前，深吸气，抬起单侧手臂，再呼气放下，换另一侧手臂重复相同动作。两臂交替进行 10 次，放松休息。

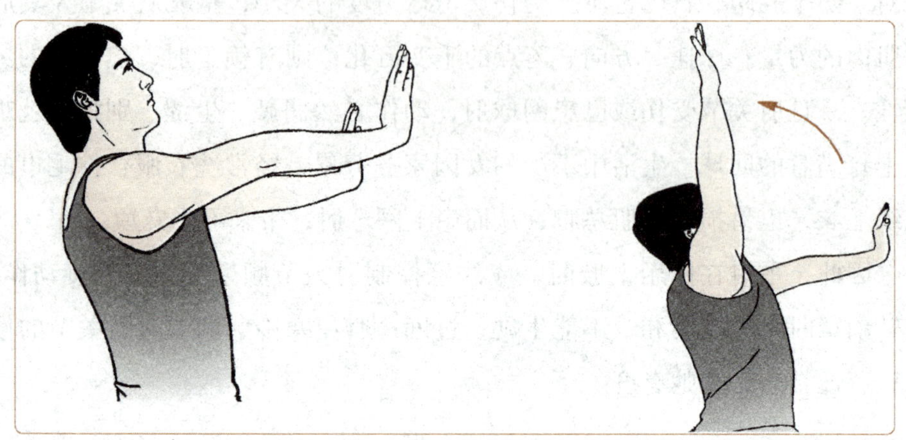

（3）肩部前伸展

取跪卧姿势，膝盖弯曲，身体向前趴，把胸口压在地板上，手臂向前伸，臀部和腰部向后舒展，使肩部得到充分拉伸。

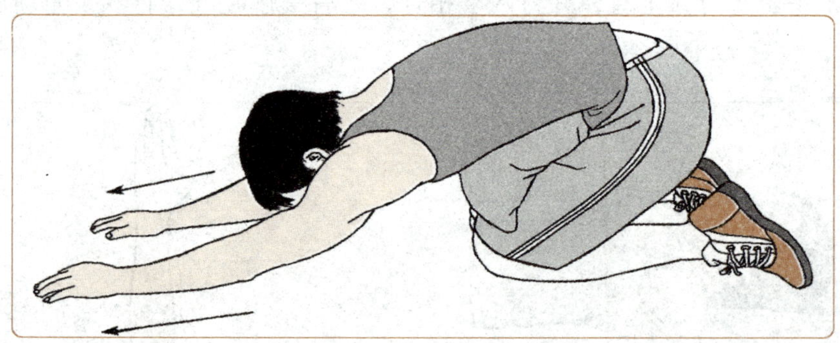

（4）肩部侧伸展

两臂放在身体两侧，呼气的同时，身体尽可能向右侧转动，左臂在头上方向右最大程度地伸展，肘部尽可能不弯曲。左侧做同样动作。

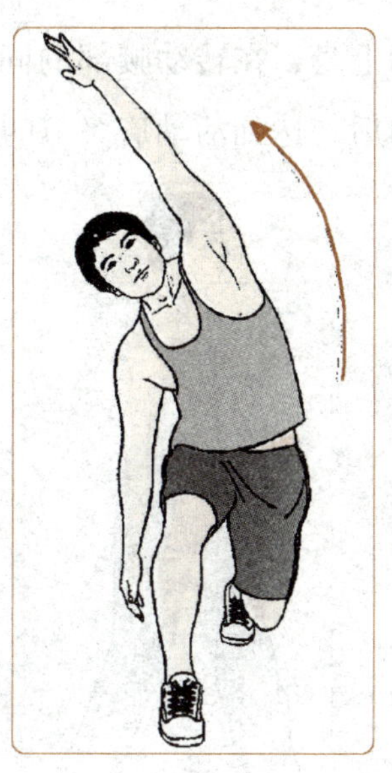

（5）肩部上伸展

取站立姿势，双手自然下垂，在深吸气的同时两臂上举，尽量向上伸，呼气的同时手臂放下，恢复放松姿势，重复动作。

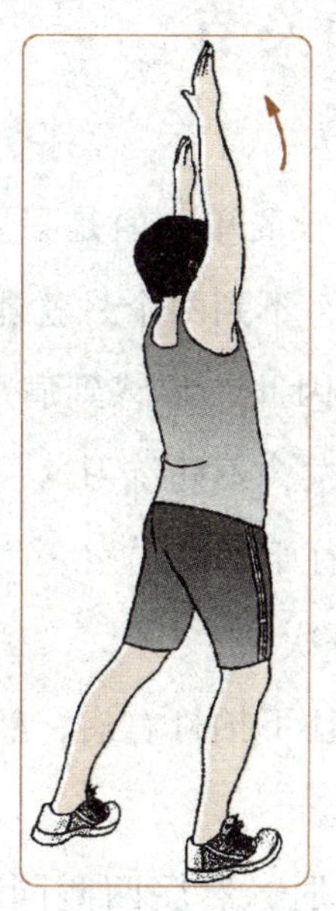

(6) 肩部扭转法

双手叉腰，向左转动上身，在转动腰部的同时，使两侧肩膀随身体的转动而尽力扭转向前或向后，达到活动肩关节的目的。

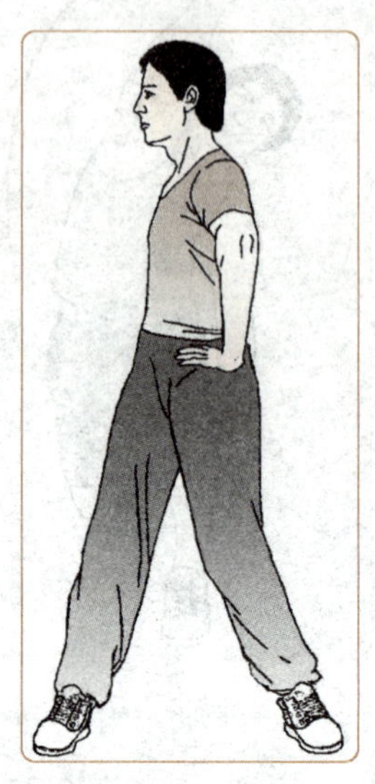

双臂运动活动肩关节

很多患肩周炎的中老年人，背手、举手、提东西都比较困难。下面这一条运动方法虽然看起来比较简单，但是只要坚持练习，效果非常明显。一些坚持练习的肩周炎患者，不到两个月就能自行拍打后背，大约经过半年锻炼，肩周炎就痊愈了。因此，常感到肩部酸痛，并且不能自然伸展，也不能手持重物的中老年朋友，不妨练习这一套运动方法：

自然站立，用左手从上往下抓捏右臂，力度可以由轻变重，然后再换成右手抓捏左臂，共抓捏 30 次。

自然站立，用左手从上往下拍打右肩，然后换成右手拍打左肩，力度由轻变重，共拍打 30 次。

自然站立，抬起左、右肘，然后两侧同时做圆圈运动 5 次，稍休息后，再做相反方向圆圈运动 5 次。

自然站立，左手举起后试着够后肩背，接着右手举起后试着够后肩背，两手都够着后肩背之后，尽力向上抬手肘，共拉伸 30 次。

整套运动在清晨、晚上临睡前锻炼。同时，坚持运动是战胜肩周炎的不二法宝，只有这样才能取得明显的效果。

肩背减压保健操

这套保健操能调整压力和姿势不正确造成的肩、颈、背僵硬、疼痛，也能预防长期同一姿势工作引起的肩、颈、背酸痛症状。

（1）织布式

直立，两足分开，屈臂摆动，左臂向上右臂向下，右臂向上左臂向下，交替进行，重复做 10 次。

（2）穿梭式

直立，两足分开，屈臂，左臂向上右臂向下，体右侧弯，同时双臂在体后向指尖方向尽力伸出，左、右交替进行，重复做 10 次。

（3）左右扭转式

直立，两足分开，屈臂，左臂在胸部，右臂在腰部，身体随头部向右缓慢旋转。同时，两手臂尽力向指尖方向伸出，左、右交替进行，重复做 6 次。

（4）开门式

直立，两足分开，两臂屈曲在胸前相对，吸气时手臂向上伸，肘关节向两边打开，尽力伸向后侧，呼气时松肩。重复做 6 次。

（5）展臂前屈式

直立，两足并拢，缓慢吸气，展臂体后弯，缓慢吸气，体前屈，重复做 3 次。

旱地划船也护肩

同样都是坐着工作，划船师傅就不会发生肩膀酸痛。这是因为划船师傅在划船时，两臂得到充分伸展，血液循环极好，肩部肌肉也在不断运动之中。所以，划船师傅很少出现肩部肌肉紧绷、头痛、脖子酸痛。既然效果这么好，我们是不是也应该试一试呢？下面这套旱地划船操，就是为肩膀不适的朋友量身打造的。

自然站立，两足与肩同宽，上身稍微前倾，两臂向前水平伸直。

两手握拳，往肩膀方向运动，反复练习。尽量挤压肩背部肌肉。

在身体往前倾时，注意不要蹶屁股，只要上身倾斜即可。胳膊往肩膀方向运动时，一定要保持挤压肩部肌肉。整套旱地划船操，每天可以做2~3次，当熟练掌握动作要领之后，可以适当加快动作的频率和幅度。

肩部要健康就甩甩手

甩手运动是一种手臂前后连续摆动的健身方法，对心脏健康、肩周炎康复十分有益。

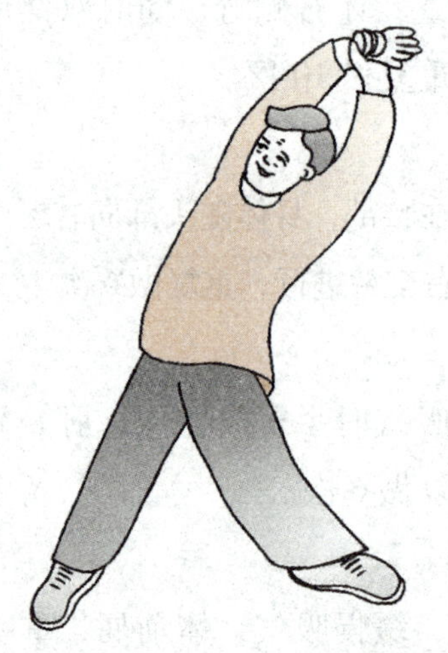

甩手运动动作要领：两足分开与肩同宽，全身自然放松，双手自然下垂，以肩为支点，两手掌心向后，手腕用力向后甩动，前虚后实，向前不超过脚面。每甩动一次时，两脚掌着地并且脚趾同时用力在地上一抓，大、小腿肌肉用力收缩，肛门也用力提缩一下。甩手时吸气，放松时呼气，要求呼吸轻、缓、匀、长，腹部起落自然、轻柔，勿故意用力。甩手次数一般开始时200~300次，逐步增加到500~1000次，老年体弱者可量力而行。

甩手运动能充分活动肩肘关节，促使手臂振动，活动筋骨，有助于人体经络气血的循环流通，对心脏健康和肩周炎康复十分有益。此法还可以增强记忆力、舒缓精神压力。实验证实，甩手运动能增加人体脑部内啡肽的分泌，达到镇静、安神、稳定情绪的效果。对腰痛、失眠也有好处。

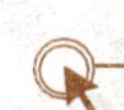
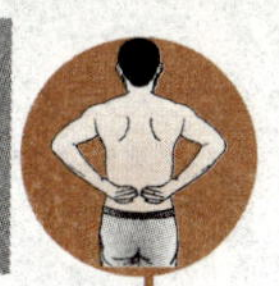

任何人都可练习甩手运动，尤其对老年人、久坐伏案工作者更适宜，且不受时间和场地的限制，最好在空旷通风处进行。如果坚持每天早晨做一次，全天都会觉得精神焕发。当你感到精神紧张或疲劳时，最好暂时放下手头的工作，做一做甩手运动，可以收到缓解压力、恢复体力的效果。

肩部保健按摩法

（1）掌摩肩肌

右手掌心置于左肩峰上方，由上向下摩动，再以左手掌心置于右肩峰上方，交替摩动50～70次。具有温经通络、解痉止痛的作用，可以防治肩周炎、颈肩综合征。

（2）拿提肩肌

手五指分开成钳状，置于肩部三角肌处，将肌肉拿定后，用力向上拿起10～15次。具有温补气血、疏松粘连的作用，可以防治肩周炎、肩部肌肉萎缩。

（3）握拳叩臂

手握空心拳，沿上臂前侧和外侧至肘部，再沿前臂前侧和外侧至腕部各叩击20～30次。具有疏通气血、消除疲劳的作用，可以防治上肢肌肉疲劳、肩肌劳损、肩周炎等。

（4）揉肩

一手扶案，另一手掌揉对侧肩部，以肩前部为主，时间1～2分钟。可促进肩部血液循环。

如何避免肩部损伤

日常生活中，运动、工作、做家务时，都要不停地使用肩部，只有采用正确的姿势和方法，才能保护肩部。那么，在日常生活中如何避免肩部损伤呢？

(1) 不让肩膀负重

不要搬过重的东西，防止肌肉拉伤、关节脱位。

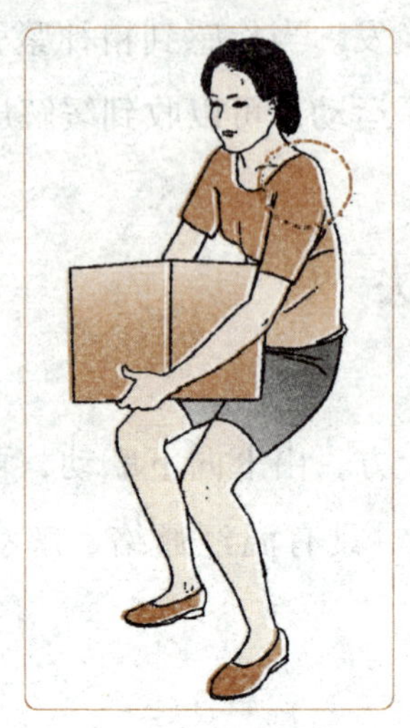

(2) 经常变换姿势

正确的姿势也不能保持过长时间，否则会引起肌肉紧张。

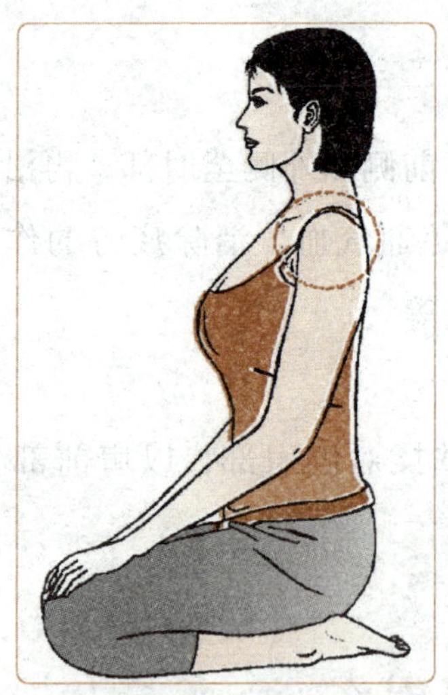

(3) 运动前应“热身”

手臂从身体后侧下方开始向前做旋转，另侧做同样动作。

手臂在体侧平举伸开，手心向前，做水平运动开合。

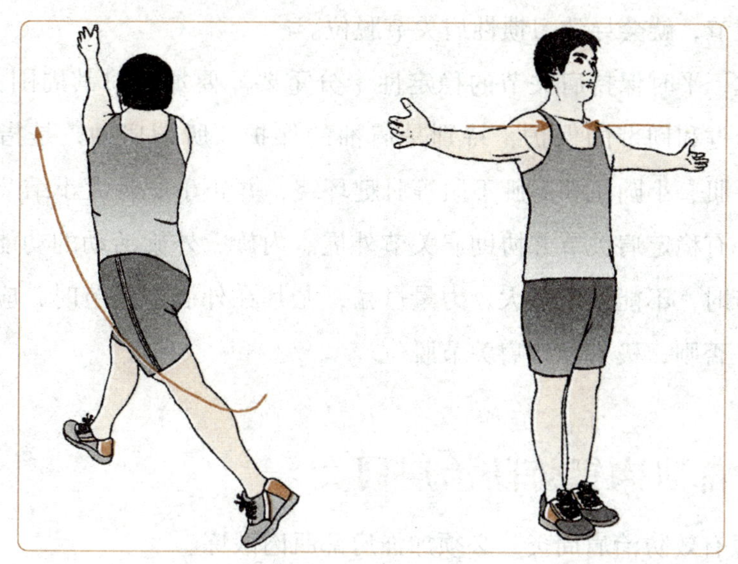

当心肩关节脱位

肩关节比较容易脱位，这与肩关节的解剖特点有关。

肩关节是人体活动度最大的关节。狭义的肩关节是指肱骨头与肩胛骨关节盂之间的关节，称盂肱关节。在日常生活中，肩部活动不局限于这一关节，而是涉及到广义的肩关节，即肩肱关节、肩胸关节、肩锁关节和胸锁关节等。实际上正是这些关节的彼此协调，有节律的共同活动，才能完成肩关节的整体活动。肩关节的主要功能包括：前屈、后伸、外展、外旋、内收、内旋，以及集这 6 种运动方式为一体的复合运动——环转运动，成为人体活动范围最大的关节。肩关节活动幅度最大的是上举，一般可以达到 180°。

盂肱关节是人体最灵活的关节，肩胛骨关节盂的面积仅为肱骨头面积的四分之一到五分之一，这种“头大盂小”的特点，对盂肱关节几乎没有限制作用，既造就了肩关节的高度灵活性，也带来了容易脱位的隐患。也就是说，肩关节的牢固性和稳定性较差，在特殊外力作用下，很容易导致

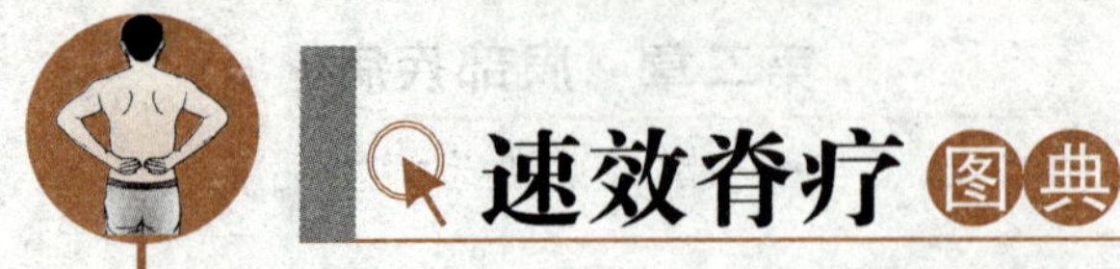

肩关节脱位，如果对第一次肩关节脱位处置不当，或患者不注意保护复位后的肩关节，就会导致习惯性肩关节脱位。

因此，平时保持肩关节的稳定性十分重要。要加强对其周围关节囊、肌肉、肌腱和韧带的保护，特别是肩袖的保护。所谓肩袖，是指由冈上肌、冈下肌、小圆肌和肩胛下肌等肌腱环绕，并止于肱骨大小结节的肌腱复合体，有稳定肩关节并协助肩关节外展、内旋、外旋活动的功能。在活动肩关节时，不能幅度过大，力量过猛，尤其在外展肩关节时，应避免外力影响。否则，极易导致肩关节脱位。

肩部肌肉锻炼防治肩周炎

要想有效防治肩周炎，必须加强肩部肌肉锻炼。

（1）做徒手操

如手臂上举、侧举、平举、前后回环，使肩关节屈伸等。

（2）杠上前行

利用双杠做支撑前行、支撑摆动、支撑双臂屈伸；利用单杠引体向上，或者跳绳、爬杆，或者用拉力器做侧拉开。

（3）杠铃起蹲

做杠铃的起蹲动作8～12次。

（4）臂力训练

游泳、划船、体操也是极好的运动。

（5）哑铃锻炼

做哑铃的直臂上举、侧平举、俯立侧平举等动作。刚开始锻炼时，可以从徒手操做起，逐步增加负重，并配合身体其他部位，进行全面锻炼。

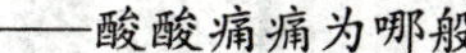
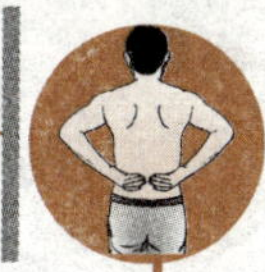
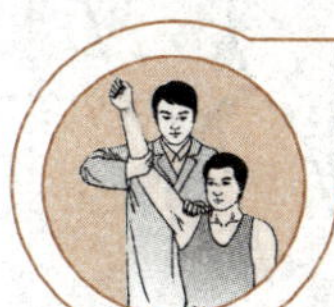

第四节
肩部疾病的治疗

肩部疾病的特效穴位按摩

按揉肩前穴

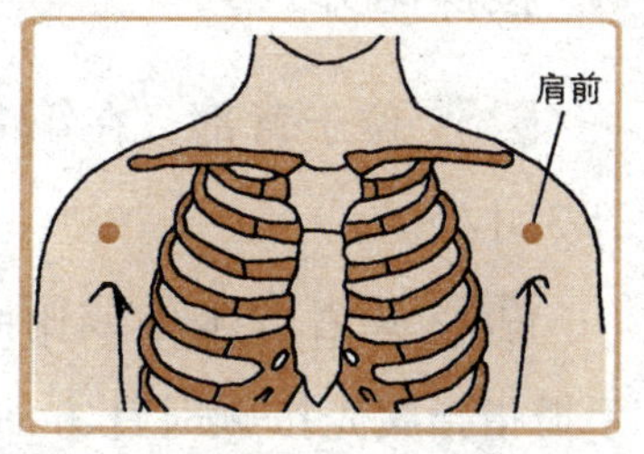

位置 位于肩部，正坐垂臂，在腋前皱襞顶端与肩髃穴连线的中点处。

操作 拇指指肚紧贴上臂三角肌前缘，点按并做环形按揉肩前穴。持续按揉，以有酸胀感为宜。

功效主治 经常按摩此穴能放松肩部紧张的肌肉，使肩部血液循环顺畅，克服肩部僵硬酸痛、臂不能举、手指麻木等。

按揉云门穴

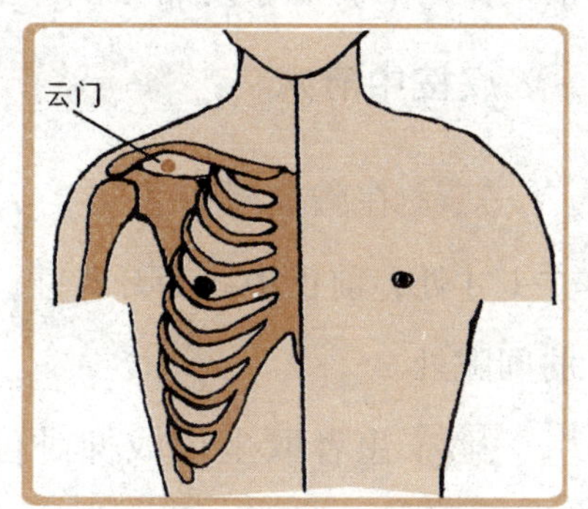

位置 位于胸前外侧部，肩胛骨喙突上方，锁骨下窝凹陷处，距前正中线6寸处。

操作 患者取坐位或仰卧位，操作者握拳，用指关节按揉双侧云门穴2分钟，以有酸痛感为宜。

功效主治 经常按摩此穴可益气活血、祛风散热。能够改善肩部酸胀疼痛、肩周炎、上肢不能伸举、肩部肌肉萎缩等。

提捏缺盆穴

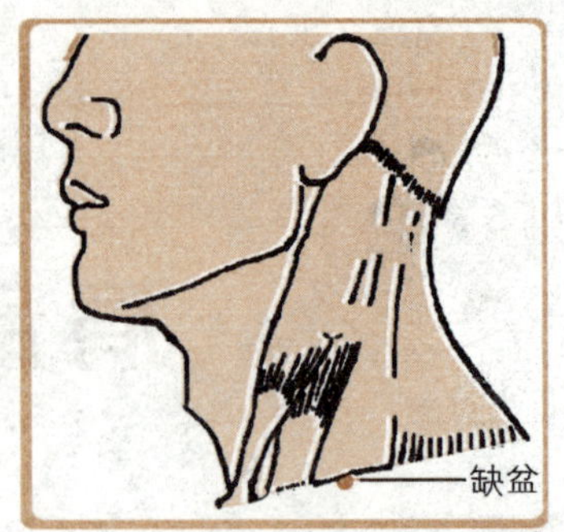

位置 位于锁骨上窝中央，距前正中线4寸处。

操作 把手心的劳宫穴贴在缺盆处，轻轻地揉动，慢慢提捏，提捏的劲道采取“落雁劲”，就好像是大雁落沙滩那样，看似轻柔，但内带劲力，直至有酸胀感。

功效主治 经常按摩此穴可活血散瘀，温经通络。能够改善肩部肌肉痉挛、肩周炎、肩膀僵硬疼痛、肩关节损伤等。

按揉附分穴

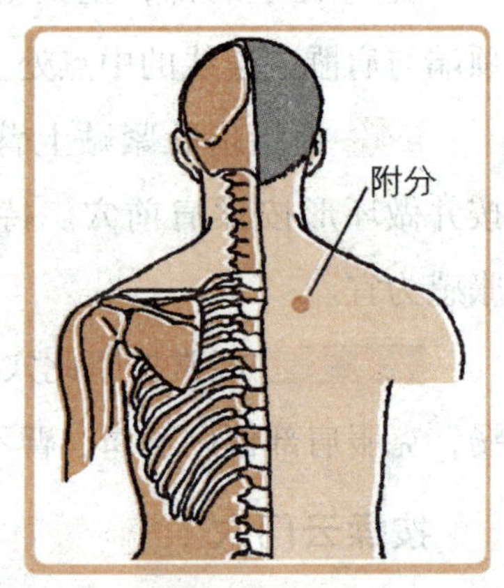

位置 位于背部，在第二胸椎棘突下，旁开3寸处。

操作 患者取坐位或俯卧位，操作者用两手拇指指腹先按顺时针方向轻轻按揉2分钟，然后按逆时针方向按揉2分钟。

功效主治 经常按摩此穴可舒筋活络，疏风散邪。能够改善颈椎病、颈部肌肉痉挛、肩周炎、肩膀僵硬疼痛等。

点按中府穴

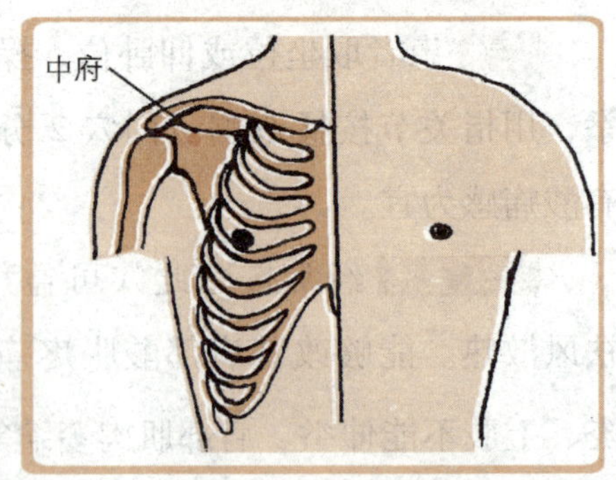

位置 在胸前壁外上方，云门穴下方1寸处，前正中线旁开6寸，平第一肋间隙处。

操作 患者取坐位或仰卧位，操作者用拇指指端点按中府穴约1分钟。

功效主治 经常按摩此穴能够促进

肩关节周围血液循环，缓解肩部肌肉僵硬酸痛。

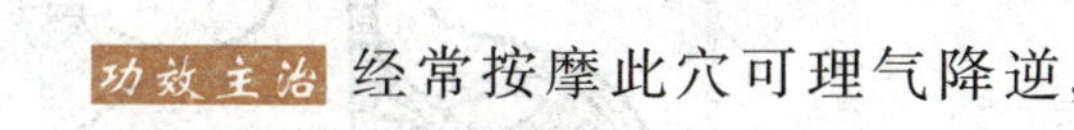

按揉魄户穴

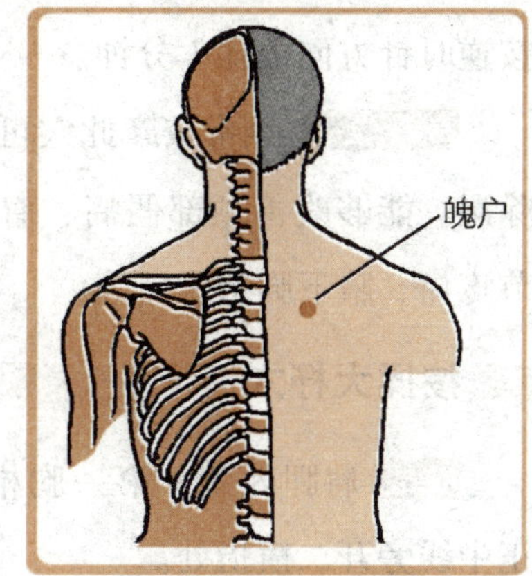

位置 位于背部，在第三胸椎棘突下，后正中线旁开3寸处。

操作 患者取坐位或俯卧位，操作者用双手拇指指腹先按顺时针方向按摩魄户穴约2分钟，再按逆时针方向按揉约2分钟，最后点按半分钟，以局部有酸胀感为宜。

功效主治 经常按摩此穴可理气降逆，舒筋活络。能够改善肩背疼痛、上肢麻木、肩周炎、肩部肌肉萎缩或痉挛等。

按揉譩譆穴

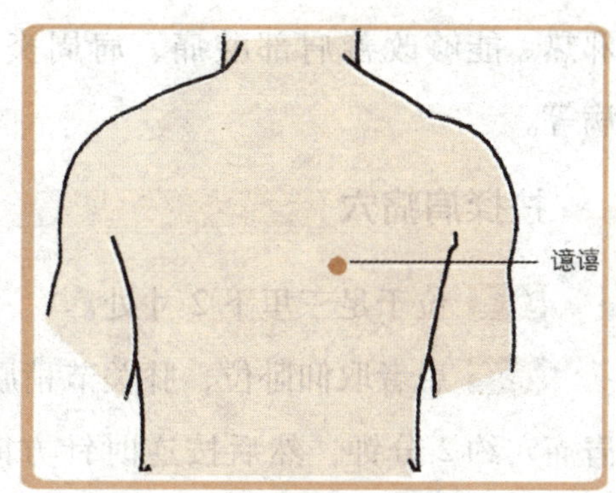

位置 位于背部，在第六胸椎棘突下，后正中线旁开3寸处。

操作 患者取坐位或俯卧位，操作者站于其身后，用双手拇指指尖按定譩譆穴，按揉2分钟，以局部发热为宜。

功效主治 经常按摩此穴可宣肺理气，通络止痛。能够促进肩关节周围血液循环，改善肩背肌肉痉挛、肩周炎、肩部肿胀酸痛、肩部肌肉萎缩或痉挛等。

按揉天宗穴

位置 两手食指、中指、无名指、小指搭在患者肩膀上，拇指自然向

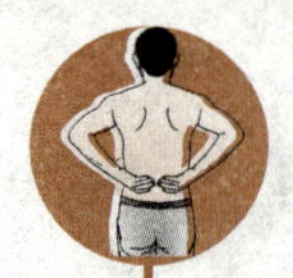

下，拇指指端所指部位。

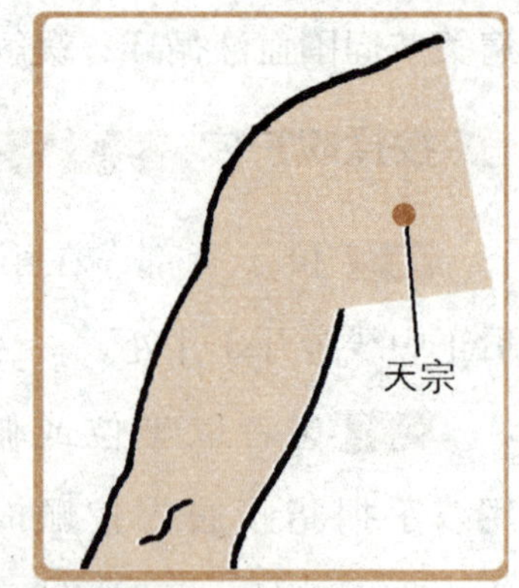

操作 患者坐位或俯卧位，操作者两手拇指先按顺时针方向轻轻按揉天宗穴 1 分钟，然后按逆时针方向按揉 1 分钟。

功效主治 经常按摩此穴可温经活血，祛寒除湿。能够改善颈部僵痛、肩胛部疼痛、肩关节疼痛、腋下胸壁胀痛等。

按揉大杼穴

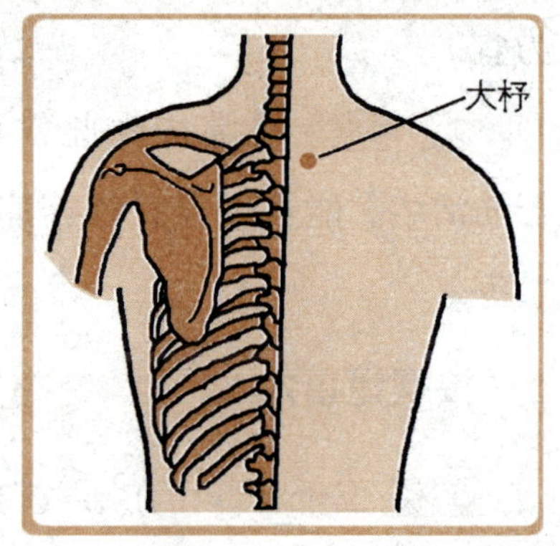

位置 肩胛内侧，第一胸椎棘突下，后正中线旁开二横指处。

操作 患者取坐位或俯卧位，操作者双手拇指按顺时针方向按揉约 2 分钟，以局部发热为宜。

功效主治 经常按摩此穴可强筋骨，清邪热。能够改善肩部酸痛、肩周炎、颈椎病等。

按揉肩痛穴

位置 位于足三里下 2 寸处。

操作 患者取仰卧位，膝关节稍屈曲，操作者用拇指按顺时针方向按揉肩痛穴约 2 分钟，然后按逆时针方向按揉约 2 分钟，以局部产生酸胀感为宜。

功效主治 属于经外奇穴，是近年来发现的治疗肩周炎的经验穴。

按摩治肩痛

“不通则痛”是中医学对各种痛症最直接、最准确的描述。肩部疼痛

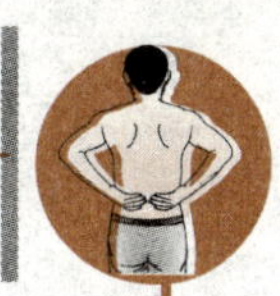

若不加以重视，不进行按摩或运动，那么肩部经脉就会长期不畅，导致肌肉粘连，肩关节的活动范围就会受限。

❶ 按摩手三里穴。此穴位于屈肘处前臂背面桡侧，在阳溪穴与曲池穴的连线上，肘横纹下 2 寸。经常按摩手三里穴，不仅能治肩部疼痛，还能在一定程度上起到保养肺的作用。

❷ 用左手拇指指腹按摩右侧手三里穴，然后用右手拇指指腹按摩左侧手三里穴，揉动 1 分钟，每天按摩 3 次。

❸ 按摩印堂穴。此穴位在前额头，两眉头中点处。最好用食指和拇指按压印堂穴，做旋转揉动，持续 1 分钟，每天按摩 3 次。

❹ 按摩肩部疼痛处。用拇指和食指捏住肩部疼痛点，然后用力深压，左右揉动 1 分钟，可以疏通小肠经脉。

通常情况下，每天只要花半小时按摩，肩部的疼痛感就会明显改善。当肩关节活动比较困难时，越要加强锻炼，将已经粘连的肌腱拉开，让经脉气血畅通运行，才能彻底治愈肩痛。

治疗肩周炎“十字经”

（1）一悬

悬垂锻炼，利用单杠或门框等物做悬垂动作。开始时少做，要循序渐进，量力而行。

（2）二拍

拍打肩膀。先以中速稍用力用右手掌拍打左肩，左手拍打后背；接着用同样的方法，左手掌拍打右肩，右手拍打后背，共拍打 36 次。

（3）三端

端肩。左肩以中等速度稍用力做端肩动作，然后再做右肩端肩动作，左右交替进行，共做 100 次。端肩锻炼是治疗肩周炎的重点疗法。

(4) 四甩

甩臂。两臂高举过头顶，手心向外，自然向上甩，上肢伸直，带动腰部颤动，共做36次。最后做左右、上下甩臂动作，各做18次。

(5) 五转

旋转肩膀。先以中等速度稍用力向左前后分别旋转肩膀18次，再以同样的方法，向右前后分别旋转肩膀18次。

(6) 六抻

抻拉肩部。左手在前面以中等速度稍用力向左抻拉肩膀，然后以同样的方法，抻拉右侧肩膀，左右交替进行，共抻拉36次。

(7) 七摇

单或双臂摇动。先做单摇臂，右手叉腰，左臂前后分别各摇18次，接着换右臂前后分别各摇18次。最后做双摇臂动作，双手合在一起，双臂置于胸前，左右分开伸直，前后各摇18次。

(8) 八球

先做上摇球，双手如抱球状，举在头前，略抬头，上下左右摇18圈，眼跟着手转；然后用同样的方法，方向相反再摇18圈。再做中摇球，双手如抱球状，放在胸前，从右向左摇18圈，眼平视前方；然后用同样的方法，方向相反摇18圈。最后做下摇球动作，双手如抱球状，弯腰50°，双手从头顶上下左右摇18圈；再用同样的方法，方向相反摇18圈。此法是活动肩、肘，并疏通经络，运行气血的有效疗法。

(9) 九摸

站在墙根，患侧手扶墙，由低处向高处摸，直摸到最高点不能再向上为止；然后，把手放下，反复练习，摸36次。

(10) 十压

仰卧在床上，两腿伸直，手伸到后枕部，掌心向上，用头紧紧压手心，哪边肩痛就压哪边手掌，每次至少压20分钟。每晚睡觉前、早上起床前做，一般坚持1个月左右，肩痛消失，活动自如。

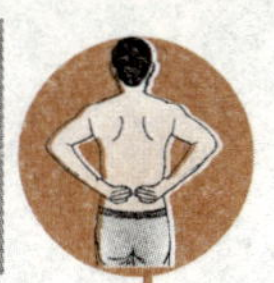

肩周炎的肩部运动疗法

肩部运动疗法是根据肩关节的正常生理运动和肩关节周围的关节囊、韧带及每组肌肉的正常功能，同时也针对肩关节、关节囊、韧带和每组肌肉的病理变化，进行肩关节屈伸、收展、旋转等不同方向的被动运动，以达到治疗的目的。

（1）屈肘前臂旋转法

患者取坐位或仰卧位。操作者位于患侧，一手持握患者腕关节，并使肘关节屈曲，另一只手托住肘后部，使肘关节做旋转运动。动度由小到大，当达到最大限度时，再向相反方向旋转数遍，当达到最大限度时，巩固数遍结束。

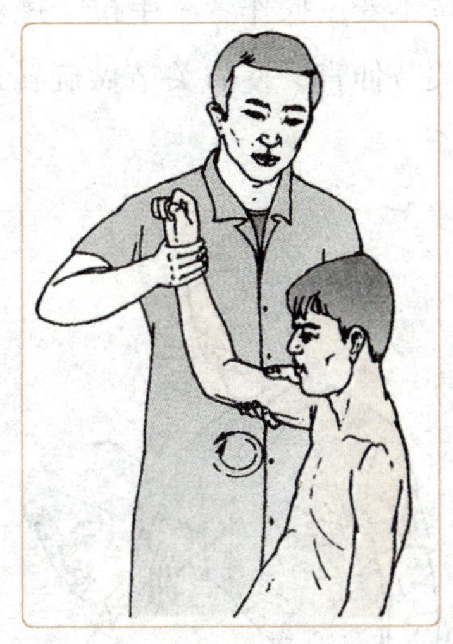

（2）屈肘旋肩法

患者取坐位或仰卧位。操作者位于患者一侧，一手持握患者前臂下端，另一只手位于上臂下端或肘后部，使肘关节屈曲，双手同时使肩关节做内收外旋运动。外旋时由前向肩外方旋转，外旋的范围和角度要根据关节功能受限程度，由小逐渐加大，反复进行。当达到最大限度时，再使肩关节向相反方向做旋转运动。反复进行，当达到最大限度时结束。

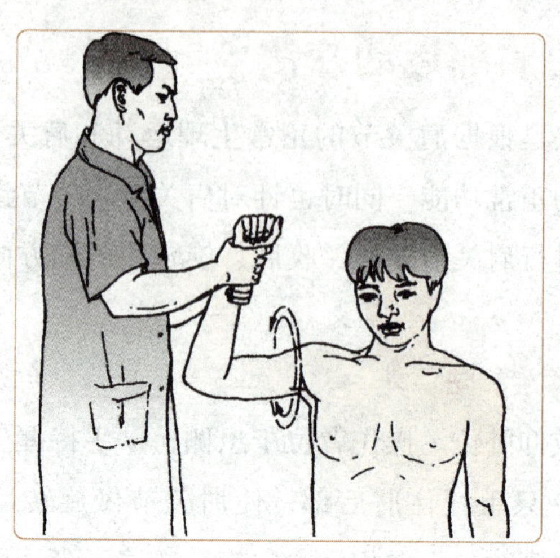

（3）伸肘旋肩法

操作者、患者的体位不变。操作者一手位于患者肩部固定，另一只手持握其前臂的下端，肘关节伸直，使肩关节做旋转运动。角度、范围和操作顺序同上。

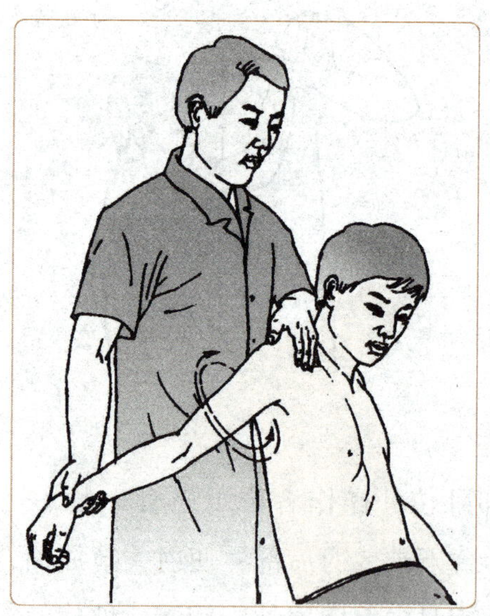

（4）屈肘抬肩法

患者取坐位或仰卧位。患者取坐位时，操作者位于患者的后侧；患者取仰卧位时，操作者位于患者的头上方。操作者一手持握患肢前臂上端，

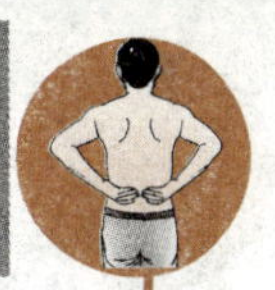

使肘关节屈曲，另一只手位于肘部，双手同时使患者肩关节做高抬运动。动度要根据肩关节肿胀、疼痛、肌肉萎缩、挛缩情况和关节活动受限程度由小逐渐加大，反复进行，当达到最大限度时结束。

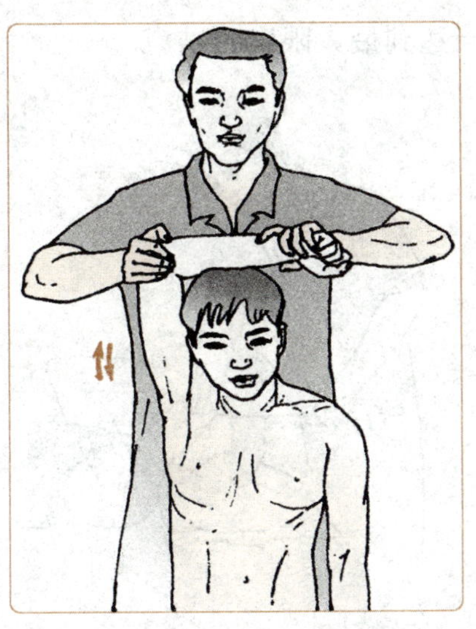

（5）肩关节后伸抖肩法

患者取坐位，两上肢自然下垂。操作者位于患者后侧，一手位于肩关节处固定，另一只手握前臂下端，将肘关节屈曲，而后将肘关节伸直，伸直的同时使肩关节向后做伸肩抖肩运动。向后抖肩的力量与力度要根据肩关节的关节功能障碍程度由小逐渐加大，反复进行，当达到最大限度时结束。

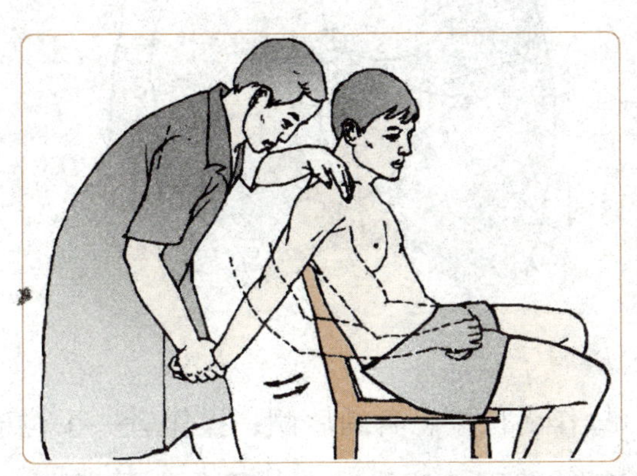

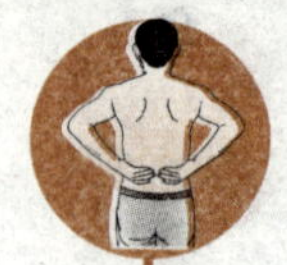

(6) 牵肩拉肩法

患者取仰卧位，操作者位于患者的头上方，操作者双手握患者前臂的下端，向后上方牵拉肩关节。牵拉的力度根据肩关节活动障碍程度由小逐渐加大，反复进行，当达到最大限度时结束。

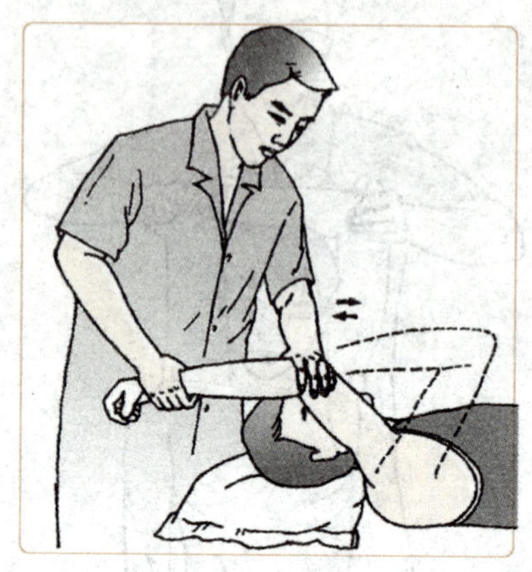

(7) 上臂拧转法

患者取坐位或仰卧位，操作者位于患者的一侧，操作者双手握患者上臂的下端，使上臂做内旋和外旋运动。拧转的幅度根据肩关节功能障碍程度由小逐渐加大，反复进行，当达到最大幅度时结束。

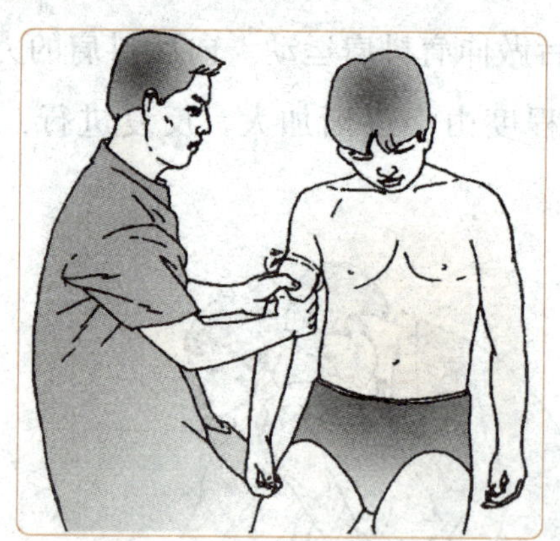

(8) 屈肘收肩展肩法

患者取坐位，操作者位于患者的后侧，操作者一手位于患者肩关节固定，另一只手握患者前臂下端并将肘关节屈曲 90°，使肩关节做内收、外展运动。力度根据肩关节内收、外展功能障碍程度由小逐渐加大，反复进行，当达到最大限度时结束。

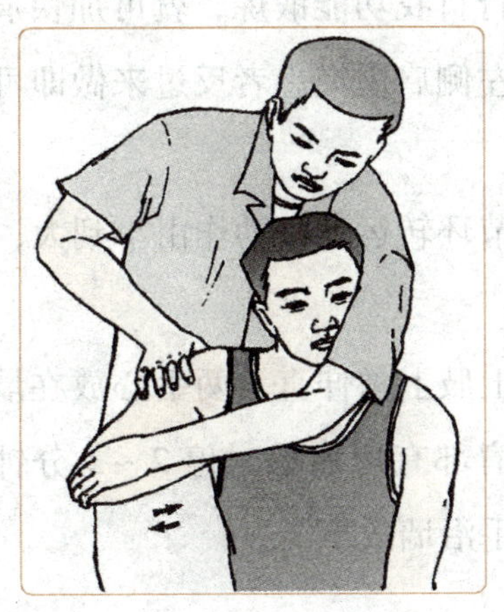

（9）屈肘伸肘抖肩法

患者取坐位，两肩放松，两臂自然下垂。操作者位于患者的一侧，操作者一手位于肩部，另一只手握前臂下端，将肩抬起到最大限度，而后做屈肘、伸肘、抬肩、抖肩运动。向高处牵抖肩关节时，用力和角度根据肩关节功能障碍程度由小逐渐加大，反复进行，当达到最大限度时结束。

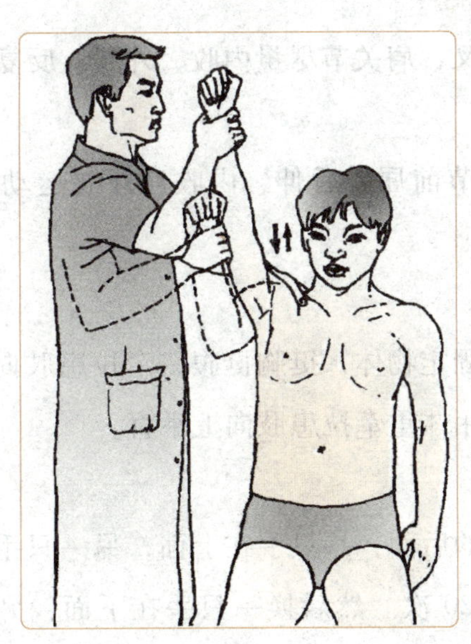

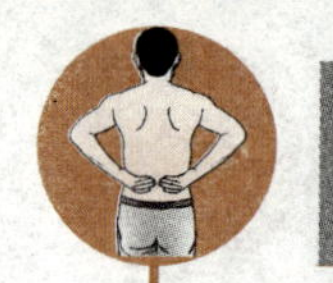

肩周炎的功能恢复疗法

肩周炎患者只要进行自我功能锻炼，就可加快肩关节的功能恢复（以右侧肩周炎患者为例，左侧肩周炎患者反过来做即可）。

（1）弯腰晃肩

弯腰伸臂，做肩关节环转运动，动作由小到大，由慢到快。

（2）双手上举

正面对墙站立，两上肢上举伸直，两手心放在墙上与身体同宽，然后慢慢沿墙往上举，直到肩部有疼痛感时停2～3分钟，但要保持姿势，做几次深呼吸，再慢慢将手沿墙放下。

（3）体后拉手

双手向后，用健侧手拉住患侧腕部，渐渐向上拉动，反复进行。

（4）外旋锻炼

背靠墙而立，握拳屈肘，手臂外旋，尽量使拳背碰到墙壁，反复数次。

（5）双肩内收外展

两手在颈后部交叉，肩关节尽量内收、外展，反复数次。

（6）甩手锻炼

站立位，做肩关节前屈、后伸、内收、外展运动，动作幅度由小到大，反复进行。

（7）扶持牵拉

两手扶持身后的固定物体，挺胸挺腹，牵拉患肢向后。两手扶持身后的固定物体做下蹲，用体重牵拉患肢向上举直。

（8）背后提手

把毛巾拿在身体的后面，一只手在上面，另一只手在下面，好像洗澡时擦背一样，连续做20次。然后换一只手在下面，另一只手在上面，再重复做20次。

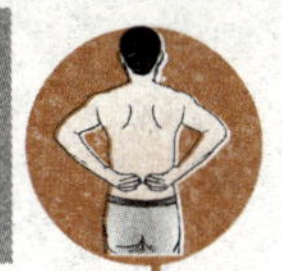

（9）交替抡臂

每天早晨起床后，两足分开站立，正抡胳膊 40 下，反抡胳膊 40 下，两臂各抡 1 遍，1 个月为一个疗程，一般 2 ~ 3 个疗程便可见效。

（10）托肘法

两足分开站立，上体放松，健侧手经体前托患侧臂肘关节，再慢慢用力将患侧肘关节向肩关节方向托起至最高点，停 2 ~ 3 分钟再慢慢放下。

（11）旋转法

采用棒球投球手投球时的姿势，手由后下往上前提，旋转 1 周，每次旋转 20 次以上，两侧要交替进行。

（12）护腕法

两足分开站立，上体放松，健侧手经体后握患侧手腕拉向健侧腰部，慢慢上提至最高点，停 2 ~ 3 分钟再慢慢放下。

按照以上方法练习，每次 10 ~ 15 分钟，每天至少练习 3 ~ 5 次。可加快肩关节功能恢复，防止肌肉萎缩。

腋下治疗肩周炎的手法

（1）掌面按揉手法

使患肩尽量抬高，暴露腋部。操作者用手掌在患者腋下沿胸大肌外侧缘和背阔肌外侧缘的走行自上而下、由内至外进行按揉。用力由小逐渐加大，反复数遍结束。

（2）拇指按揉手法

操作者两手拇指分别交替置于患者腋下胸大肌外侧缘和背阔肌外侧缘上端，沿两块肌肉的走行自上而下、由内向外进行按揉。用力由小逐渐加大，以患者能接受为度，反复数遍结束。

（3）拇指剥离手法

操作者两拇指分别置于患者腋下的胸大肌和背阔肌外缘的上端，沿

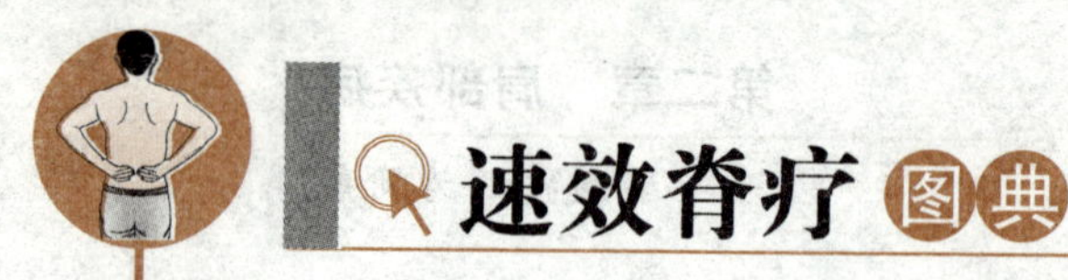

着肌肉的走行自上而下、由内向外横向弹剥。用力由小逐渐加大，反复数遍结束。

单手按压斜方肌

斜方肌是背部最大的浅层肌肉，负责提起、缩回、旋转肩胛骨。长时间端坐办公或者长时间开车，都会使斜方肌收缩，造成紧绷感。这时，稍微按摩一下斜方肌，能够有效消除肩胛处的酸痛紧绷感。方法如下：

❶用右手捏拿左肩，往肩井穴方向移动，按摩6下，换左手重复相同的动作。

❷双手在胸前交叉，手指并拢，略微施力，左手按摩右肩胛斜方肌3下，然后用右手按摩左肩胛斜方肌3下。

❸左手握半拳，用拳心拍打右肩6下，然后换右手重复相同的动作。

除了按摩和运动，在工作了一段时间后，一定要休息一阵。长时间开车的朋友，不妨准备一个大小合适的靠枕，这样也能让肩部得到放松。

攀树仿生疗法

模仿灵猴攀树仿生疗法，对肩周炎、肩部疼痛、肩关节功能障碍有较好防治作用，可缓解肌肉痉挛和粘连，改善局部血液循环，减轻和消除肩部疼痛。

准备 站立于门框下，患肢上举，攀握门框。

具体动作 右脚向前迈出，屈膝呈弓步，上体微向前倾，挺胸，患肢后引，健肢屈肘前摆于体前。上体持续向前昂挺呈满弓状。然后还原成直立，均匀呼吸。重复练习7～8次。

疗效 牵伸肩部粘连和挛缩组织，改善患部血液循环，提高肌群伸展力。

提示 上体前倾呈满弓状时，后腿需伸展、绷直，并保持静态4～5秒。腿部前迈呈弓步时，力求牵引胸腹部前挺，增进肩颈部伸展，并有轻度酸胀感。

按摩肩中俞、肩外俞治肩周炎

肩中俞穴、肩外俞穴都位于肩胛骨附近。按摩两穴位肩部酸痛、肩周炎有很好的疗效。如果自己很难找准穴位并且按摩到位，建议和家人一起进行互助式按摩，不仅能增进感情，还能一起保健身体。

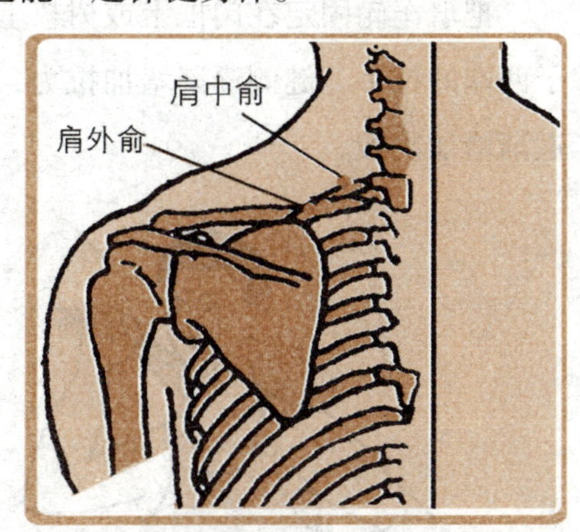

❶ 患者自然端坐在椅上，操作者站于其肩后方。

❷ 用两手拇指的侧边，指滑肩中俞穴、肩外俞穴。由内往外滑，力度先重后轻。

❸ 每次按揉10分钟，结束后，可以用热毛巾热敷此处，能够加速血液循环。

肩周炎的家庭锻炼与自我按摩

肩周炎所产生的炎症、水肿，通过药物治疗可以吸收，疼痛也能缓解，但是周围组织粘连，不进行活动锻炼是松解不开的，就像一架生锈的机器，如果不加润滑油活动，是根本转动不起来的。因此，家庭康复锻炼、自我按摩是简便易行、经济实惠的好办法，患者可根据病情进行家庭锻炼。

(1) 门框牵拉法

患者站立，患肢手握住门框，逐渐做下蹲动作，用自己的身体重量牵拉肩关节，反复数次，幅度由小到大。

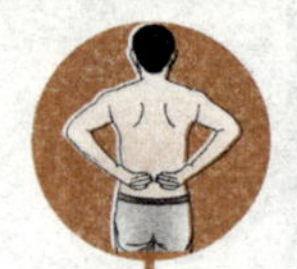

(2) 上提下吊法

在门框上或树枝上设置垂巾，紧套手腕，患肢尽量高抬，然后做下蹲动作。次数、强度应量力而行，循序渐进。

(3) 擦背法

站立姿势，两足分开与肩同宽。把一条长毛巾搭在健侧肩上，患肢反背于背后，双手抓紧毛巾的两端，健肢在胸前用力向前下方拉，患肢再拉回，反复拉动如擦背状，次数不限。

(4) 拉绳法

把滑车轮固定在门框上或树杈上，绳子从滑车轮上穿过，双手抓紧绳子两端的拉手。健侧逐渐增加拉力，带动患肢活动，每日 50 ~ 100 次，并逐渐增加次数。

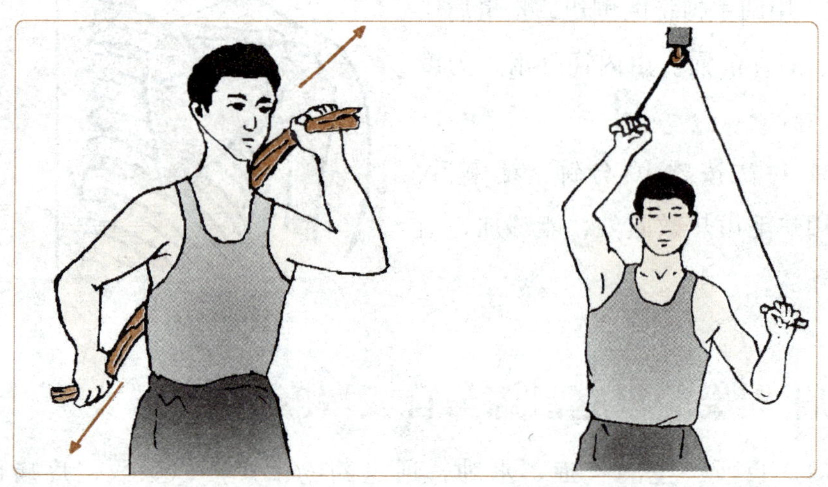

除此之外，肩周炎患者还要进行自我按摩。通过手法使肩部毛细血管扩张开放，改善局部血液循环，解除肩关节周围肌肉、韧带、关节囊、肌腱、腱鞘的粘连。肩周炎患者可以用健侧上肢对患肩随时、随地进行自我按摩。

❶ 用健侧拇指或手掌，自上而下按揉患侧肩关节的前部及外侧部，大约 1 ~ 2 分钟，在局部痛点处可以用拇指点按片刻。

❷ 用健侧第 2 ~ 4 指指腹，按揉肩关节后部各个部位 1 ~ 2 分钟，按揉

过程中如果发现有局部压痛点，可以用手指按压片刻。

❸ 用健侧拇指及其余四指联合动作，揉捏患侧上肢肌肉，由下往上揉捏至肩部，1～2 分钟。

❹ 在患肩外展等功能位置的情况下，用上述方法按摩，一边按摩，一边进行关节各个方向的活动。

❺ 用手掌自上而下揉 1～2 分钟。

自我按摩可以每天进行 1 次，坚持不懈，会有较好的效果。

肩周炎的艾灸疗法

艾灸治疗肩周炎的原理，就是对粘连僵硬的肩关节周围进行温热刺激，使肩周气血运行正常，祛风寒，化瘀滞，消炎止痛，缓解肩周炎的症状。

艾灸的材料主要是艾绒，是由陈年熟艾加工而成。

常用艾灸方法叫做直接灸，把艾绒捏成锥形艾炷，点燃施灸，灸到皮肤起疱，哪里不舒服就灸哪里，缺点是很容易烧伤皮肤，甚至留下瘢痕。

艾条灸适合轻度肩周炎，常用的有以下穴位：

（1）大椎穴

位于第七颈椎棘突下的凹陷中。可采取雀啄灸的方法，对准大椎穴，像鸟雀啄食一样，一起一落，一远一近，就能对穴位产生刺激作用，使阳气上升。

（2）肩井穴

位于颈和肩膀的交界处。肩周炎初犯时，肩井穴周围的肌肉出现酸胀，很不舒服。艾灸肩井穴可以解决这个问题，它是一个很强大的穴位，处在肌肉丰满的肩部，很容易被风邪所侵，是造成肩周炎的主因。如果肩井穴附近疼痛，艾灸几次，就会有效。

在肩井穴周围放置姜片（或者蒜泥、附子饼），然后用艾炷隔着姜片

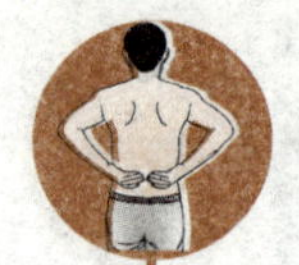

灸，就能起到很好的效果。

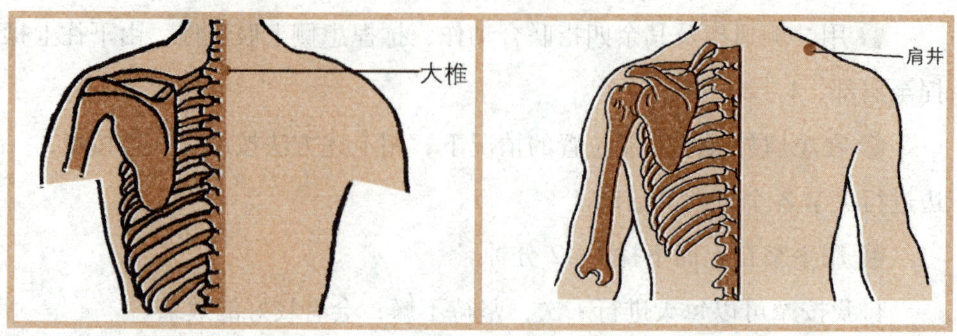

（3）秉风穴

举臂时肩胛凹陷处即是。无论哪种治疗肩周炎的方法，都要用到秉风穴。它和曲垣穴、天宗穴能形成强大的力量，对付顽固的肩周炎。

（4）曲垣穴

位于肩胛部，患肩周炎以后，肩胛最痛的地方就是曲垣穴。刺激此穴能舒筋活络，疏风止痛。

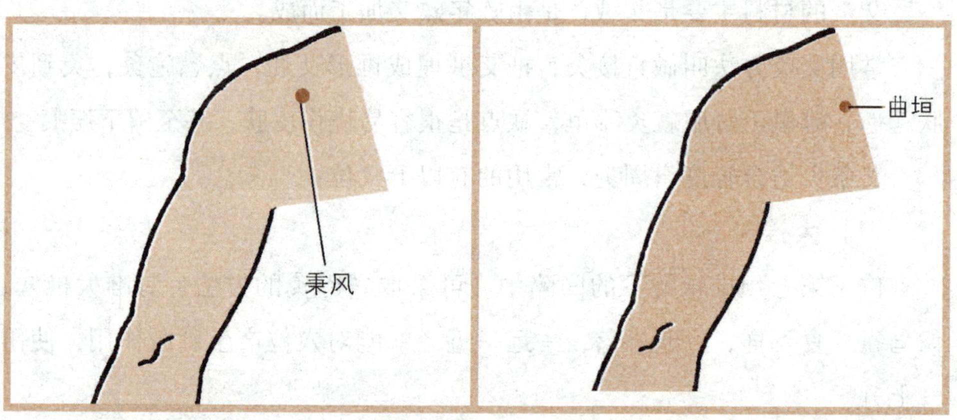

如果肩周炎较重，可以选用秉风穴、曲垣穴、天宗穴三个穴位行艾灸的疗法。有一种叫太乙神针的艾条，是由艾绒、乳香、麝香、没药、丁香、松香、桂枝、杜仲、皂角、细辛、独活、雄黄、穿山甲等药物像卷烟一样用药纸卷成拇指粗细，再用桑皮纸包裹严密，用蛋清糊好。太乙神针在市面上可以买到，也可以自制，艾绒三两，其他药物各二钱。

在上述三个穴位铺上姜片，点燃太乙神针，放在姜片上灸，直到感觉

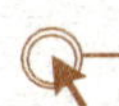

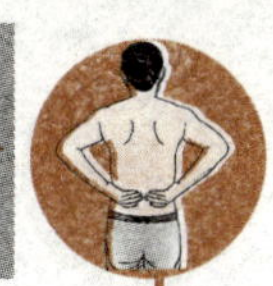

浑身出汗，痛快淋漓为止。如果觉得太烫，就稍稍抬起片刻，然后继续艾灸。艾灸以后静卧 10 分钟，让药力发散到经络里，也可以喝一点黄酒，有助血液循环。艾灸后要清淡饮食，尽量不要洗澡，保养元气。

无论是直接艾灸或者使用太乙神针，都需要他人帮助。市面上有非常精致的温灸盒或者温灸罐出售，可以自己艾灸。如果自己找不准穴位，可以灸阿是穴，即哪里痛就把艾灸盒放在哪里灸。一般放在脊背上的艾灸盒需要六孔或者四孔。只要坚持下来，不用多久就可见效。

肩周炎的按摩疗法

按摩法治疗肩周炎是一种比较有效的措施。通过按摩，可使挛缩的关节囊松弛，炎症水肿吸收，帮助松解组织粘连。在操作中必须柔和，切忌粗暴，以免引起局部组织再次损伤、出血而导致关节进一步粘连。这里介绍一套可供家庭操作的按摩手法：

❶ 患者取坐位，操作者一只脚踏在凳子上，并站在患者的患侧，嘱患者将其患肢放在操作者膝部，先用虎口推揉法，在前、外、后侧来回推揉，再用拇指推揉法，推揉并按压肱二头肌、冈上肌、冈下肌、三角肌及大、小圆肌 5 ~ 10 分钟。同时点按肩髃穴、肩井穴、曲池穴、合谷穴。

❷ 操作者一手压住患者患侧肩峰，并将患者的患肢放在操作者上臂，徐徐将患肢外展抬高，当抬到一定高度时，用拇指推揉法，推揉并弹拨肱二头肌及大、小圆肌 5 ~ 10 分钟。

❸ 操作者站于患者的患侧，一手握住患肢前臂，将其旋向身后，肘部屈曲，并逐渐使患臂从身后向上抬高，然后用拇指推揉法，点揉患者肩前各压痛点。

❹ 将患者的患侧手臂放到对侧肩部，操作者一手托住患者的患侧肘部，缓缓用力向健侧方向牵拉，并用拇指推揉法，推揉点按患肩后侧、外侧压痛点。

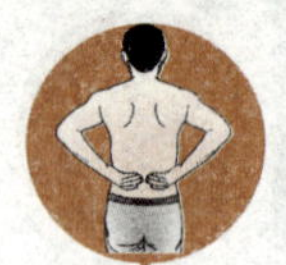

❺ 操作者站立于患者后侧，一手固定肩关节，一手握住患肢肘部，将患侧肩做前后环转活动，向前、向后各环转5～7次。

❻ 操作者站立于患者前侧，患者手臂伸直外展，操作者一手固定患者肩部，一手握住患者腕部慢慢向下拉伸，同时向前、后两个方向旋转各5～10分钟，再用两掌根在肩前后侧推揉。然后操作者再用双手握住患者患肢腕部，用提抖法抖动肩关节，以此作为按摩操作的结束动作。

肩周炎的刮痧疗法

刮痧疗法是一种有效治疗肩周炎的中医学方法。

具体方法：患者伏在椅子上，显露治疗部位。用75%酒精常规消毒，在治疗部位涂上刮痧油（一是有润滑作用，二是有治疗作用）。操作者用手紧握刮痧板，与皮肤约呈45°角，从上而下，按顺序顺经刮拭，重点部位应重刮、多刮，这时患者皮肤上会出现紫红色或黑青色出血斑，中医学称为“痧”。一般病情重者，痧多色深，反之痧少色浅，3～5天可自行消退。每次治疗15分钟。每次治疗后嘱患者饮水200毫升，以加强新陈代谢，等痧退色消后再进行第2次治疗，一般每3天治疗1次。

（1）肩周炎早期刮痧法

穴位选择：以膀胱经、胆经、大肠经、小肠经、三焦经、肺经及其穴位为主。选天柱穴、魄户穴、膏肓穴、膈关穴、肩井穴、肩髎穴、曲池穴、天宗穴、肩贞穴、天髎穴、外关穴、中府穴为主。

治疗方法

❶ 后颈部从天柱至胸椎自上而下刮拭。

❷ 颈侧经肩井穴至肩上由内向外刮拭。

❸ 肩胛自上而下、由内向外刮拭；魄户穴、膏肓穴、天髎穴、天宗穴、膈关穴等穴位以点揉法加强。

❹ 肩后、肩前自上而下刮拭；肩贞穴、中府穴等穴以点揉法加强。

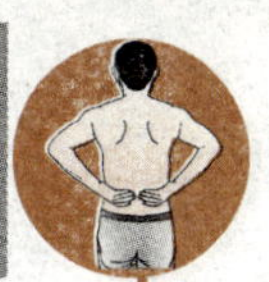

❺ 臂部自上而下循经刮拭，三角肌压痛点、肩髎穴、曲池穴、外关穴重点刮拭。

以上部位以刮拭出红色痧点或青紫痧斑为度，手法轻重以患者年龄、体质而定。每周1次，5次为一个疗程。

功效主治

调气行血、活血祛瘀。

（2）肩周炎冻结期和恢复期刮痧法

❶ 头部。患者取坐位或俯卧位。操作者取患者一侧风池穴为定点位，从一侧风池穴刮向对侧风池穴，刮3～5分钟。取哑门穴为起点，大椎穴为终点，刮3～5分钟。

❷ 肩部。患者取坐位，两臂自然下垂。操作者以患者肩井穴为起点，天宗穴为终点，刮3～5分钟。

❸ 上肢。患者取坐位，操作者以患者肩贞穴为起点，经曲池穴、外关穴，以合谷穴为终点，刮3～5分钟。

刮痧时注意用力适度，以患者能承受为度。患者还要进行适当的功能锻炼，以促进损伤的修复和瘀血的吸收，使肩关节恢复正常功能。

肩周炎的药酒疗法

药酒就是将药的功效与酒精融为一体，可内服也可外用。我国传统药酒，将药材浸入酒中，放置一段时间后，药材的有效成分便会释出，溶入酒中，形成具有治病强身作用的药酒。适度饮用，不但可以促进血液循环，改善虚弱体质，补充体力，消除疲劳，而且还可防止老化，加快新陈代谢等。常用于治疗肩周炎的药酒有以下几种。

处方一

【组成】 丹参30克，白酒500毫升。

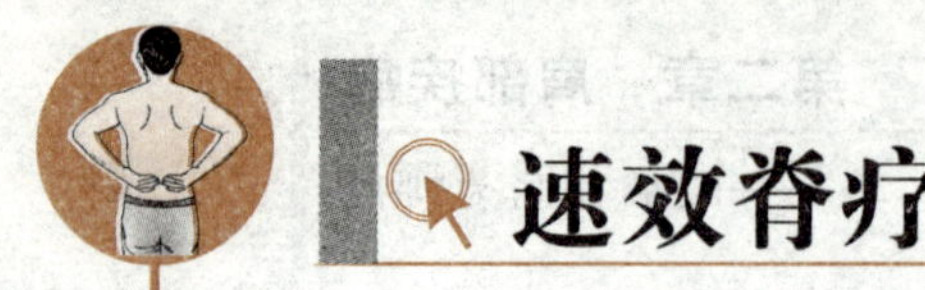

【制法】将丹参入白酒内浸泡 7 天即成。每次服 20 毫升，每日 2 次。

【功效主治】活血化瘀。主治血瘀阻络型肩周炎。

处方二

【组成】狗脊 20 克，威灵仙 10 克，牛膝 6 克，川断、杜仲各 15 克，通草、马鞭草各 12 克，白酒 1000 毫升。

【制法】诸药入白酒中浸泡 7 天即成。

【功效主治】强筋壮骨，祛风通络。主治肩周炎寒湿凝滞型。

处方三

【组成】秦艽、郁金、羌活、川芎各 10 克，木瓜 20 克，全蝎 2 克，透骨草、鸡血藤各 30 克，苔黄脉数者郁金加至 20 克，选加徐长卿 30 克，六月雪 15 克，忍冬藤 20 克。

【制法】将上药入 60°白酒 1000 毫升中，浸泡 15 日即成。

【功效主治】祛风通络，化瘀止痛。主治各型肩周炎。

处方四

【组成】当归、防风、黄芪、人参、威灵仙、枸杞子各 15 克，杜仲、牛膝、秦艽、独活、续断、川芎、地黄各 20 克，桂枝 12 克，细辛 8 克。

【制法】将上药入 50°白酒 2500 毫升中，加冰糖 250 克，置容器内密封 20 天，每隔 3 天搅拌 1 次，20 天后先取上清液，再把药渣绞尽汁液后过滤。每次口服 50 毫升，每日 2 次。

【功效主治】方中防风、独活、秦艽祛风湿，除痹痛；牛膝、续断、杜仲强筋健骨补肝肾；地黄、当归活血养血，以收“治风先治血，血行风自灭”之效；人参、黄芪、枸杞子可益气补阴，扶正祛邪；桂枝温经散寒，并以细辛入肾经以祛内寒。诸药配合协同，标本兼治，共奏祛风寒、补气血、养肝肾之功。

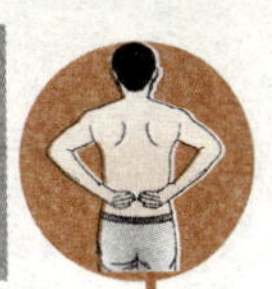

处方五

【组成】生姜500克，大葱根50克，花椒250克，小茴香100克，白酒1500毫升。

【制法】先把生姜、大葱根切碎，捣成糊状，小茴香、花椒捣成面，然后将四味混在一起搅匀，置铁锅中用文火炒热，加白酒混合均匀，再装入纱布袋中，敷于患处。温度以能耐受为度，上盖毛巾，再盖上棉被发汗。第二天药袋用锅炒热继续用，不必换药，可加白酒。每晚1次，连敷1个月见效，一般需敷81天。

【功效主治】活血化瘀，消痹止痛。主治肩周炎。

肩周炎的中医外治方

采用温经通络、祛风驱寒、舒筋止痛的中草药，选用热熨疗法、敷贴疗法、熏蒸疗法等。通过药物局部热敷、熏蒸，可缓解肩部疼痛，恢复肩关节功能。

处方一

【组成】伸筋草、寻骨风、路路通、苏木、忍冬藤、乳香、没药各15克，桂枝12克，生山楂30克，细辛10克。

【制法】将上药用纱布包好，放入药盆中，加水适量，煮沸后煎30分钟，加食醋200毫升，熏洗患肩20~30分钟。熏洗时，患肩可做轻度活动，每剂熏洗2天，早、晚各1次，第二天用时加食醋适量。

【功效主治】松解粘连，滑利关节，通络止痛。

处方二

【组成】防风、红花、威灵仙、川芎、桂枝、桑枝各15克，伸筋草、透骨草、泽泻、延胡索各20克，细辛、生姜各5克。

【制法】采用中药熏蒸治疗仪。患者仰卧，患侧肩部置于治疗槽内，肩部上方覆盖毛巾被，槽内温度可达 42～48℃。每天 1 次，每次治疗 30 分钟，治疗期间注意避风寒，10 次为一个疗程，疗程间隔休息 7 天。连续治疗两个疗程。

【功效主治】驱寒逐痹，通络止痛，舒筋活血。

处方三

【组成】透骨草、片姜黄、海桐皮、威灵仙、苏木、五加皮、红花各 15 克。

【制法】上药共研细末，用纱布包好，加水煮沸 20 分钟，趁热熏洗患部，每天 2 次，每次 30 分钟。

【功效主治】舒筋活络，祛痹散瘀。

处方四

【组成】红花、川芎、当归、没药、乳香各 9 克，羌活、葛根、姜黄各 15 克，天南星 20 克，捣为粗末，加酒、醋、姜汁适量，入锅翻炒，入川椒 15 克，炒烫，热敷患处。

【制法】每天 2 次，每次 30 分钟。

【功效主治】祛寒痹，散瘀痛。

处方五

【组成】石菖蒲、透骨草各 20 克，嫩柏树叶 3 千克（捣碎）。

【制法】将前 2 味切细，与嫩柏树叶混合，共置铁锅中炒热，加入白酒 100 毫升，继续翻炒几下，起锅，趁热用布包裹严密，热敷关节疼痛处，冷却后取下，每天 2 次，连用 15 天。治疗期间每天做肩膀画圆圈式活动。

【功效主治】祛痹痛，活血通络。

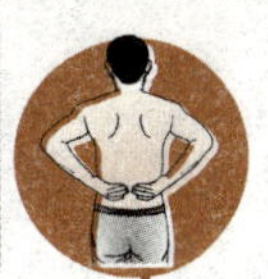

内服中药治肩周炎

处方一

【组成】当归、丹参、透骨草、生地黄各 30 克，羌活 18 克，桂枝、香附各 15 克。随证加减：冷痛较剧者，加制川乌 9 克，草乌 9 克；热痛者，加忍冬藤 60 克，桑枝 60 克；刺痛者，加制乳香 6 克、制没药 6 克；气虚者，加黄芪 18 克；顽固难愈者，加蜈蚣 9 克、地龙 9 克。

【制法】水煎服，每日 1 剂，分 2 次服。

【功效主治】活血通络，祛风解凝。主治肩周炎。

处方二

【组成】制川乌、丹参、生香附、透骨草、延胡索各 15 克，桂枝、干地龙、寻骨风、片姜黄各 9 克。

【制法】水煎服，每日 1 剂，分 2 次服。

【功效主治】温经散寒，祛风湿，活血通络止痛。主治肩周炎，证见关节疼痛或酸楚、活动受限、屈伸不利，日久不愈。得温稍舒，遇寒冷天气尤著。此方可配外洗，治疗肩周炎效果尤佳。

处方三

【组成】金不换、七叶莲、红木香、桑枝各 30 克。

【制法】水煎，每日 1 剂，分 2 次服。

【功效主治】理气化瘀，除湿止痛。主治肩周炎。

【方义】金不换是防己科植物，又名山乌龟、地不容，有清热解毒、破瘀消肿、健胃止痛的功效；七叶莲，又名五爪叶，能祛风除湿、活血止痛，常用于风湿痹痛、跌打骨折和外伤疼痛；红木香能行气开膈、活血止痛，对气滞血瘀所致的腹痛或伤痛有效；桑枝擅祛风湿、利关节。四味相配，有理气化瘀、祛湿止痛的功效，对于肩周炎或类风湿性关节炎初起，有较好疗效。

饮食疗法治肩病

对于肩关节有隐疾的朋友来说，良好的运动习惯，再加上饮食调理，则可以起到锦上添花的作用。

患肩周炎者应多吃含钙量高的食物，如猪骨、虾皮、黑木耳、大豆、黑芝麻、牛奶等，同时均衡摄取维生素也不能忽视，可以多吃蔬菜水果，如番茄、香蕉、苹果、胡萝卜、西兰花等。还可以选用以下药膳，进行有针对性的调补。

处方一

【组成】乌蛇肉 80 克，胡椒、生姜各 5 克，食盐适量。

【制法】❶ 将新鲜乌蛇洗净后，放在开水里面烫一下去腥。

❷ 在煲内加入适量清水，将所有原材料放入煲中。

❸ 用武火烧沸后，改用文火炖 30 分钟后即可出锅。

【功效主治】蛇肉口感鲜嫩，汤味香浓，具有驱寒、祛风、补劳损的功效，适合老年肩周炎患者食用。

处方二

【组成】枸杞子、桑葚子、金樱子、菟丝子、莲子、大枣各 10 克，当归 3 克，羊肉 250 克，植物油、白糖、食盐各适量。

【制法】❶ 将上药洗净，装入干净的纱包待用。

❷ 羊肉洗净、焯水，放入锅中，加入适量清水，并把装有中药的纱布包放入锅中。

❸ 用武火煮沸后，改用文火炖至羊肉熟烂，加入调味料，出锅食用。

【功效主治】具有益中补阳、祛湿止痛，适合肩周炎患者食用。

处方三

【组成】老桑树枝 60 克，老母鸡 1 只，食盐适量。

【制法】❶ 将老桑树枝洗净，切成小段待用。将老母鸡宰杀，去毛及内脏，洗净，焯水后备用。

❷ 锅内加入适量清水，放入老桑树枝和老母鸡，用武火煮沸后，改用文火炖煮。

❸ 待鸡肉熟烂，汤汁变浓后，加入适量食盐调味，即可出锅食用。

【功效主治】具有祛寒湿、补气血的功效。适合肩周炎患者食用。

处方四

【组成】白芍 20 克，桃仁 15 克，粳米 60 克，蜂蜜适量。

【制法】❶ 白芍用水煎，取约 500 毫升药汁。

❷ 桃仁去除皮尖后，捣烂如泥，加水研汁，过滤取汁。

❸ 用白芍和桃仁的汁液煮粳米粥，待粳米粥煮熟后，加蜂蜜适量，即可出锅食用。

【功效主治】具有养血化瘀、通络止痛的功效，适合肩周炎患者食用。

肩部滑囊炎按摩法

（1）抱肩掌揉法

患侧上肢搭于操作者肩上，将肩轻轻外展呈直角。操作者双手抱住患者肩部和三角肌部位按摩，1 ~ 2 分钟，按摩后可配合热敷，效果更好。

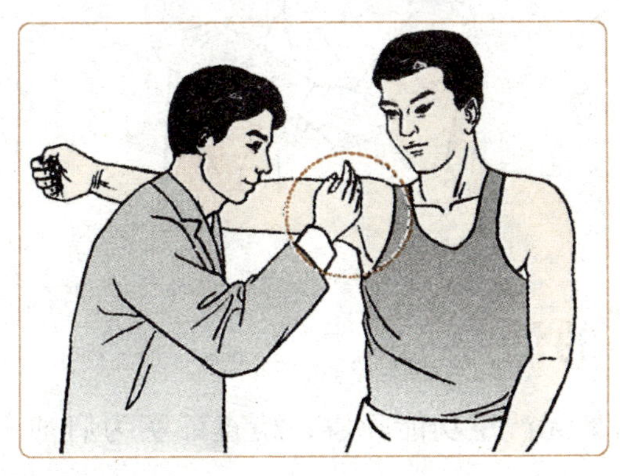

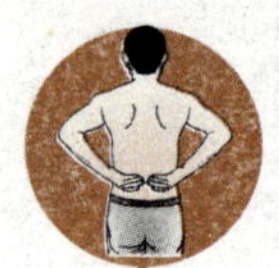

（2）环绕法

患者取坐位，操作者一手托患肢于稍外展位，活动肩关节，缓慢轻柔地向各方向环绕，按摩后可配合热敷，效果更好。

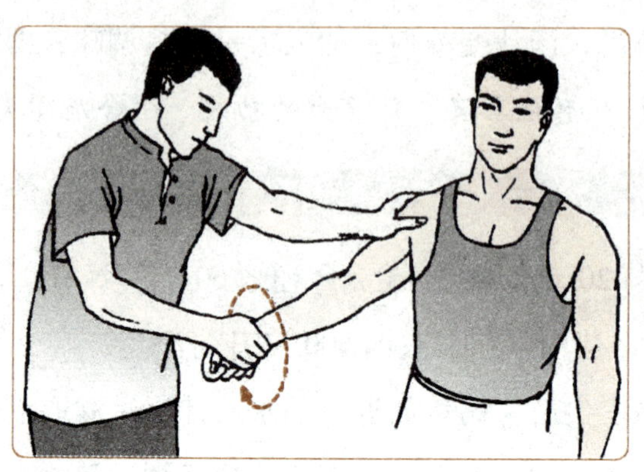

（3）屈肘按摩法

患者取坐位，患侧肘关节弯曲，使肩关节内收于胸前。操作者用掌心在患侧肩部稍微用力按揉，1～2 分钟。配合用冬青膏、红花油等揉擦，消瘀止痛效果更强。

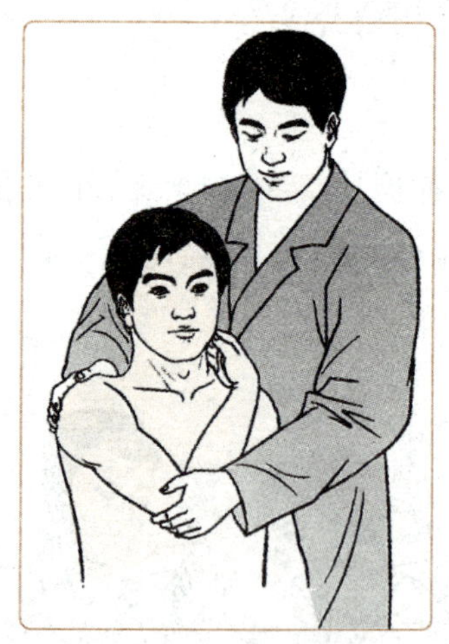

肩袖损伤的治疗

受伤后，患肩如无严重功能障碍，检查证实为肩袖不全破裂者，可用

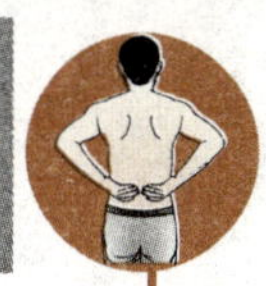

局部外固定方法治疗，非手术治疗对于新鲜而比较小的肩袖损伤有效。反之，检查证实为完全破裂且撕裂范围比较大者，自愈机会较少，应考虑手术治疗。

（1）保守治疗

❶ 手法治疗。肩袖损伤早期应慎用手法治疗，在功能恢复期可用旋滚法，并配合肩外展、上举等被动活动。

❷ 固定疗法。如无严重功能障碍，明确为肩袖不完全破裂者，可用局部外固定法。局部封闭下，将肩关节外展、前屈、外旋位，用石膏做肩“人”字形固定或用外展架固定，将肩关节外展90°，前屈30°～45°，外旋30°～40°固定。4～6周去除固定，加强功能锻炼，并适当理疗。

❸ 药物治疗。内服药以舒筋活络止痛为主，常服用舒筋丸、舒筋汤；外用药用外敷消瘀止痛膏或接骨续筋膏。

（2）手术治疗

检查证实为肩袖完全断裂且撕裂范围较大者，一般无自愈的可能，应及时手术治疗，修补肌腱撕裂部分，术后用外展架或肩“人”字形石膏将上肢固定于外展、前屈、外旋位。6～8周解除固定，加强患肢功能锻炼，并适当理疗。

肩关节错位推拿法

（1）松解手法

在肩部周围施以拇指拨揉法或㨰法等，以疼痛明显处手法治疗为主，时间约4分钟。

（2）肩关节整复法

以右侧肩关节为例。

❶ 前移型。患者取坐位，上肢自然下垂。操作者站在其右后方，左肘关节屈曲，前臂自患者腋后插入，肘臂部缓缓上提，以便向上牵引肩关

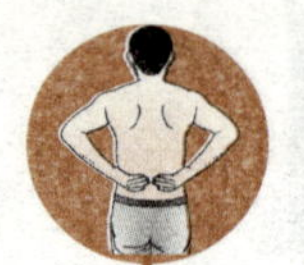

节，右手持患者右前臂，并使肩关节前屈外展约30°；随后沿肘臂方向用力向下持续牵引肩关节半分钟左右，同时嘱患者尽量放松肩背部，当感到患者肩部松弛后，医者左臂猛然沿着肩缝用力向上向后端提、牵拉肩关节，而向下牵引肩关节的力量基本不变，此时往往出现患侧肩关节复位时的滑动感或弹响声，之后疼痛可明显改善。

❷ 下移型。患者取坐位。操作者右手持握患者右前臂，并使之外展15°~30°，左肘臂自患者腋下穿入，沿着肩缝方向缓缓向上端提，其后手法步骤与前移型相同，只是向下牵引的方向稍有不同而已。

❸ 后移型。基本同上述手法操作步骤，只是向下持握右前臂的方向是后伸、外展15°~30°。

（3）颈、胸椎整复法

选用坐位推正法。错位的节段多见于第二至第四胸椎，查找时应从第七颈椎棘突至胸椎下段，发现一个错位即整复一个，随后在整复后的棘突两旁，施拇指拨揉法或点按法约3分钟。

冈上肌肌腱炎按摩法

（1）指揉穴位

患者取坐姿，操作者站在其患侧，单手托住患侧肘部，将上臂外展约45°，用另一手拇指按揉肩髃穴、外关穴，每分钟70下，分别按揉3分钟。

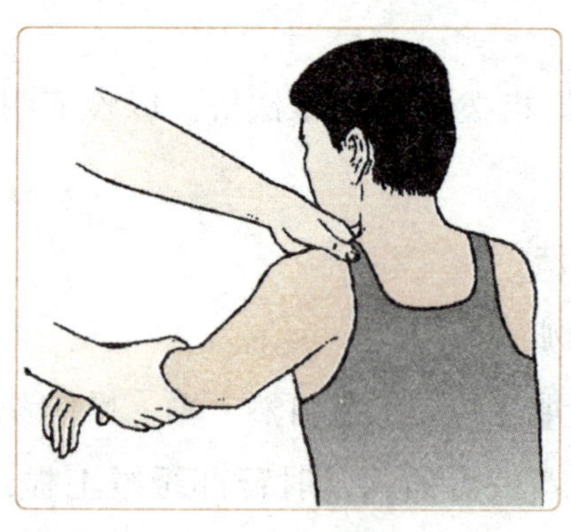

（2）指推冈上肌

患者取坐姿，操作者站在其侧后方，采用单手拇指推法，按摩患侧冈上肌处。由外侧推向内侧，每分钟 50 下，推按 10 分钟。

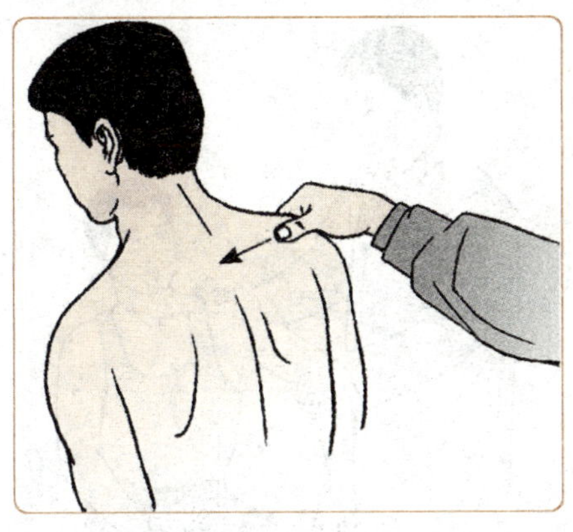

（3）掌揉肩部

患者取坐姿，操作者站在其患侧，单手托住患侧肘部，将患侧上臂外展约 45°，另一手以单掌揉法按摩患侧肩部三角肌处，每分钟 70 下，按揉 3 分钟。

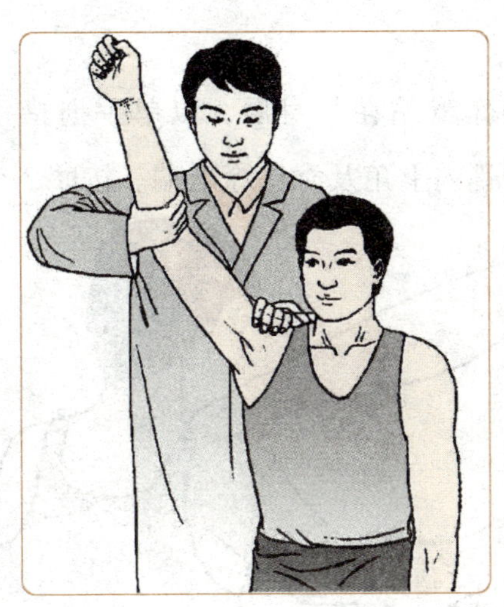

(4) 摇动肩部

患者取坐姿，操作者一手扶住患肩，一手托住患侧手臂的肘部，缓缓摇动肩关节，每次 50 圈。

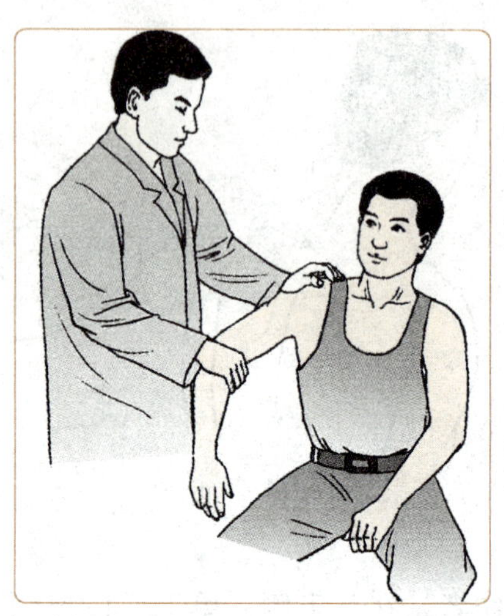

肩胛提肌损伤按摩法

(1) 推肌法

患者取坐姿，操作者站在其身后，以单手拇指推单侧或两侧肩胛提肌，由颈部推至肩胛骨内上角及脊柱缘上端。按摩 3 分钟。

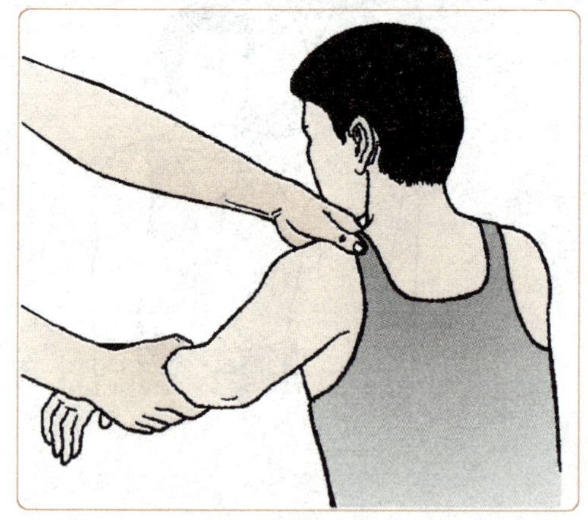

(2) 按压法

患者取立姿，操作者站在其身后。用两手拇指按压患者两侧肩胛骨内上角。同时患者颈前屈或后伸，充分放松肩胛骨周围肌肉，反复5～7次。

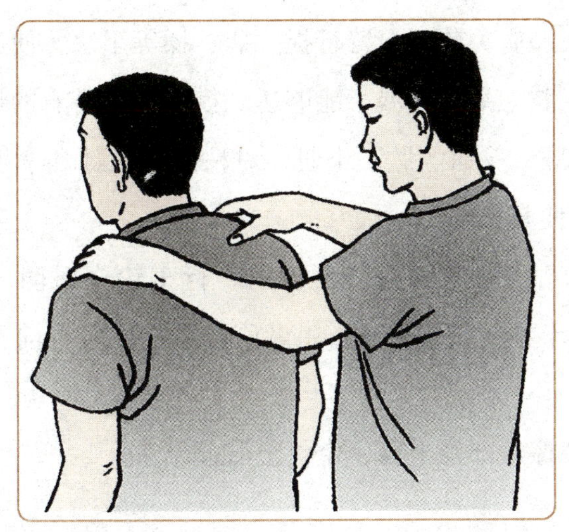

肩部韧带损伤的治疗

(1) 手法整复

肩锁韧带破裂引起的半脱位和喙锁韧带破裂引起的全脱位，手法整复比较容易。用一手压住锁骨外端，一手将上臂向上托起，很容易使肩锁关节复位，但是如何维持已经整复的位置比较困难。

(2) 药物治疗

在固定期间可内服定痛活血汤（当归、红花、乳香、没药、五灵脂、川断、蒲黄、秦艽、桃仁）或活血舒筋汤（当归、赤芍、片姜黄、伸筋草、松节、海桐皮、落得打、路路通、羌独活、续断、桂枝、甘草）。解除固定后可用四肢损伤熏洗方（伸筋草、透骨草、香樟木、甘松、山奈），通利关节，温经通络、活血祛风，以利肩关节功能恢复。也可口服回生第一丹、七厘胶囊等中成药。

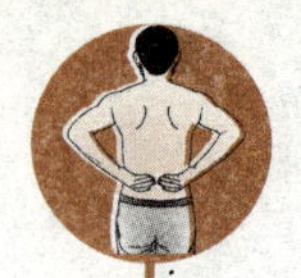

(3) 推拿治疗

恢复期可采用推拿按摩，促进关节功能恢复。具体手法如下：

❶ 点按极泉穴、抬肩穴、天鼎穴、肩髃穴、天宗穴、肩贞穴、肩井穴等穴位，达到“得气”。

❷ 从肩井穴经肩关节至上臂行提、搓、揉等手法，使肩及上臂发热。

❸ 被动使上肢上举、外展，能够达到摸棘突、搭肩的情况下，揉捏肩周围及三角肌、肱二头肌、肱三头肌，对粘连的肌腱和挛缩部位进行重点弹拨和击捶法，使其松解。

❹ 摇肩关节，一手扶肩，一手握肘，行车轮式摇动，如肩部粘连较重，可采用双手十指交叉握患肩，患者前臂搭在操作者前臂上缓慢摇动肩关节。

❺ 掌拍和摩擦肩部及上臂，牵抖上肢而结束。

小圆肌损伤的治疗

(1) 处理方法

❶ 冷敷。用冰袋冷敷受伤部位，10 分钟。冷敷可收缩血管，控制出血、渗出和水肿，有效减轻疼痛、肿胀。

❷ 热敷。一般在受伤恢复的中后期，通常受伤后第 4 ~ 5 天再用热敷。热敷能加速局部组织血液供应，舒缓肌肉紧张。每次 10 ~ 15 分钟，每天可以治疗多次。

(2) 单手擦法

患者俯卧床上，上身放松，操作者站在其患侧，以单手擦法治疗疼痛部位 5 分钟。

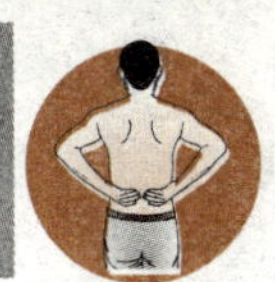

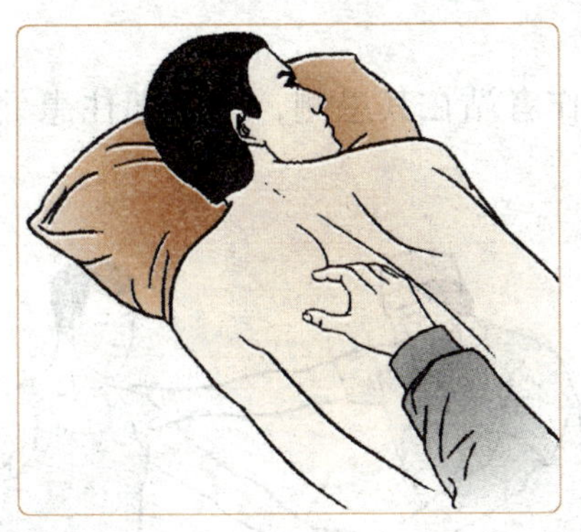

(3) 三指推法

患者体位同上，操作者用食指、中指、无名指，采用指推法，顺着小圆肌走向推 10 余次，力度适中。

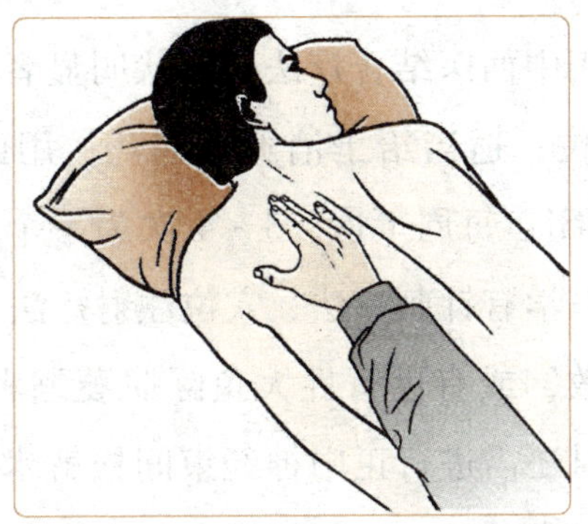

(4) 单手拿法

患者体位同上，操作者用单手，采用拿法治疗小圆肌 10 余次。力度以患者能耐受为宜。

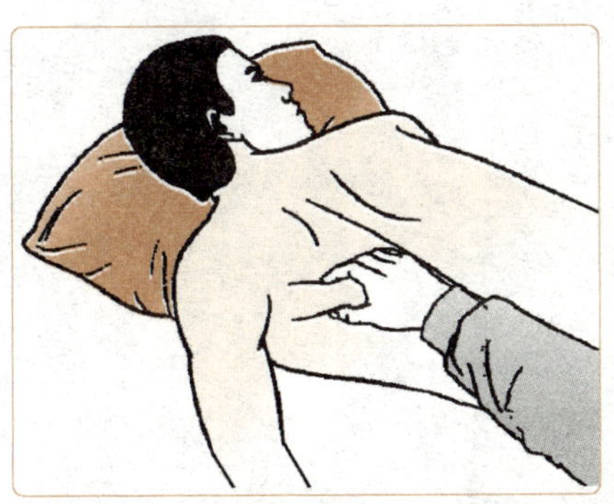

(5) 牵拉法

患者取立姿，操作者站在其患侧，一手把住患处，一手向外侧牵拉患侧上肢数次。

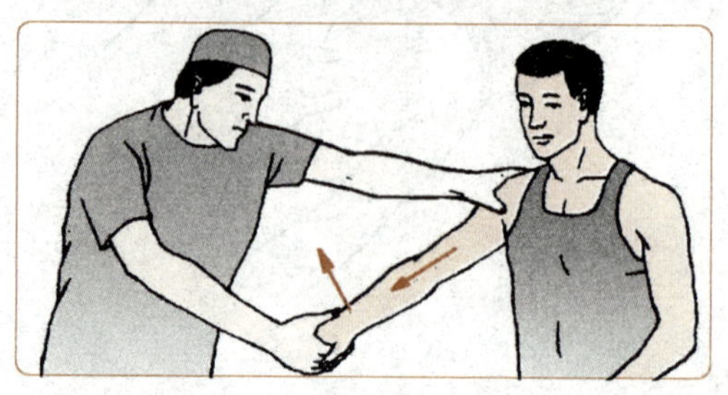

腕管综合征的治疗

腕管综合征可采用中西医结合疗法。症状明显者，应用石膏托或夹板固定腕部于轻度背伸位；适当给予消炎止痛药；用曲安奈德或得宝松加2%利多卡因行腕管封闭，每周1次，3～4次为一个疗程。封闭时注意避免损伤正中神经。中医学有针刺疗法、穴位注射疗法、推拿疗法等。

若非手术治疗无效，或有进行性大鱼际肌萎缩者，应采用手术治疗，切断腕横韧带，必要时还需进行正中神经束间松解术，效果较好。为巩固疗效，应避免腕关节过度劳累，局部保暖，不用冷水洗手。

第三章

腰部疾病

——挺直腰干做“爷们”

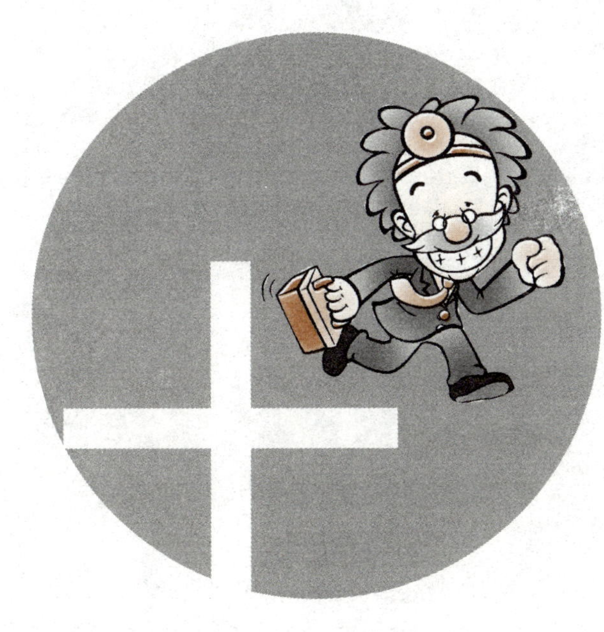

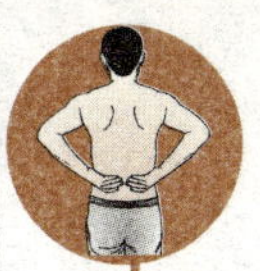

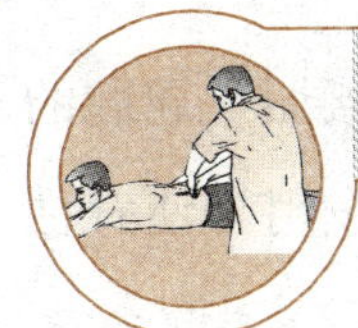

第一节 认识腰部疾病

腰部的结构特点

让我们先来了解一下腰部的构造。

（1）腰部的骨骼

腰椎骨、骶骨和两侧的髂骨共同构成了人体腰部的骨骼，其中最重要的是腰椎，它上接胸椎，下连骶椎，共同构成人体躯干的中轴线，成为人体的支柱，腰椎还肩负着支持胯部和下肢的重任，对身体有缓震、运动、平衡的作用。

（2）腰椎间的连接

椎间盘和后关节突关节是人体脊柱运动的基础，之中的任何部分受损，都可以导致相应的症状。所谓椎间盘，就是两个椎体之间所夹的一层与椎体紧密结合的纤维软垫，它连接着椎体和前、后纵韧带，起着缓冲垫的作用。除了椎间盘之外，还有两个后关节突关节联系着相邻的两个椎体。此外，脊柱的每个椎骨之间都由很多韧带相联系。

（3）腰部的软组织

腰是人体活动的枢纽，但它周围没有其他骨骼保护，只有腰椎本身及其周围附属的软组织，所以这个部位的关节比全身其他部位的关节所承受的压力和负荷大，同时关节的各项活动都需要肌肉参与，因此，腰部软组织具有稳定、保护腰椎的作用。

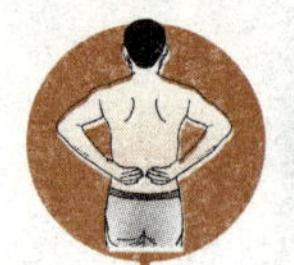

稳定、协调脊柱各项活动的肌肉有三组：

❶ 背侧组。包括背阔肌、骶棘肌、多裂肌等，可使脊柱背伸、侧屈，并保持脊柱的直立位。

❷ 前侧组。包括腹内、外斜肌和腹直肌，是脊柱的屈肌。

❸ 外侧组。包括腰大肌、髂腰肌和腰方肌，腰大肌和髂腰肌是屈髋的主要肌肉，当下肢固定时，其收缩可使脊柱前屈；腰方肌的作用为使脊柱侧屈。脊柱的旋转活动则是各组肌肉协调作用的结果。

腰背筋膜位于背部，居于浅、深肌之间，较薄，到腰部致密增厚，分深、浅两层，分别包被于骶棘肌的前、后面，附着于横突。浅层通过骶棘肌的背面附着于棘突，向外深、浅两层在骶棘肌外缘汇合，成为腹内斜肌和腹横肌的起始腱膜，向上附着于第 12 肋下缘，向下附着于髂嵴。

循行腰部的经脉

在经络方面，督脉的主干线贯脊行于腰背部中央，足太阳膀胱经全脉左右分行于脊柱两侧。在背俞穴方面，腰背为众多背俞穴集中之地，腰背部是脏腑的集中反应区，五脏六腑的代表穴——背俞穴皆集中于腰背部中线两侧，腰背这一区域包含着重要的整体信息，故脏腑的病变可在腰背部反映出来。又由于腰部还有带脉如束带围腰际一周，故腰骶部的变化有助于诊断肾及腹腔器官（包括生殖、泌尿器官）的疾病。再由于“背为阳”，循行于肩背腰部的经脉都是阳气旺盛的经脉，如督脉总督一身之阳经，称为阳脉之海；足太阳膀胱经为巨阳之气，统帅诸阳，又布达卫气行于周身，加之背腰部有命门穴、阳关穴、肾俞穴等阳气较为集中的要穴，故背腰部对预测阳气的盛衰有重要意义。人体阴阳失衡时，即可反映于腰背。在进行腰部经络按摩时，应注意以下三条经脉的循行路线，以准确找到经脉位置，提高按摩效果。

❶ 足太阳膀胱经：……沿脊柱两旁向下行，到达腰部，进入脊柱两旁

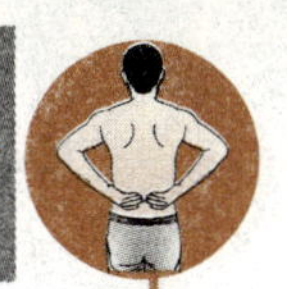

的肌肉，深入体腔。其中的一个分支从腰部分出，沿脊柱两旁下行，穿过臀部……

❷ 督脉：……沿脊柱里边直向上行，到达项后，从风府穴处进入颅内……

❸ 带脉：循行起于季胁，斜向下行到带脉穴，绕身一周，并于带脉穴处再向前下方沿髋骨上缘斜行到少腹。

与腰痛有关的神经分布

腰骶部的脊神经，从椎间孔发出后即分成前、后两支。前支与相邻诸神经的前支联合形成腰、骶神经丛，主要构成股神经、坐骨神经，分布于下肢；后支转向背侧，又分成内侧支和外侧支，穿过 1 ~ 2 个或更多椎骨，分布于腰臀部的骨、关节、韧带、肌肉和皮肤。此外，神经根从椎间孔出来不远处，在脊神经节的远侧分出脊膜返支，穿过椎间孔，返回椎管，分布于后纵韧带、硬脊膜和椎管骨膜、硬脊膜血管等部位。

(1) 腰丛

位于腹后壁腰大肌深面，由第 12 胸神经前支的一部分和第 1 ~ 4 腰神经前支构成。由它发出至下肢的主要神经有：股外侧皮神经、股神经和闭孔神经。其分支支配股前群肌、股内侧群肌、股前内侧面皮肤、小腿内侧面及足内侧缘皮肤。腰神经损伤时，其所支配的股前群肌瘫痪，导致屈髋无力，不能伸膝和跳跃，感觉障碍见于大腿前面和小腿内侧面及足内侧缘。

(2) 骶丛

位于盆腔侧壁，由第 4 腰神经前支的一部分和第 5 腰神经前支组成的腰骶干和骶神经前支构成。由它发出至下肢的神经主要有：臀上神经、臀下神经、阴部神经、股后皮神经和坐骨神经。支配臀部诸肌、股后肌群、小腿肌和足肌，分布于臀下部皮肤、大腿后部、腘窝、小腿后部和前外侧面及足部（除足内侧缘）的皮肤。

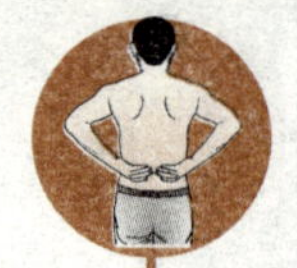

椎间盘的作用

椎间盘存在于两个椎体之间，由髓核、纤维环和软骨板三部分组成，是具有流体力学性能的弹性软垫。其中最具代表性的是腰椎间盘，厚约8毫米，夹在两个椎体之间。其作用为：一是联结上下椎体，既保持两椎体之间有一定的距离，又使椎体有一定的活动度；二是维持腰椎有一定的高度，就整个脊柱而言，椎间盘占了总高度的五分之一；三是维持脊柱的生理曲线，因腰椎间盘前厚后薄，恰使脊柱腰段呈生理性前凸曲线，保持整个脊柱的协调与平衡；四是维持椎间孔及侧后方小关节有足够的孔径和距离，有利于脊神经宽松地通过，椎间孔一般为脊神经根直径的3倍；五是使椎体表面承受相近或相同的压力，确保椎体受力均衡；六是支持负重，灵活承受不同程度的压力、张力或剪切力，在人体活动时有缓冲震荡的作用。

腰椎间盘最易突出的部位是腰4～5椎间盘，占总数的58%～62%；其次是第五腰椎至第一骶椎椎间盘，占38%～42%。其他节段相对较少。

腰痛的自我检测

腰痛在生活中非常普遍，在这里介绍几种简便的方法，读者可在家人的协助下检测腰部是否存在异常。

（1）手掌观测法

手掌中的腰椎区主要反映腰肌、腰骶椎的病症，从中我们可以看出是否患腰椎间盘突出症、腰痛、腰扭伤等。

（2）身体检视法

❶ 平躺，眼睛直视上方，手脚伸直，将脚跟并拢，看两下肢是否等长。

❷ 平躺，眼睛直视上方，手脚伸直，看胸部是否倾斜。

❸ 俯卧，头与身体保持同一轴线，手脚伸直，看屁股是否两侧对称。

（3）摸清疼痛规律

95%的腰椎间盘突出症患者都会出现从腰到腿过电似的疼痛；打喷嚏、咳嗽、用力排便时，疼痛还会加剧；走路、弯腰、屈膝等也会使疼痛更剧烈，但屈膝或屈髋躺卧休息时疼痛减轻，这提示是腰椎间盘突出症引起的。

（4）直腿抬高测试

测试者躺在床上，两手自然垂放在身体两侧，然后腿伸直向上抬，膝关节不能弯曲。另一个人记录测试者腿抬高的角度，即下肢与床面的角度，正常人直腿抬高的范围在80°～90°。如果抬高不到60°，同时腿后侧出现放射性疼痛，则为阳性。提示可能患腰椎间盘突出症。

急性腰扭伤

急性腰扭伤也称为“闪腰”，如果处理不当，可使症状长期延续，成为慢性腰痛。平时所见腰腿痛患者，约70%属于此种情况。

急性腰扭伤包括腰部肌肉、筋膜等的损伤。肌肉本身因弹性较大，故撕裂伤一般都在起止点处。扭伤较重者，当时可以听到一种响声，似乎有腰断的感觉，随即发生腰部剧痛，牵涉到臀部以下，身体用不上力。随后疼痛加重，肌肉痉挛，腰部发硬，行动和翻身都有困难，甚至不能起床，连咳嗽、深呼吸和大小便都感到痛苦，20%～60%的急性腰扭伤患者，伴有牵涉性下肢痛，牵涉部位多数为臀部、大腿后部和小腿外侧。

（1）压痛点

在急性腰扭伤早期，大多数患者都有明显的局限性压痛点。由于梨状肌痉挛压迫坐骨神经干者，可在坐骨大切迹处找到压痛点。

（2）肌痉挛

主要发生于骶棘肌和臀大肌，因疼痛刺激所引起，也是人体对疼痛的一种保护性反应，可为单侧或双侧。由于肌肉紧张度增加而有压痛，俯卧时可以松缓，但用手指按压时，痉挛又复出现。

(3) 脊柱生理曲线的改变

肌肉、筋膜和韧带等撕裂可引起疼痛，疼痛可引起肌肉的保护性痉挛，不对称的肌痉挛可引起脊柱生理曲线的改变。

慢性腰肌劳损

无典型外伤史的腰部慢性损伤，称为慢性腰肌劳损，如腰骶部肌肉、筋膜、韧带、小关节等组织慢性损伤。在慢性腰痛病例中，慢性腰肌劳损占相当比重。本病多数发生于体力劳动者。患者常无明确外伤史，而是在不知不觉中慢慢出现，经久不愈。

(1) 症状与体征

❶ 病史。部分病例既往有明确腰部急性扭伤史，或经多次扭伤，也有无明显外伤史者，但与其工作性质和不正确的习惯姿势有关。

❷ 腰背痛。单侧或双侧腰部大面积隐痛，或酸痛不适、腰部发紧、沉重、乏力，患者常不能明确指出疼痛部位。疼痛在过度劳累后加重，休息后减轻，患者可参加一般体力劳动。腰部运动存在明显障碍，活动时可能有牵掣感。在急性发作时，各种症状均明显加重，并可伴有下肢牵涉性疼痛。

❸ 压痛。根据损伤部位不同，可出现较广泛压痛点，但不固定，经反复触压，痛点可有变化。本病压痛点一般位于腰骶关节，第三腰椎横突尖部，髂嵴后1/4处，第三、第四、第五腰椎节棘突间，第四腰椎至第一骶椎棘突与横突之间的椎板处，髂后上棘内侧缘及外侧二横指处等。

❹ 腰肌痉挛或萎缩。腰肌痉挛常发生于严重腰肌劳损者或急性发作时，并可出现脊柱侧弯、疼痛加重，常见于一侧骶棘肌或腰背筋膜劳损，按之较硬，并可触及有结节、条索状物。少数病例腰部活动可正常，无畸形仅为骶棘肌萎缩、无力，压之敏感，棘突间隙可找到压

痛点，亦为慢性腰肌劳损所致。

❺ 其他。兼受寒湿者，患部喜热怕冷，局部皮肤粗糙或僵硬，感觉较迟钝。

(2) 诊断要点

❶ 有长期腰痛史，反复发作。多数发生于长期弯腰慢性累积性创伤，或因急性扭伤治疗不彻底迁延所致。

❷ 腰部酸痛不适，疼痛症状时轻时重，在劳累后或阴雨天加重。

❸ 直腿抬高试验多数接近正常，腰部运动受限不明显。

❹ 压痛点广泛，以棘突两侧明显，腰椎横突及髂后上棘为最多见。压痛点处用1%普鲁卡因2~3毫升封闭，症状常可缓解或消失。

❺ X线检查，仅显示腰骶椎先天性变异或骨质增生。

总之，慢性腰肌劳损的诊断，主要依据病史、症状、体征，排除其他器质性疾病，如陈旧性脊椎骨折、腰椎结核、肾脏疾病、前列腺炎、妇科病等，即可做出诊断。还需与椎管内病变鉴别。

腰椎间盘突出症

腰椎间盘退行性变或外伤导致纤维环破裂，髓核从破裂处脱出，压迫腰神经根或马尾神经，从而出现腰腿放射性疼痛等一系列症状，称为腰椎间盘突出症。本病多数发于壮年体力劳动者，男性多于女性，20~50岁占90%以上，约70%的患者有腰部外伤史。正常椎间盘弹性很大，可承受巨大的压力而不致破裂，随着年龄的增长和经常受到挤压、扭转等应力作用及慢性损伤的积累，在30岁以后椎间盘发生退行性变，引起椎间盘病变。

腰椎间盘突出症有单纯性腰痛或单纯性坐骨神经痛，或腰痛与坐骨神经痛并存，或马尾神经压迫症状等临床表现。休息时疼痛减轻，弯腰、下蹲、咳嗽及用力排便时疼痛加重。疼痛多见于臀部和大腿，感觉异常多见于小腿。腰椎间盘突出可压迫相应的神经根，出现大腿前内侧部分或腹股沟疼痛。中央型腰椎间盘突出马尾神经，表现为两侧坐骨神经痛、会阴部麻木、排尿和排便障碍，女性可出现假性尿失禁，男性可出现阳痿。推拿等保守疗法对中央型腰椎间盘突出症收效甚微，即使经过推拿等保守疗法缓解或消除了病痛，但是易复发，这种情况应及早转骨科诊治。

腰椎间盘突出症易发人群

腰椎间盘突出症具有一定的好发与复发倾向，发病人群较为广泛。主要易发于以下几类人群：一是重体力劳动和运动员；二是肥胖者，研究表明，肥胖者因体重超标致腰椎负荷大增，不堪重负时有可能诱发腰椎间盘突出症；三是公务员和白领，因长期坐着办公，以腰部前屈体位为主，容易疲劳，除引起慢性腰肌劳损，也易促发腰椎间盘突出症；四是其他特殊人员，如经常站立的营业员，潮湿环境下的矿工，先天性腰椎发育畸形者；五是老年人，随着年龄的增长，腰椎间盘退行性变加重，纤维环薄弱，在此基础上，生活中稍有不慎如剧烈咳嗽或喷嚏等，就有可能导致椎间盘突出。

腰椎间盘突出症的自我诊断

引起腰腿痛的原因很多，怎样判断是不是由椎间盘突出引起的呢？下面介绍一些简便易行的自我诊断知识。

❶ 找到疼痛规律。腰部疼痛及下肢过电样疼痛是本病的主要症状，大约95%以上的患者会出现该症状。多数患者腰痛和腿痛同时发作，但也有先腰痛后腿痛或先腿痛后腰痛的。过电样疼痛就是放射痛，从臀部开始沿着大腿后侧、小腿外侧以至足背、脚趾，有的人只是从腰部放射到臀部或腘窝，有的人到达脚后跟，疼痛区域比较固定。

❷ 腰腿痛可因咳嗽、喷嚏、用力排便等动作而加重。走路、弯腰、伸

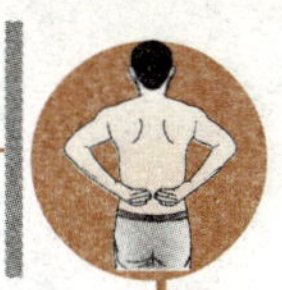

膝坐起等动作也会使疼痛加重，屈髋屈膝卧床休息时疼痛减轻。病程较久或神经根受压较重者，常有下肢麻木感，麻木区域与受累神经根的分布区域一致，限于小腿外侧或足部，中央型腰椎间盘突出可发生鞍区麻木。有时感到下肢发凉，检查时发现患肢皮温比健侧低。

❸ 观察腰部是否有畸形。为了避免神经根受到压迫、刺激，腰椎间盘突出症患者不得不采取某种特定的保护性姿势，因此站姿比较难看，弯着腰撅着屁股，站也站不直。

❹ 有2/3～3/4的病例腰椎生理性前凸减小或消失，有80%～90%的病例有脊柱侧弯，其中2/3以上的病例脊柱侧弯是凸向患侧，脊柱侧凸的方向可以表明突出物的位置及其与神经根的关系。

❺ 摸准腰部压痛点。所谓压痛点，是用手按压时有明显疼痛的部位。大约85%以上的病例，在腰椎间盘突出的椎间隙棘突旁有明显压痛点，点按压痛点可引起或加剧下肢放射痛，压痛点的位置可以帮助定位。患侧环跳穴、委中穴、承山穴等穴位也常有明显压痛。

❻ 腰部肌肉紧张、僵硬、痉挛，这是因为突出的椎间盘刺激神经根，引起反射性肌肉痉挛，痉挛的肌肉有时硬韧如板。

❼ 注意抬腿高度。躺在床上，两下肢伸直，正常人能直腿抬高80°～90°，如果抬不到这样一个高度就出现腰腿痛，说明神经根受压了。记录每条腿抬高的角度，是诊断腰椎间盘突出症的主要依据之一，阳性率在95%以上。直腿抬高加强试验阳性，是腰椎间盘突出症的特有体征，同样是主要诊断依据。

腰椎后关节滑膜嵌顿

腰椎后关节滑膜嵌顿亦称腰椎后关节紊乱症或腰椎间小关节综合征。多数由于腰部急剧扭转或弯腰猛然起立，椎间小关节突然扭动，使滑膜嵌入椎间小关节内，导致腰椎活动受限。伤后腰部立即发生难以忍受的剧痛，疼痛程度远远超过一般的急性腰扭伤，中医称为“闪腰”或“弹背”。

本病是一种常见病，是引起急性腰痛的常见原因之一。其主要发病年龄为20~40岁，男性多于女性。

多数有腰部扭伤或弯腰后立即直腰的病史。伤后腰部立即发生难以忍受的剧烈疼痛，表情痛苦，不敢活动，特别惧怕他人的任何搬动，甚至轻轻移动时都可引起无法忍受的疼痛。全部腰肌处于紧张状态呈僵板状，腰部活动功能几乎完全丧失，患者站立时髋、膝关节常取半屈位，两手扶膝以支撑。

滑膜嵌顿后，腰椎不得不保持后凸位或平腰侧倾位。因全部腰肌陷于痉挛呈僵板状，压痛点不易查出，嵌顿解除后，剧痛亦自行缓解。

检查腰部呈僵直屈曲位，后伸活动明显受限，一般无神经根刺激症状。触诊未发现棘突偏歪，棘突间隙无变化，多数在第四腰椎至第五腰椎或第五腰椎至第一骶椎棘突和椎旁有明显压痛。

X线检查可显示椎间小关节排列不对称，或者有腰椎后突和侧弯，椎间隙宽窄不等。

腰椎管狭窄症

腰椎管狭窄症是导致腰痛及腰腿痛的病因之一，是由原发因素导致椎管腔比正常狭小，马尾神经受压，出现间歇性跛行和间歇性疼痛为特征的一种腰腿痛疾病，多数发生于40岁左右男性体力劳动者。按部位可分为中央型椎管狭窄症、侧方型（侧隐窝）椎管狭窄症及神经根管狭窄症三种，按病因可分为先天性、继发性两种。间歇性跛行是本病的临床特征，先天性椎管狭窄症男性与女性发病之比为8:1；继发性椎管狭窄症男性与女性发病率之比为2.1:1；先天性与继发性并存的椎管狭窄症男性与女性发病率之比为2.5:1。腰椎管狭窄症有以下特征：

❶ 起病缓慢，常先有慢性腰痛史，在慢性的基础上急性发作。

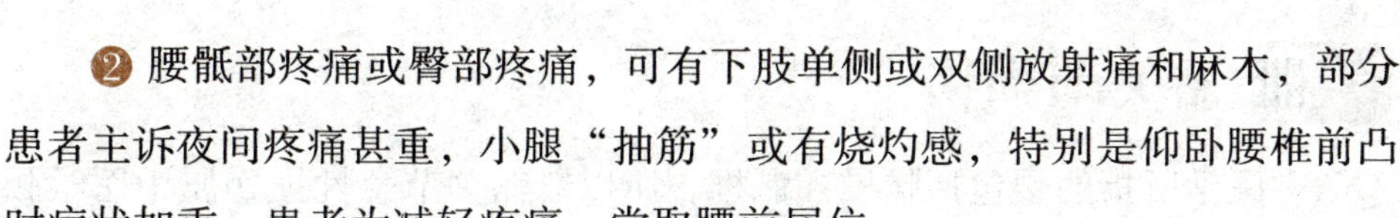

❷ 腰骶部疼痛或臀部疼痛，可有下肢单侧或双侧放射痛和麻木，部分患者主诉夜间疼痛甚重，小腿“抽筋”或有烧灼感，特别是仰卧腰椎前凸时症状加重。患者为减轻疼痛，常取腰前屈位。

❸ 间歇性跛行，即安静或休息时常无症状，步行一段距离后下肢出现疼痛或麻木、乏力，蹲下休息一会后症状缓解，又可继续行走，但行走不远症状又出现，如此反复。随病情加重，行走的距离越来越短，需要休息的时间越来越长。但长时间骑自行车时，并无上述表现。

❹ 腰椎多数无明显畸形，腰椎前屈一般不受影响。保持过伸位及侧屈位半分钟可诱发症状，而前屈时症状消失。可有椎旁压痛。直腿抬高试验阴性或阳性，加强试验多数为阴性。可有下肢肌力、感觉、腱反射改变。

❺ 常合并椎间盘突出症状。腹部可出现束带感，严重时出现大小便异常。下肢痛或麻木区域，依受压神经根而定。男性多数在大腿前内方或小腿外侧；女性常达踝部，这是因为男性腰椎管最窄部位在第三腰椎至第五腰椎节段，而女性在第五腰椎至第一骶椎节段。

中央型椎管狭窄症的症状主要为腰骶部痛或臀部痛，很少有下肢放射痛。患者为了减轻腰痛，常取腰部前屈位而不愿直腰。

检查可发现腰椎前屈不受影响。取过伸位及侧屈位半分钟可诱发症状，腰椎前屈时症状消失。咳嗽、打喷嚏、大笑等使腹压增加时，并不引起腰腿痛症状加重，但是伴腰椎间盘突出时，则腹压增高可使症状加重。由于腰椎管狭窄多发生于第三、第四、第五腰椎和第一骶椎节段，因而常出现膝反射减弱，踝反射消失，但很少出现括约肌功能障碍，这与中央型腰椎间盘突出症不同。神经根管嵌压神经严重者，可出现下腰部感觉障碍，肌力减弱，腱反射减弱或消失，直腿抬高试验阳性，在患者行走 10～20 分钟后重新检查，更易发现。

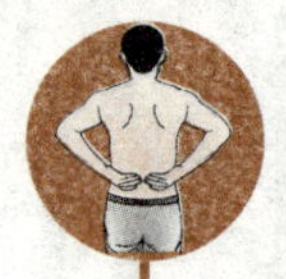

骶髂关节损伤

中医学所指的腰包括腰椎和骶椎，所以骶髂关节急性损伤属中医学腰扭伤的范畴，其慢性劳损则包括在慢性腰肌劳损之内。由于骶髂关节本身的特殊性，可以把它单独列出来讨论。

急性损伤者，多数有明显外伤史，腰骶部疼痛剧烈，转动不灵活，常以健侧负重。站立时，躯干向患侧倾斜，行走时，多用手扶住髋部。若为慢性损伤，则以骶部疼痛为主，局部广泛压痛，可触及条索状物，X线检查常无明显异常。

梨状肌与坐骨神经

对于坐骨神经来讲，梨状肌这位邻居惹的麻烦可不少，很多坐骨神经痛就是梨状肌惹的祸。

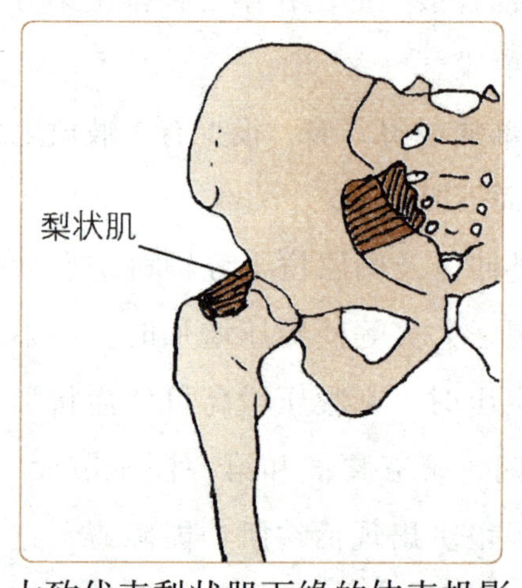

梨状肌与坐骨神经在解剖位置上具有特殊关系。梨状肌在臀部深层，表面覆盖着臀大肌、臀中肌。它从第二骶椎至第四骶椎前面发出，肌束向外走行，几乎充满坐骨大孔，然后出骨盆移行为肌腱，紧贴髋关节囊后上部，向外止于大转子上缘后部。在体表从尾骨尖至髂后上棘连线中点至大转子尖划一条线，大致代表梨状肌下缘的体表投影。

坐骨神经一般经梨状肌下缘出坐骨大孔离开骨盆。正常情况下，坐骨神经从梨状肌下缘穿出，垂直向下，整个行程不受肌肉阻挡，下肢做任何方向运动时，神经都不会受到压迫和刺激。

梨状肌是外旋肌，下肢外旋时变得紧张。因为坐骨神经与梨状肌两者

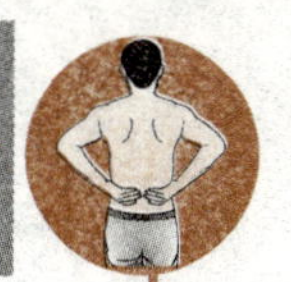

解剖关系的特殊性，如果梨状肌受到外伤和炎症刺激，发生痉挛、肥大，甚至挛缩，压迫坐骨神经及其周围的营养血管，导致局部循环障碍及瘀血水肿，就会出现坐骨神经痛。

棘上韧带撕裂

棘上韧带撕裂是引起腰痛的原因之一，好发于青壮年，体力劳动者多见，多数因弯腰劳动时身体过度屈曲引起。伤后活动受限，起卧困难，痛苦较大。如不及时治疗或治疗不当，迁延不愈，每当体力劳动时，就感到腰部酸痛不适，影响日常工作及生活。

(1) 解剖生理特点

棘上韧带为一条状纤维结缔组织，起自第七颈椎棘突，向上移行于项韧带，向下止于第四腰椎棘突。由于腰部活动范围较大，并承受一定的压力，同时骶椎无活动性，因此棘上韧带的抵止位置处经常受到牵拉和挤压，容易损伤。尤其在弯腰搬取重物时，容易造成腰段棘上韧带撕裂伤。

(2) 临床表现

多数在弯腰活动时突然用力过猛，或者从事力不从心、不协调的弯腰劳动中发病。伤后腰部出现剧烈疼痛，呈断裂感、针刺样或酸痛；弯腰受限，起卧困难。疼痛部位多数在下腰部棘突、棘突间隙及其两侧。压痛点比较固定，常局限于1～3个棘突及棘突间隙，活动或弯腰后症状加重，休息后症状减轻。检查时可在棘突顶点、棘突间隙及其两侧局限性压痛，患者也往往能指出压痛点。部分患者伤处可触及损伤的韧带浮起感，拨动时有紧缩感或者感觉局部钝厚、弹性变小。如为慢性棘上韧带撕裂，则可触及条状剥离感。

棘上韧带劳损

(1) 发病机制

棘上韧带自上而下附着于各个棘突，其纤维与棘突骨质密切相连。在脊柱屈曲时骶棘肌松弛，由腰背部的韧带担负重量，棘上韧带在最外层，其承受的张力最大，故最易损伤。当韧带纤维发生退行性变时，弹力减小，如果长期弯腰负重，可使韧带纤维撕裂或者自棘突骨质上轻微掀起，久而久之，即发生剥离、断裂等损伤。有时和先天性因素有关，如果韧带较为薄弱，再加之长期弯腰负重，则韧带更易发生劳损，因韧带长期劳损，局部发生少量渗液、出血，导致慢性腰痛。

(2) 临床表现

有慢性弯腰劳损病史者，腰背痛已数周或更长时间，多数为酸痛不适，可向颈部或臀部放射，弯腰时疼痛加剧，卧床时疼痛减轻，劳累后症状加重，休息后症状减轻。X 线检查多数无明显变化，少数可能有骨质增生或脊柱畸形。

腰部肌肉纤维织炎

腰部肌肉纤维织炎又称为腰部肌筋膜炎、肌肉风湿症，是腰部肌肉、筋膜、韧带及皮下组织疾病。也有学者将其归纳为腰部软组织损伤。腰部肌肉纤维织炎的病因复杂，临床症状轻重不一，根据临床症状不同分为急、慢性两种。急性表现为患部疼痛剧烈，有烧灼感，腰部活动时症状加重；局部压痛明显，体温升高，血液检查可见白细胞增高、血沉加快、抗“O”增高。慢性表现为局部酸胀、皮肤麻木；压痛局限；有时能触及肌筋膜内结节；肌肉可有萎缩等。

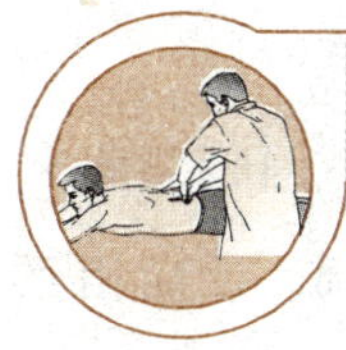

第二节
腰部疾病的病因

职业因素导致腰痛

事实证明，职业与健康状况息息相关，由职业所造的不良生活习惯可能导致腰痛。例如，长期在办公室工作的脑力劳动者，由于平时缺乏运动，腰背部肌肉就会慢慢变弱，从而导致一系列腰部疾病。所以，办公室一族是最常见腰酸背痛的人群之一。

从事体力工作的劳动者，也是腰痛的多发人群，比如厨师、理发师、售货员、纺织工人，特别是与建筑业相关的劳动者，特别容易出现下腰痛。

此外，出租车司机长时间处于坐位和颠簸状态，也极易发生腰痛。运动员经常进行高负荷运动训练，也会出现腰痛。

受风寒易致腰痛

腰部容易受寒邪、湿邪侵袭，有些人在运动或流汗后，没有及时更换衣物，让身体的温度焐干衣物，这对于腰部健康非常不利。除了衣物过于潮湿，外部环境也可能对腰部造成极大伤害，比如遇到大风或者冷空气，没有做好腰部保暖措施，风邪、湿邪、寒气就会侵入体内，导致人体经脉血气运行障碍。如果腰部还遭受过外伤，就更容易发生腰部疾患。

急性腰扭伤的病因

急性腰扭伤多见于中老年人，病因主要有以下四个方面：

（1）不适应

静止时，腰肌和腰椎间韧带及其他组织均处于松弛状态，因腰部肌肉收缩和舒张力量不足，收缩牵拉时不能相互配合、支持或协调，反而相互抵抗、约束或限制，此种情况下，若患者腰部突然扭转、前屈、后伸或者打喷嚏，使腰肌剧烈收缩或牵拉，即造成腰肌损伤，导致腰部疼痛，腰部肌肉剧烈痉挛，腰部呈板状向一侧倾斜、僵硬，功能受限。

（2）超负荷

虽然腰部肌肉随着运动和体力劳动而有所适应，但是在蹲下或弯腰搬抬重物扭转腰部时，仍会因准备不充足，精力不集中，姿势不良或超重造成腰部肌肉或韧带损伤，出现腰部突发性剧痛，腰部肌肉痉挛并向一侧倾斜，导致腰部功能障碍。

（3）慢性发作

腰部损伤后，因治疗不及时或者治疗不当，导致损伤的局部纤维瘢痕组织挛缩，痉挛的肌肉相互粘连，血肿、水肿未及时吸收，局部组织机化粘连，使腰部肌肉及韧带收缩力、伸展性减弱。临床表现为长期腰部隐痛、压痛和不适感，腰部功能受限。机化增生的结缔组织结节和粘连的条索影响腰肌的收缩、伸展功能，当腰部突然扭转、搬抬重物、打喷嚏时，均会导致急性发作。

（4）着凉病史

劳动时腰部肌肉频繁收缩、伸展，血液循环比较旺盛，腰部皮肤毛孔开放，若不注重保暖，则风、寒、湿、凉乘机侵入体内，就会出现腰部肌肉紧张、痉挛、剧痛、功能受限等异常。

腰椎管狭窄的病因

正常人腰椎有 5 个椎骨组成，这 5 个椎骨由前纵韧带、后纵韧带及各椎骨间的椎间盘、黄韧带等连接。每个椎骨后方各有一个比较大的孔，称为椎孔，5 个椎孔连接起来形成腰椎管。

在 CT 片上可以清楚地看到，椎管前壁由椎体的后缘、椎间盘及其表面的后纵韧带组成，侧壁为椎弓根和椎间孔，后壁为椎板和黄韧带。因此，整个椎管是由骨骼和结缔组织共同组成的骨纤维性管道。

腰椎管分为中央管、神经根管两部分，中央管略呈三角形，里面容纳硬脊膜及其囊内所包裹的脊髓末端、马尾神经和硬膜外神经根、脂肪、血管；神经根管则位于中央管两侧的间隙，它起自神经根离开硬脊膜的起始部，止于椎间孔，脊神经根在离开硬脊膜后，通过此管再出椎间孔，向其支配的区域走行。

婴幼儿时期，腰椎管横断面呈卵圆形，随着人体的发育，特别是负重、退行性变等，各种负荷增加，促使腰椎管向增加力学强度的方向发展。成年以后，第四腰椎、第五腰椎和第一骶椎的椎管大多数呈三角形或三叶草形。

腰骶关节承担脊柱 60% ~70% 的屈伸活动量，第四、第五腰椎承担 15% ~20% 。椎管的力学强度明显增加了，但是矢状径减小了，再加上骨质增生，以及椎体间小关节退行性变，不仅使椎管矢状径变短，容积明显减少，而且神经根管也相应地变细、变短，由正常的 5 ~7 毫米减小到 2 ~3 毫米。

腰椎退行性变是引起腰椎管狭窄的主要原因，这与机器用久了会磨损的道理一样。腰椎稍有磨损时会自身修复，人体的自身修复，有的是有利的，有的是有害的，腰椎退行性变引发的有害修复包括骨刺形成、韧带增生肥厚等，这类修复会引起腰椎管狭窄。

由于腰椎管有效容积缩小，使马尾神经、脊神经根处于临界状态，任何增加腰椎管内压力的病理性和生理性因素，如关节囊松弛、黄韧带肥厚、腰椎间盘突出、腰部后伸甚至肢体活动引起的脊神经根生理性充血、椎管内微循环障碍等，都可以直接刺激马尾神经和脊神经根，导致腰腿痛。

慢性腰肌劳损的病因

中医学认为，“久劳”和“劳伤久不复原”是形成慢性腰肌劳损的主要原因。如《素问·宣明五气篇》记载：“久视伤血，久卧伤气，久坐伤肉，久立伤骨，久行伤筋，是谓五劳所伤也。”清代叶桂说：“劳伤久不复原为损。”腰部因久劳致伤引起疼痛称为“损腰痛”。

根据发病情况，慢性腰肌劳损的病因可归纳为以下几点：

❶ 腰部急性损伤后，未及时治疗或治疗不当、休息不充分，迁延日久所致。

❷ 由于多次腰部扭伤，损伤组织撕裂出血，血肿吸收不全，久之产生纤维变性或瘢痕组织，发生粘连，压迫腰骶神经后支。

❸ 由于工作繁重，或保持单一姿势长时间弯腰劳动、持续负重，使腰部组织长时间处于紧张状态，久而久之形成慢性劳损，局部组织水肿、缺血、纤维变性、增厚或挛缩等。

❹ 在剧烈活动或劳动后，不及时更换汗湿的衣服，或立即吹冷风，用冷水冲洗，风寒湿邪侵入机体，使经络阻滞、气血运行不畅。由于骤然受凉或外邪所感，导致肌肉紧张、小血管收缩，严重影响腰部组织的营养与代谢。长期营养障碍，使肌筋膜发生纤维变性，导致慢性腰痛。

❺ 腰骶椎先天变异（畸形）、年老体弱或者退行性变等，亦是形成慢性腰肌劳损的内在因素。

急性腰部韧带损伤的病因

（1）弯腰搬起重物

棘上韧带、棘间韧带、黄韧带、髂腰韧带都有限制脊柱过度前屈的作用，在正常情况下，这些韧带受骶棘肌的保护而免受损伤，但在人体过分弯腰搬重物时，骶棘肌处于松弛状态，臀部肌肉和大腿后部肌肉收缩，以腰椎为杠杆将重物提起，支点常位于腰骶部，此刻韧带无骶棘肌保护，人体上半身及重物的重量全部落在韧带上。在所搬物体过重、重物距躯干支点过远时，极易造成棘上韧带、棘间韧带损伤，尤其以腰骶部最多见。

（2）滑倒

当患者自楼梯或平地滑倒时，两腿伸直，臀部着地，躯干多屈曲，骨盆与下腰椎之间为固定与活动的交界处。此时，由于股后肌肉紧张，而髂骨及骶骨相对固定，容易在腰骶部发生牵拉性损伤，腰下部棘上、棘间韧带可部分或全部撕裂。当滑倒力量过大时，在骶骨固定的情况下，髂骨亦可同时向前屈曲或移位，引起骶髂关节韧带撕裂。

（3）直接外力撞击

直接外力加于背部，使腰部前屈，或腰部受外力直接挫伤，均可造成腰部韧带损伤。此种损伤往往较重，常合并骨折、脱位或神经受伤。

腰部韧带限制椎骨过度活动。当韧带处于紧张状态而肌肉收缩力量不足时，韧带易被外力拉伤，甚至断裂。屈曲外力可造成棘上韧带、棘间韧带损伤，一般以腰骶间棘间韧带损伤多见，棘上韧带损伤以胸椎段多见。旋转外力可造成横突间韧带或髂腰韧带损伤。

腰椎滑脱的病因

腰椎滑脱的潜在因素是椎弓峡部裂，椎弓峡部本身局部构造薄弱，在机械性外力或者疲劳性反复应力的作用下，逐渐发生疲劳性骨折。

退行性腰椎滑脱与腰椎受力有关。第五腰椎有粗壮的横突和坚强的腰骶韧带，又有两侧髂嵴保护，相对比较稳定。而第四腰椎是整个腰椎中最灵活的椎骨，再加上这个部位异常的负荷，使小关节纵向移位、重叠，导致椎体前移。脊柱的不稳定，使得前移椎体周围的韧带、筋膜长期处于紧张状态，周围组织充血、水肿，对神经末梢产生挤压、刺激。如果椎体继续往前移动，在相邻椎体的后缘形成阶梯状改变，直接压迫硬膜囊和神经根，或者椎间盘退行性变、黄韧带代偿性增生肥厚，导致椎管狭窄。

腰椎滑脱的临床表现为：一是长期反复发作的腰痛，站立行走、弯腰活动及负重时加重，卧床休息时减轻，同时伴有臀部及大腿酸痛；二是坐骨神经痛，伴有下肢相应神经支配区域皮肤麻木、神经反射异常；三是严重者可出现马尾神经支配区域（鞍区）麻痹，大小便功能障碍。

第三腰椎横突综合征的病因

腰椎具有生理性前凸，第三腰椎位于前凸的顶点，是全部腰椎的活动中心，成为腰部屈伸及旋转活动的枢纽。而横突是腰方肌和横突棘肌的起止点，腹内斜肌和腹横肌腱膜也起于此，对腰背部运动和稳定起着重要作用。由于第三腰椎横突最长，故作为杠杆所受的作用力最大，附着其上的韧带、肌肉、筋膜、肌腱承受的拉力也最大，比其他横突更易产生劳损。如因外力或受寒冷刺激等，使一侧腰背筋膜和肌肉强烈收缩，其同侧或对侧均可在肌肉牵拉力的作用力与反作用力下，使附着于第三腰椎横突的筋膜肌肉组织损伤。

急性损伤者，可有肿胀，皮下瘀血，触痛明显，甚至出现棘间距过宽出现轻重不等的炎症反应。常产生横突与肌肉附着处撕裂、出血、血肿，继而导致肌紧张和肌痉挛，刺激或压迫脊神经后支的外侧支。被束缚在肌肉、筋膜之间的神经束，因神经本身的血液供应不足或中止，导致神经水肿变粗，引起臀上皮神经疼痛，也可因肌组织损伤发生粘连及瘢痕，使神经束受到卡压或刺激，从而产生疼痛。严重者可造成横突撕脱性骨折，合并广泛的肌肉、筋膜、肌腱撕脱伤。

腰 椎间盘突出症的病因

本病易发于30～40岁，有内因，也有外因，内因是椎间盘退行性变，外因为损伤、过劳，受寒湿侵袭等。

（1）损伤

30岁以后纤维环开始变性，弹性大大减小。腰部扭伤后，极易造成纤维环破裂。若扭伤造成纤维环的裂缝较大，突出的髓核压迫神经根，即可引起腰腿痛。

（2）过劳或劳损

椎间盘所承受的压力因人类直立姿势而大大增加，日常工作或弯腰活动，对椎间盘可产生挤压作用。

（3）受寒湿侵袭

有些腰椎间盘突出症患者无外伤史，亦无过劳等病史，但是受寒湿侵袭后，风寒湿邪可使小血管收缩，肌肉痉挛，使椎间盘突出承受的压力增加，对于已有变性的椎间盘，无疑可造成更严重的损害，甚至髓核突出。

（4）解剖学弱点

纤维环在后外侧比较薄弱，故髓核容易自后外侧突出。

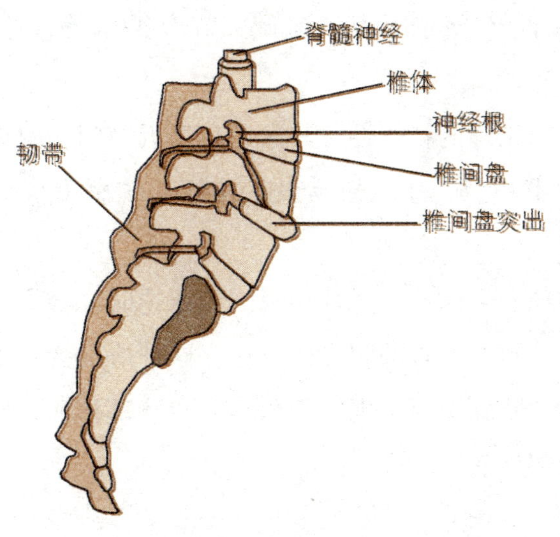

腰椎骨质增生的病因

腰椎骨质增生也称为骨刺，好发于中老年人。骨刺的形成是一个比较复杂的过程。年轻时，人体骨关节是相对平衡与稳定的，但随着年龄的增长，一些组织发生退行性变，骨关节也不例外。负重与活动过多的关节尤其容易发生退行性变，外伤、劳损等因素可加剧退行性变。退行性变首先损害关节软骨，软骨发生变形、破裂、磨损，为了维持骨关节的相对平衡与稳定，承受磨损较小的外围软骨面变得肥厚，使关节边缘形成软骨圈，通过软骨内骨化，形成骨刺。骨刺改变了骨关节承受的重力分布，使关节面各部位承受的重力分布更加不均匀，这一变化持续下去，造成关节疼痛、活动受限。

导致腰痛的疾病

肾炎、肾结石等常会导致腰痛、腰酸无力。肾亏会导致腰部隐隐作痛、酸软无力。

生殖器官疾病，主要是指慢性盆腔炎、子宫平滑肌瘤、卵巢囊肿等，这些病症容易产生压迫性和牵拉性腰痛。同时，女性还承担着怀孕、分娩等使命，有的女性还会经历人工流产、节育手术等，这些都可能造成腰痛。

女性泌尿系统结构的特殊性，其尿道口靠近肛门，附近常有大肠杆菌寄生，如果平时不注意卫生，极易发生泌尿系统感染，引发泌尿系统结石，会引起腰痛。

此外，当脊柱发生病变，脊神经根受到压迫时，会产生腰痛；慢性胆囊炎、胆结石会导致右上腹部胆囊区不适，这种情况会牵引腰部神经出现阵发性腰痛；急性胰腺炎会出现上腹胀痛、腰背部疼痛；肠炎、阑尾炎等也可能导致腰骶部疼痛。

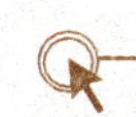
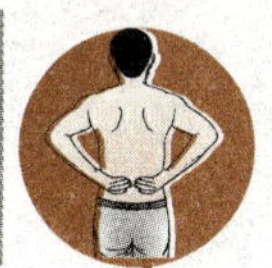

骶髂关节错位的病因

骶髂关节是由骶骨和髂骨耳状关节面组成的微动关节，属脊柱与下肢联系的枢纽，对脊柱的稳定起着重要作用。骶髂关节的组成比较特殊，部分属滑膜关节，部分属韧带结合性质。当单腿支撑体重时，骨盆向下有位移，这说明在下肢支撑状态下骶髂关节有运动。据报道，骶髂间有2～3毫米的垂直移动和3°的转动，而多产妇女的骶髂关节运动幅度略大些。

由于女性孕产的关系，维系关节稳定的韧带等软组织易松弛，所以女性骶髂关节比男性活动范围稍大。如果肌肉强度不够、韧带松弛，就会引发骶髂关节不稳定，尤其是孕妇、多产妇或体弱者。当她们体位不正、又无思想准备时，突然发生躯体伸屈和扭转活动（如转身时咳嗽），很容易发生骶髂关节错位，其错位的幅度因个体差异，临床表现可轻重不同，骨盆X线片亦无明显异常。

妇女产后腰骶部及腹部韧带、肌肉等软组织比较松弛，关节活动度较大，若未经及时、有效、合理的锻炼，使身体恢复至正常状态，则会在侧身抱小儿、感受风寒湿邪，或者在工作、劳动中体位不当等诱因下，引发腰骶关节错位，产生疼痛不适。

骨质疏松症的病因

骨质疏松症正日益受到医学界普遍关注和高度重视。调查显示，我国60岁以上的老年人中，约40%患有骨质疏松症。在美国，每年因骨质疏松症造成的骨折达150万例。专家预测，到2050年，全世界骨质疏松症发病率将上升3～5倍，因此防治骨质疏松症形势十分严峻。

骨质疏松症是一种全身性骨代谢性疾病，单位体积内骨组织低于正常量，骨密度减低，骨质变脆，易引发骨骼压缩、变形，并出现腰背部疼痛等症状。本病多发于老年人、绝经期妇女和长期卧床的患者。

骨质疏松症与下列因素有关。

(1) 骨合成减少

不论雌激素，还是雄激素，都能直接或间接刺激成骨细胞活性，增加骨基质合成，促进骨质形成。当雌激素减少或缺乏时，易发生骨钙流失，骨合成受阻。雌激素还能促进维生素 D 的活化与合成，增加肠钙的吸收，减少钙的排泄。因此，雌激素水平低下可使大量骨钙释放进入血液中，使骨钙大量流失，骨合成减少。雄激素水平低下也会影响维生素 D 的生成，进而使骨形成与骨建受阻。雄激素下降速度较缓慢，故男性骨质疏松症一般出现得较迟。

(2) 钙代谢失调

骨骼由多种矿物质组成，其中最主要的是钙磷酸盐。人到老年，从血液中吸收进骨骼的钙磷较少，而从骨骼释放进血液，并被排出的钙盐却较多。这是因为老年人性激素减少，导致肠道吸收钙减少，尿、粪排泄钙增多。

(3) 废用性后果

长期卧床，活动量减少，不晒阳光，均会导致钙生成及钙转化减少，也会导致骨质疏松症。

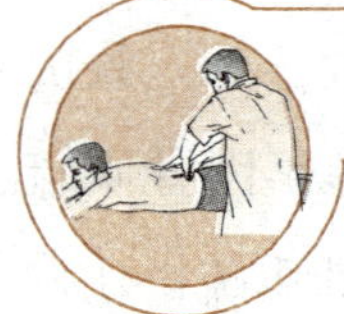

第三节 腰部疾病的预防保健

腰部日常保健指南

应选择硬板床，睡觉姿势以两下肢稍屈曲，侧卧位为好。

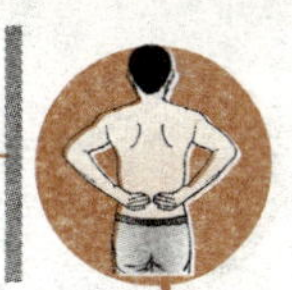

避免坐卧湿地，若涉水、淋雨或劳动出汗后，应换衣擦身，夏天湿热郁蒸，应避免夜宿室外或贪凉。注意腰部保暖。

可作自我按摩，经常活动腰部，打太极拳，用热水洗澡。

平时多做收缩腹肌、伸展腰肌运动，以及散步、倒步行走和骑自行车等。

保持正确姿势。久坐时要使背部紧靠椅背，使腰部肌肉得到放松和休息，时而向后伸腰也是预防腰痛的好方法。

改正不良生活习惯，避免肥胖。肥胖会给脊柱带来过大的负荷。同时，由于腹肌松弛而不能起到对脊柱的支撑作用。

未病先防很重要

很多人年轻的时候没有任何不舒服的感觉，等到上了年纪，腿脚就不利索了，这往往是由于长期的工作姿势、不良生活习惯，反复外伤劳损，使腰椎及软组织发生退变、老化、增生，压迫神经而产生各种症状。因此，做好预防保健不容忽视。

❶ 养成良好生活习惯和正确的劳动姿势，避免走路、站立时弯腰、驼背等不良习惯。良好的姿势可以使骨骼、肌肉健康发育，不容易疲劳和劳损。

❷ 加强锻炼，增强肌肉力量，维持脊柱的稳定性，可以做飞燕式腰背肌锻炼及做仰卧起坐锻炼腹肌。

❸ 纠正不良工作姿势，避免长期在阴冷、潮湿的工作环境中干活，弯腰提重物时注意保护腰部，防止腰扭伤。

学会保健，远离腰痛

中医学认为，腰为一身之要，屈伸俯仰无不由之。“站如松，坐如钟”是古代医家对坐与站最佳姿势的描述，如果我们做好保健，注意日常生活中的各种正确姿势，就可以远离腰痛。

❶ 坐椅子时，最好能有靠背，同时脚下可以垫高些，使膝关节比髋关节高些；在高椅子上就座而脚下又无法垫高时，对腰部不利。

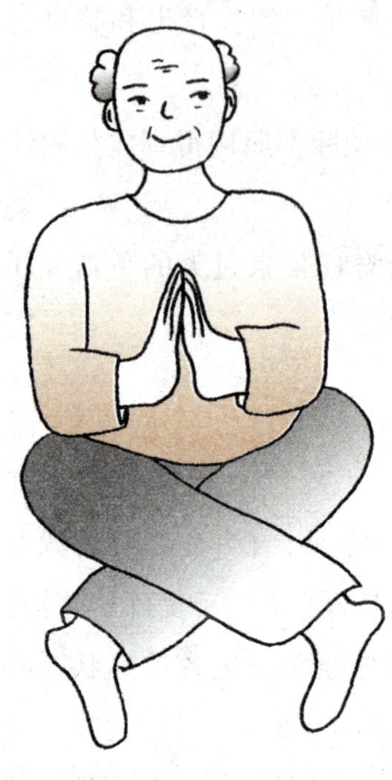

❷ 盘腿坐时，臀下应加坐垫。因为席地而坐，会增加腰部的负担。不要长期坐太矮的椅子和又软又低的沙发，否则会使脊柱的生理曲度发生改变。

❸ 卧床以硬板床为佳，不要长期睡席梦思软床，因为这样会使脊柱位于不正常的曲度，引起腰痛。

❹ 老年人尽量不要搬运力不能及的重物，搬运重物时注意先下蹲，再搬起重物，切勿直接弯腰搬运。两人抬物时，注意相互提醒，同时抬起或放下，并要借助肩关节、膝关节协调动作，防止扭伤腰部。从地板上捡东西时，无论物品轻重，都应先蹲下再捡，站立时要靠两膝关节支撑起来。

❺ 拿取较重的物品时，应使物品紧贴胸前抱紧，以减轻腰部的负担；取放物品的位置高过头面部时，要站在板凳上，不要伸腰踮脚去拿。

❻ 腰部持续疼痛不能自行缓解时，一定要查明原因，不能拖延。腰痛时可以佩戴腰围、卧床休息以缓解疼痛，可以在床上做腹部上拱、上身后仰的功能锻炼。

❼ 老年人坚持腰部锻炼非常有益，如太极拳、扭秧歌等，不仅简便易行，效果也好。自行揉按、叩拍脊柱两则肌肉，有一定的保健作用。

❽ 老人骨骼中的矿物质含量减少，应多摄取高钙食品，多吃蔬菜，多晒太阳。

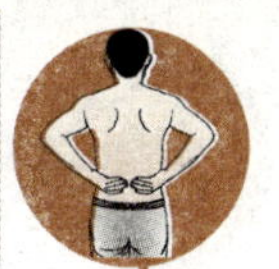

腰痛患者忌穿高跟鞋

有不少女性喜爱穿高跟鞋。高跟鞋的高度最低的大约为 4 厘米，高一点的 6 厘米，甚至还有更高一些的。穿上高跟鞋之后，使得身体的重心前移，为了维持身体平衡，腰背部肌肉的张力就会重新调整，以达到平衡状态。

腰背部因穿高跟鞋而发生的改变主要有：骨盆前倾增加，重力线通过骨盆后方，腰部负担增加，随之腰部后伸增加。这种腰部过度后伸状态，可使连接腰椎间小关节的关节囊处于紧张状态，长期这样，就会造成腰背肌过度收缩而导致腰痛。鞋跟的高度增加 1 厘米，腰椎的后伸及腰背肌的收缩就会增加 2 倍，这样腰痛的机会也就会大大增加。

因此，腰痛不适宜穿高跟鞋。为了预防腰痛，一般人也不要经常穿高跟鞋。经常做一些预防腰痛的锻炼，如下蹲双手抱膝做跳跃式运动，或者仰卧双髋双膝屈曲做双手抱膝运动，可以消除骨盆前倾和腰部过度后伸引起的腰痛。

那么，腰痛患者穿什么样的鞋好呢？是不是平底鞋更好一些？事实上，平底鞋也不见得一定有利，鞋跟高度以 3 厘米左右最好，挑选一双鞋跟高度适宜的鞋子，对缓解腰痛很重要。

戴好腰围，注意食疗

腰围是腰部的支具，可以限制脊椎的活动度，增加腹内压，从而使脊柱的负荷减轻，起到稳定脊柱的作用。同时可以减轻摩擦造成的脊髓、神经根及关节面创伤反应，促进水肿消退和炎症吸收，使紧张的腰背部肌肉得到松弛。

佩戴腰围时要根据不同体型选择合适的型号，一般腰围上缘达肋下缘，下缘到臀裂以下，后侧平坦或略向前凸，避免过度前凸。绑的松紧度以不引起明显不适为度。在卧床及夜间休息时，应该解除。佩戴腰围的时间应视病情而定，一般以3～6周为宜，最长不超过3个月。

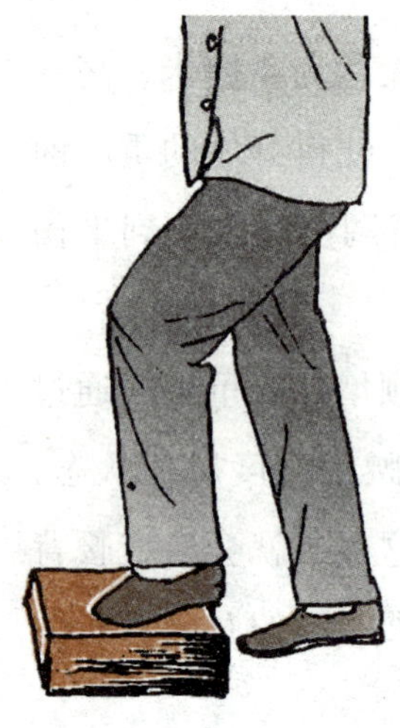

睡觉的姿势也有讲究，以侧卧位并保持髋、膝关节屈曲位，对腰部最有利。下肢伸直时，常使腰部呈前凸位，容易使腰部疲劳。站立工作时应轮流将一只脚踩在前方的小凳子上，使髋关节及膝关节轻度屈曲，并使身体稍微前倾，这样腰部的负荷比较小。

卧、站、坐三种姿势中，以坐位的姿势对腰部负荷最大。所以，坐时最好也把脚踩在前方的小凳子上，并使膝关节高于髋关节水平。

腰椎间盘突出症患者由于卧床时间较长，肠蠕动减弱，容易发生便秘，常常几天不排大便，当用力排便时腹压增高，会导致腰椎间盘突出症状加重。有的人由于不习惯卧床大小便，而采取少进食不饮水的错误做法，更容易发生便秘。

针对这种情况，最好多吃一些清淡而富有营养、容易消化的饮食，如米粥、面条、蔬菜、豆类制品等；鼓励多喝水，多吃富含膳食纤维的蔬菜、水果、杂粮，以利大便通畅。

即使排便困难，也要养成每日按时排便的良好习惯。做下腹部自我按摩有助于通便，方法是：由右下腹向左下腹顺着结肠方向按摩，每日3～5次，每次20～30分钟。用肥皂条、开塞露纳入肛门内，也是一种简易的通便方法。有咳嗽病史的患者，最好少吃刺激性食物，如辣椒、蒜等，以免引起剧烈咳嗽，使腰椎间盘突出症状加重。戒除烟、酒嗜好，这对疾病的早日康复有益。

腰部推拿的注意事项

❶ 推拿后两三天内应卧硬板床休息。在上、下床时应尽量采取合理

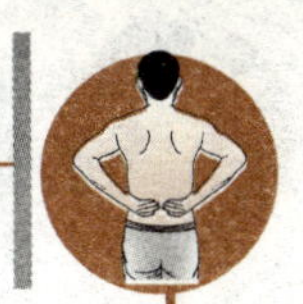

的、平衡用力的姿势。例如，在俯卧或仰卧位姿态下坐起或爬起，避免采取侧身或扭转躯体的姿势起床。

❷ 若患者腰骶部肌肉痉挛明显，应腰肌痉挛松解之后，再行整复手法。

❸ 行背抖法前，应让患者保持放松状态，一定要待治疗基本结束后进行。患者下床呈坐位，操作者站在其后方，取肩井穴、大椎穴及腰夹脊的压痛点附近施揉、按法2分钟，当躯体能够放松后，再背靠背地进行背抖法。

如何预防青少年脊柱侧弯

为预防青少年发生脊柱侧弯等畸形，应采取以下措施：

❶ 对学龄儿童进行健康教育和健康宣传，教育孩子如何从正确背书包开始，预防脊柱侧弯；提出干预措施。

❷ 家长应督促、规范孩子的行为举止，观察孩子的体形变化和举手投足，及时发现隐患。

❸ 建立定期健康普查制度，一旦发现脊柱侧弯，即请医生检查，由医生指导家长及孩子进行规范的功能锻炼，纠正不良姿势。

❹ 严重脊柱侧弯者需住院治疗，应用各种有效手段，阻止或减缓脊柱侧弯的发展。

总之，脊柱侧弯严重影响青少年的心理卫生及身体发育，还可能影响心、肺功能及脊髓功能，一定要采取各种有力措施进行防治。

腰椎间盘突出症的预防

❶ 纠正不良姿势和习惯。在日常生活中，要注意站姿、坐姿、劳动姿势以及睡眠姿势。

❷ 加强锻炼增强体质，尤其要加强腰背肌功能锻炼。适当的锻炼能促

进新陈代谢，增加肌肉的反应性和强度，松解软组织粘连，提高腰椎稳定性、灵活性和耐久性。

❸ 注意腰部保暖。

慢性腰肌劳损的家庭保健

（1）防风寒湿

腰部受到风寒湿侵袭后，易发生疼痛，根据中医学理论，寒胜则痛，原因是寒冷可导致气滞血瘀，血瘀则经络受阻，气血不通，不通则痛。临床所见腰腿痛，不少与受风寒湿侵袭有关。注意腰部保暖，勿坐卧湿地，避免受寒湿侵袭。

（2）体育锻炼

适当的体育活动和体力劳动，可以使腰背部肌肉变得强壮，挛缩的肌肉得到伸展，僵硬的关节恢复活动。可根据自己的工作性质和特点灵活选择体育锻炼方式，如工间操、广播操、太极拳和球类运动等，长期坚持即可见效。

（3）注意劳动姿势

平时弯腰、蹲下、起立或提起重物时，注意先使肌肉用力，避免无精神准备的突然动作。否则，轻微的动作亦有可能造成“闪腰”。在劳动中，如端、扛、背、挑等，要适当使胸、腰挺起，注意重心平衡。准备将重物由地面搬起时，要先屈髋、屈膝，做下蹲姿势，腰部保持挺直；挺立时先伸直髋、膝，动作要协调，这样可避免腰部损伤。需要在固定弯腰姿势下劳动时，要间歇地做些伸腰活动。经常搬运重物者，应在腰部系一宽腰带，可以预防腰部损伤。

（4）纠正不良坐立姿势

良好的坐立姿势，可以使脊柱和下肢保持在良好的重力线上，使重心达到平衡，避免部分组织受到过度的不平衡牵张造成腰痛。

（5）其他

一旦发生急性腰痛，应积极进行治疗，注意休息，以利于损伤组织修复，防止拖延成慢性腰痛。

腰部保健操

（1）屈膝摆髋拉腰

患者取仰卧位。两上肢外展，置于头上方，两膝关节屈曲，两膝分开40厘米左右，腰部放松，两腿同时做内收、外展运动。左右摆动幅度由小逐渐加大，当达到最大限度时，巩固数次结束。每组30～60次，每日2～3组。

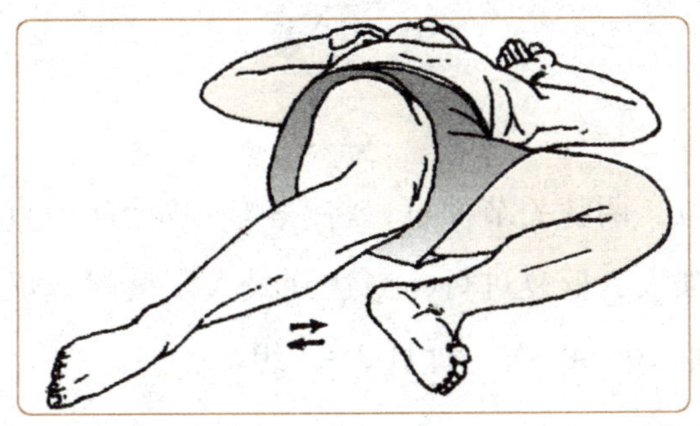

（2）抱膝拉腰

患者取仰卧位，两膝关节屈曲。两手用力抱住两膝关节后侧，将大腿屈曲抬高，达到最大高度时，再使两腿向落下，同时头及躯干抬起，像摇椅一样来回摇动。动作幅度由小逐渐加大，当达到最大限度时，巩固数次结束。每组15～30次，每日2～3组。

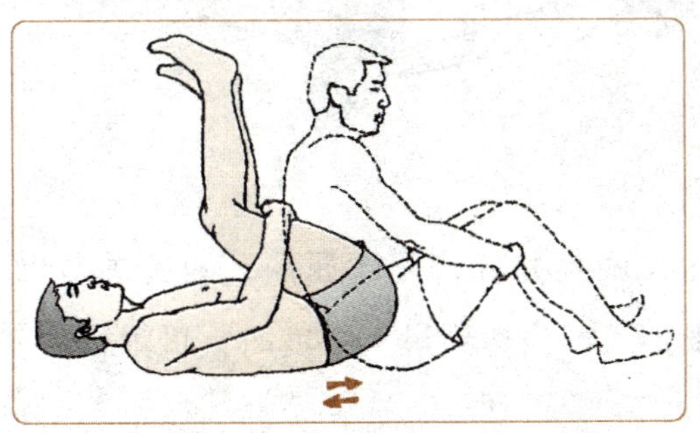

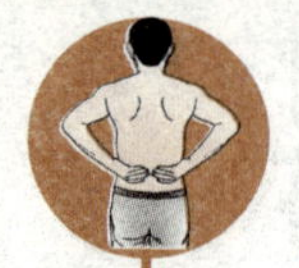

(3) 屈膝屈髋拉腰

患者取仰卧位，两膝关节屈曲，双腿分别做屈膝屈髋运动。屈伸的幅度由小逐渐加大，当达到最大限度时，巩固数次结束。每组 20～40 次，每日 2～3 组。

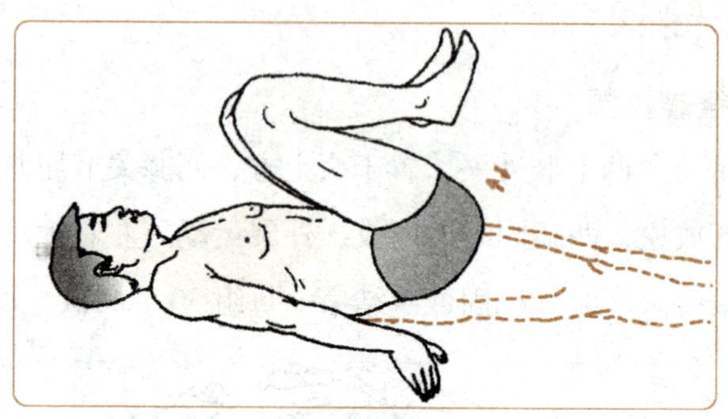

(4) 伸膝屈髋拉腰

患者取仰卧位，两膝关节伸直，将一侧下肢抬起做直腿屈髋运动。动作幅度由小逐渐加大，反复进行，当达到最大限度时，巩固数次结束。两腿分别进行。每组 20～40 次，每日 2～3 组。

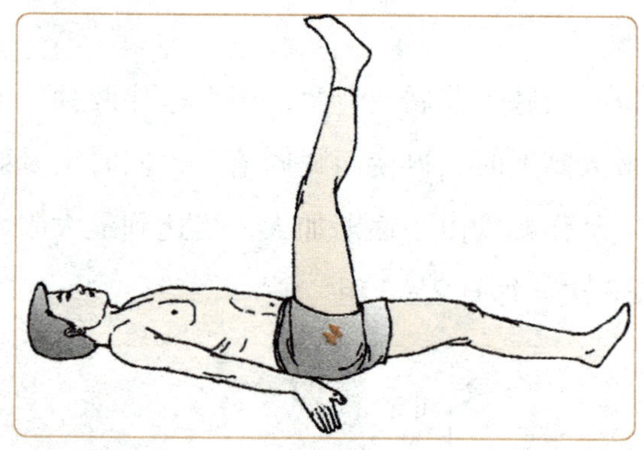

(5) 屈膝收髋拉腰

患者取仰卧位，两足并拢，两膝屈曲，两髋关节做内收、外展运动。动作幅度由小逐渐加大，当达到最大限度时，巩固数次结束。每组 30～60 次，每日 2～3 组。

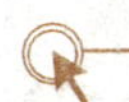

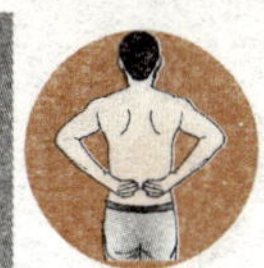

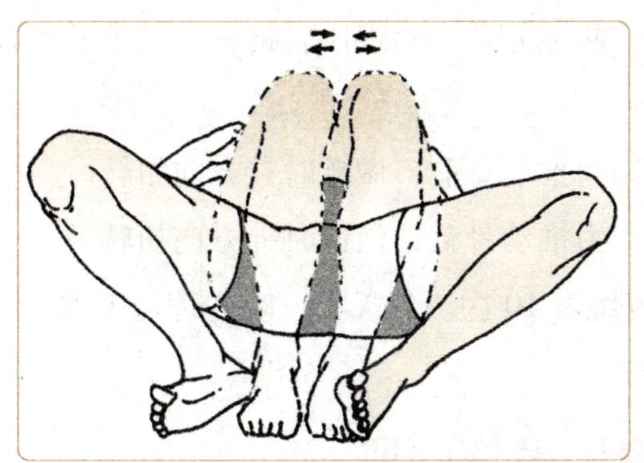

(6) 屈膝旋髋拉腰

患者取仰卧位，两膝、髋关节屈曲，使髋关节做外展、内旋运动。动作幅度由小逐渐加大。当达到最大限度时，再使髋关节向相反方向做内收、外旋运动，动作幅度同外展、内旋运动。每组 20～40 次，每日 2～3 组。

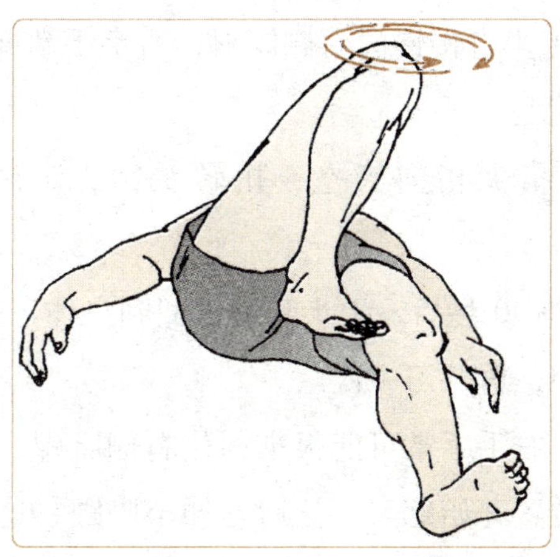

双手叉腰扭转运动

扭转腰部的动作看似简单，但是对腰椎间小关节、腰背部肌肉韧带、手臂有很好的锻炼效果，特别是中老年朋友，坚持做不仅能够增加腰肌力量，还能对腰椎间盘突出症有很好的疗效。

❶ 自然站立，两足分开，间距比肩稍宽，两手叉腰，大拇指在前，其余四指在后。

❷ 两手依次用力推动骨盆，做顺时针方向扭转。

❸ 两手依次用力推动骨盆，做逆时针方向扭转。

整套动作反复练习 10 次。每天早、晚各练习 1 次。

三角式瑜伽锻炼腰肌

三角式瑜伽主要是通过腰部的扭转动作锻炼腰部肌肉，还能缓解腰背部肌肉紧张，让腰背部肌肉更有力量，减轻腰背部的酸痛，并且可以增强身体的平衡性和协调性。

❶ 挺直腰背，站在瑜伽垫上，两足脚分开，间距大约同肩宽，双臂向两侧平举。

❷ 调整呼吸，上半身慢慢向右侧倾斜，右手手掌握住右侧脚踝，感觉身体好像在一面墙壁上。

❸ 左臂伸直，指尖指向天空，扭转头部，眼睛看向左手指尖的方向。

❹ 保持上述姿势 30 秒后，上半身慢慢回到身体正中，稍作休息之后，上半身慢慢向左倾斜，再练习一次。

刚开始练习时，右手手掌可能很难握住右侧脚踝，此时不必勉强，可以先从握住小腿的位置开始练习，然后延伸至脚踝，这样慢慢练习，可以增加身体的柔韧度和动作的协调性。

腰部简易保健操

长时间保持某种姿势，往往会感到疲劳、不适，尤其是腰椎间盘突出症患者，腰腿痛症状会加重。如果坚持做腰部间易保健操，即可消除这些症状。

（1）坐姿保健操

❶ 取坐位，仰头，同时双臂上举，上举时吸气，下落时呼气，重复8～12次。

❷ 上体正直，两肩后耸，同时挺胸仰头，用力使两侧肩胛骨靠近，重复8～12次。

❸ 两手叉腰，拇指在前，其余四指在后，以腰为轴，向左、右转体，左右交替做8～12次。

❹ 两手扶膝，先伸直右腿，再伸直左腿，还原。左右交替做8～12次。

（2）立姿保健操

❶ 站立，两足分开，间距与肩同宽，两臂后伸，两手在体后交叉握住，然后仰头挺胸，同时两手向下压，重复8～12次。

❷ 两足分开，间距与肩同宽，两手叉腰，拇指在前，其余四指在后，向左、右交替转体，重复8～12次。

❸ 姿势同上，左、右腿交替上抬，原地踏步8～12次。

❹ 姿势同上，扭转上半身，带动两臂左、右摆动，全身放松。

（3）卧姿保健操

❶ 仰卧，两腿伸直，两手自然置于体侧，屈髋屈膝，同时踝关节极度背伸，向斜上方蹬踏，并使足尽量跖屈，左右交替，重复8～12次。

❷ 仰卧，两手自然置于体侧，做直腿抬举动作，左右交替8～12次。

❸ 俯卧，两腿交替向后做过伸动作，重复8～12次。

❹ 俯卧，两腿不动，上半身躯体向后做背伸动作，重复8～12次；然后上半身躯体、两下肢同时做背伸动作，重复8～12次。

腰椎管狭窄症的注意事项

❶ 在医生指导下进行腰骶部功能锻炼，以增强腰骶部的灵活性和肌肉

强度，使腰骶部柔韧性逐渐增大，腰骶部肌肉强度逐渐增强，以更好地维持腰椎的稳定性。

❷ 纠正工作或生活中的不良姿势，特别是避免体力劳动中的不合理姿势。不宜持续进行某种固定姿势下的劳动，如持续弯腰洗衣。可适当选择针对性强的导引法或者动作平缓的运动方式如太极拳。

腰椎间盘突出症的卧床疗法

卧床休息是腰椎间盘突出症最基本的治疗方法，一般选用硬板床，初次发病及早期患者使用该方法可得到满意效果。卧床休息可以促进炎症消退，防止神经纤维粘连发生。卧床休息就是让患者平卧在硬板床上，只允许在床上翻身，而不允许坐起或站立，进餐及大小便时也不能站或坐起来。一般卧床休息 3 ~4 周即可见效。起床后要用皮制腰围固定腰部至少 3 个月，半年之内不做任何弯腰动作，也不能参加中度以上的体力劳动。

研究认为，在卧床休息的同时辅助骨盆牵引治疗，可使椎间隙增宽，有利于椎间盘突出部分还纳，在牵引骨盆时，椎间隙压力进一步减轻，有助于局部炎症消退，但纤维环的修复很慢，需 50 天左右。

腰椎后关节滑膜嵌顿的预防

❶ 一些日常生活中不费力的小动作，如坐、立、弯腰、倒水等，也要先使肌肉用力，做好收缩准备。避免突然的、毫无准备的动作，这样会使韧带和小关节因一时失去保护而损伤。

❷ 避免腰部突然闪扭，或突然无准备的过度弯腰前屈和旋转，导致腰椎后关节滑膜嵌顿，或小关节错位，引起腰部剧烈疼痛。

❸ 注意劳动姿势，弯腰、蹲下、起立或提取重物等，要注意先使肌肉用力，避免无精神准备的突然动作。否则，即使是很轻微的动作，亦有造成“闪腰”的可能。在劳动中，如端、扛、背、挑等，要适当使胸腰挺

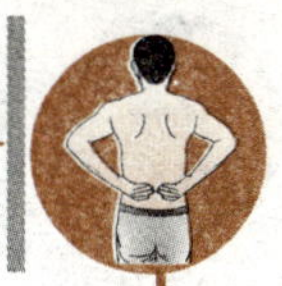

起，注意重心平衡。准备将重物由地面抬起时，要先屈髋、屈膝，做蹲下姿势，腰部保持挺直；上抬时用力伸直髋、膝，两人的动作要协调一致，同时抬起，将所抬重物放下时也是如此。这样可避免腰部损伤。需要在一个固定姿势下劳动，特别在弯腰姿势下劳动时，弯腰的时间不要过长，要间歇地做些伸腰活动。经常搬运重物者，可在腰部扎一条较宽的腰带。

❹ 加强体育锻炼。适当的体育运动和体力劳动，可以使腰背部肌肉变得强壮，挛缩的肌肉得到伸展，僵硬的关节恢复活动。锻炼不拘于某种方式，游泳、散步、慢跑、球类运动、工间操、广播操、太极拳、五禽戏、适当的体力劳动等，如能坚持，都能收到一定的效果。

上班族如何避免腰痛

“上班族”怎样预防腰痛呢？

❶ 选择合适的办公桌椅，以符合人体生物力学原理的背靠并带扶手的椅子为佳。如果坐椅不合适或坐椅、办公桌的高度与人体比例不协调，就会使腰肌处于过度紧张状态，容易疲劳。

❷ 端正坐姿。坐姿不良使腰椎不能维持正常的生理曲度，腰肌负荷不对称，腰骶关节活动不协调，加快腰椎退行性变，除造成慢性腰肌劳损，还可能引发腰椎间盘突出症；原有腰痛病史者，病情会加重。

❸ 每天进行腰背肌锻炼。“上班族”长期坐着办公，缺少腰背肌锻炼，时间一久，导致腰背肌无力，最终必然导致慢性腰肌劳损等病症。

上述措施若能持之以恒，则腰痛大多数可以避免。

腰椎骨关节病的防治

为了预防腰椎骨关节病，在日常生活中，无论是立位还是坐位，都应当保持正确的姿势，避免腰部过度前屈；坐位时，最好选择硬椅，并且高度合适，因为椅子过高使双足离地，大腿后部肌肉受压，影响骨盆的放松；椅子过低会增大髋关节的屈曲度，使骨盆向前倾斜，这些都容易引起慢性腰肌劳损。还应当注意腰部与椅背相贴，相贴的部位最好在上腰椎处，这样的坐姿，既使人感到舒服，又保护腰部肌肉。长期处在固定的坐姿时，两下肢应当保持一定的屈曲度。

对于需要长期半弯腰工作的人来说，应当使重心落在髋关节处，这样才不容易疲劳。

大多数老年人腰部已有慢性损伤，在站立时，可以轮流在一侧足下垫一木凳，使一侧的髋、膝关节微屈。

在弯腰取物时，一定要先使髋、膝关节屈曲，使小腿后部的肌肉放松，腰部伸直，这样可减轻腰背肌的负重。研究发现，如用屈膝伸腰的姿势提10千克的重物，背伸肌只需要141千克的力量就能提起；而如果采用伸膝弯腰的姿势提10千克的重物，此时作用力主要集中在下腰部，腰背肌则需要256千克的力量才能将其提起。

腰肌的日常保健

要想使自己的腰杆挺直，腰背肌有力，除了平时注意正确的姿势，还要进行腰背肌锻炼，并且持之以恒。

（1）养成正确的姿势和活动方式

在工作和生活中养成正确的姿势和活动方式，尽量避免使某一部分肌肉长时间处于收缩状态。

经常站立工作的人，站立时应保持两侧膝关节略微弯曲，轻轻收紧臀肌和腹肌，使骨盆稍微后倾，腰椎前屈减小，增加脊柱的支撑力。

长期坐着工作的人，最好使用靠背椅，并在腰部放一个靠背垫，减轻腰部负担。睡觉时选用硬板床，不要使用很软的席梦思床。

平时搬抬重物时，要讲究正确姿势，伸直腰，然后屈髋、屈膝蹲下搬起重物，绝对不能两腿伸直，弯腰搬物。

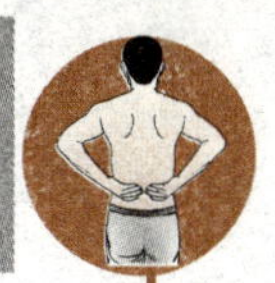

穿高跟鞋会使腰背肌过度收缩而导致腰痛，所以尽量不要穿高跟鞋。

(2) 加强腰背肌和腹肌锻炼

加强腰背肌和腹肌锻炼，增强腰部的灵活性和稳定性，避免体重过度增加。强大的肌肉力量可以增加脊柱稳定性，有效对抗外力损害。

经常打太极拳可以锻炼腰部的柔韧性、灵活性，腰部的适度运动可以减轻肌肉、韧带的疲劳。体重过重的人应该积极减肥，消除腹部下垂的“将军肚”，减轻腰部所承受的压力。

(3) 消除慢性腰肌劳损的诱因

急性腰扭伤应彻底治愈，不要过早恢复体力劳动。

长期在不良环境中工作的人，应该尽可能改善工作条件，尤其是预防风寒、潮湿。工作疲劳后要及时休息，洗热水浴或做按摩，这样可以加速局部血液循环，促进代谢产物排出。

尽量避免长期从事单一固定的工作方式，应该经常变换劳动姿势，以免某一部分肌肉长时间处于收缩、紧张状态。

泡澡缓解慢性腰痛

(1) 泡澡的优点

❶ 泡澡时四肢自由伸展，能舒缓筋骨。

❷ 泡澡时可以按压或按摩相关穴位。

❸ 能长时间保持全身温暖。

❹ 能达到放松身心的效果。

(2) 注意事项

❶ 泡澡次数不宜过多，每天 1 次即可。

❷ 浴室与更衣室的温度要保持相同。

❸ 急性腰痛时不宜泡澡。

❹ 水温在 40℃左右，泡 30 分钟即可。

（3）泡澡方法

❶ 全身浸泡。身体微躺在浴缸内，颈部以下都泡在热水里，并尽可能伸直双腿，双手扶住浴缸边缘以支撑身体。

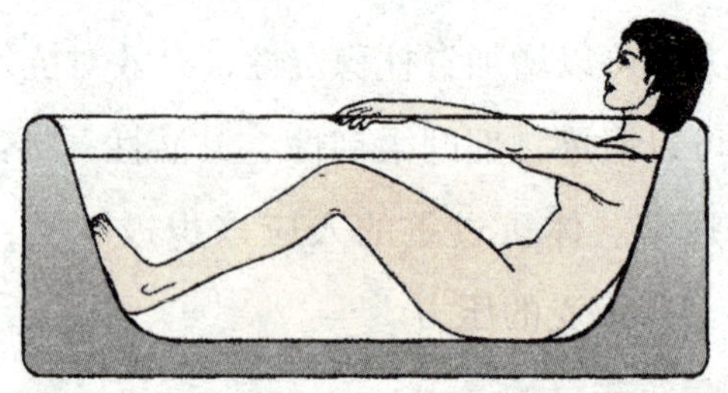

❷ 屈漆浸泡。如果在浴缸内双腿无法伸直，可以轻微屈膝，但尽量让身体浸入热水中深一点，如果肩膀露出水面，可以用一条毛巾泡过热水盖住肩膀。

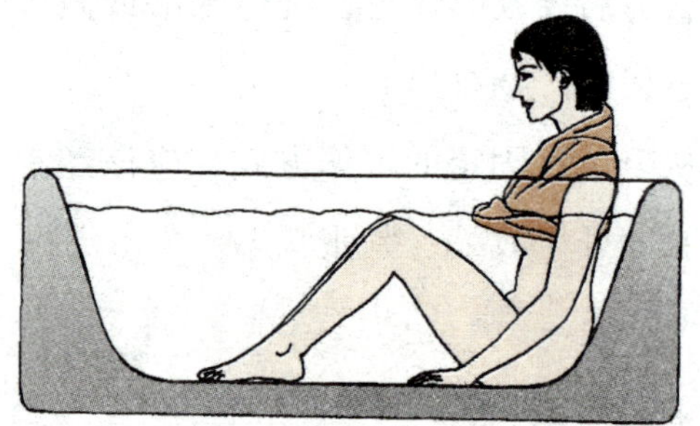

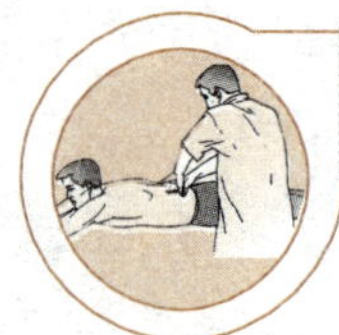

第四节 腰部疾病的治疗

腰 椎间盘突出症的推拿疗法

（1）取穴

大肠俞穴、殷门穴、腰阳关穴、秩边穴。

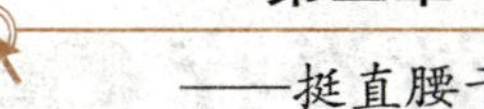

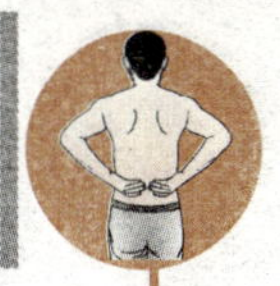

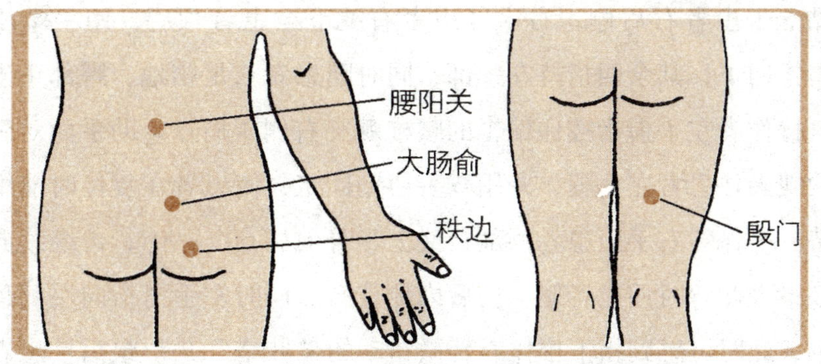

（2）操作方法

❶ 推法。此方法用于腰椎间盘突出症急性发作期，力度不能太重。患者取俯卧位，操作者站于患者身体一侧，一手扶住患者肩膀起固定作用，另一只手手臂伸直，用手掌根作用于疼痛部位，轻轻推按疼痛的腰椎周围。

❷ 肘压法。此法适用于第 3～4 腰椎节段椎间盘突出。患者取俯卧位，操作者站于患者身体一侧，一只手臂屈肘，将肘尖放在患者第三腰椎节段以上的位置，手臂上部垂直于患者腰部，操作者上半身微前倾，以适当的力度，用肘尖按压疼痛部位。

❸ 推拿。患者取俯卧位，全身放松，用薄枕分别垫在其胸部和骨盆下，操作者双手叠加，用掌根部按压患者腰椎疼痛部位，此时患者处于憋气状态，然后患者换气放松，反复进行 5～10 次。此法适用于腰椎间盘突出症。

❹ 指揉法。此法轻柔和缓，刺激较小，适用于腰椎间盘突出症缓解期，具有活血化瘀、舒筋活络、缓解痉挛等作用。患者取俯卧位，操作者站于患者身体一侧，用拇指或食指、中指指端或螺纹面垂直向疼痛部位进行按压，力度控制在患者可以忍受的疼痛范围内。

腰椎间盘突出症的旋转复位疗法

患者端坐在方凳上，两足分开，间距与肩同宽。以右侧腰痛为例，操

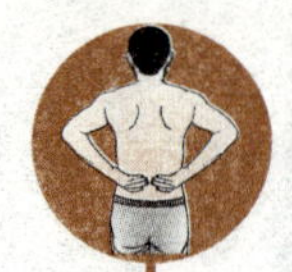

作者站立于患者右后侧，右手经患者右腋下至患者颈后，用手掌压住颈后，拇指向下，其余四指持左颈部，同时嘱患者双足踏地，臀部正坐不要移动，操作者左手拇指按住偏歪的腰椎棘突右侧压痛点。助手面对患者站立，两腿夹住患者左大腿，并用双手协助固定，使患者在复位时能维持正坐姿势。操作者右手压患者颈部，使上半身前屈60°~90°，再继续向右侧弯，在最大侧弯时使患者躯干向后内侧旋转。同时左手拇指向左侧顶推腰椎棘突，此时可感到指下椎体有轻微错动的“咔嗒”声。最后使患者恢复正坐，操作者用拇指自上而下理顺棘上韧带及腰肌。

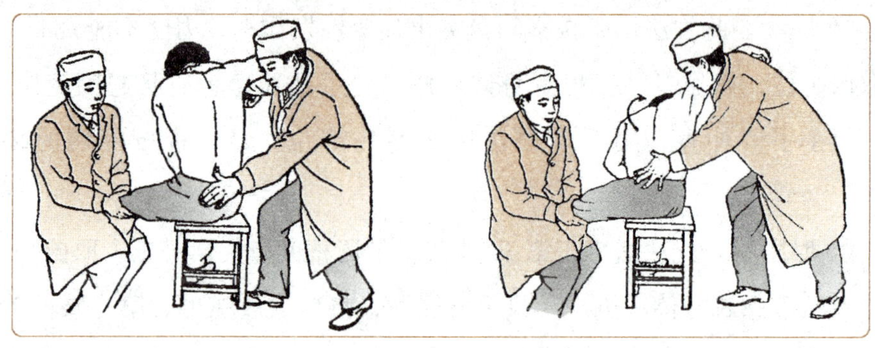

腰椎间盘突出症的新疗法

近10年来兴起的微创或介入术，统称经皮椎间盘减压术，目前常用的有3种方法：

❶ 化学消融减压术，即往椎间盘内注射胶原酶或臭氧等。

❷ 物理消融减压术，如激光汽化减压术、射频消融术、电热成形术、等离子消融术和冰冻消融术等。

❸ 机械性髓核摘除减压术，包括在椎间盘镜下髓核摘除术、经皮穿刺髓核摘除术和经腹腔髓核摘除术等。这些微创减压术可以解除神经压迫，消除神经炎症，有效率达85%。

还有CT引导下脊神经根周围注射术、CT引导下硬膜外腔注射术，也

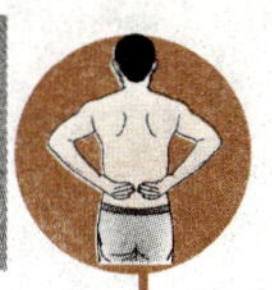

是一种新型介入方法，将抗炎药物精确地送达髓核突出部位或炎症部位，通过局部集聚高浓度药物，迅速消除炎症，疼痛缓解率可达84%。本法除了应用于腰椎间盘突出症，还适用于颈椎病、脊柱术后镇痛。

目前腰椎间盘突出症最新手术方法，是在髓核摘除的基础上，植入椎间动态稳定系统，为腰椎提供非刚性固定的力学支撑，恢复腰椎的力学稳定性，这对患者术后腰部功能的稳定和尽早康复又提供了一种有效的保障。

溶解椎间盘的药物——胶原酶

既然腰椎间盘突出症是突出物压迫神经根，从而出现疼痛、功能障碍，那么，把突出物切掉或溶解掉不就解决问题了吗？切除椎间盘髓核需要手术，而溶解椎间盘髓核需要一种特殊的药物，那就是胶原酶。

1953年Ines Mandl等报道，从自溶组织梭状芽孢杆菌中提取到一种生物制剂——胶原酶，并证实胶原酶能够在体内特异性地催化降解椎间盘髓核的主要成分：Ⅰ型和Ⅱ型胶原纤维。

胶原酶属于蛋白水解酶类，在生理pH及温度条件下，作用于天然胶原分子的三维螺旋结构使之裂解。正常椎间盘髓核是富含水分的组织，胶原纤维占髓核干重的20%～25%，胶原纤维在髓核中排列成松散的网状，当椎间盘退变突出时，髓核中水分含量下降，胶原含量可达60%。胶原酶能特异性地降解髓核胶原。

这是一种微创疗法，不需要手术切口。治疗时，先在CT引导下准确定位，选定腰椎间盘突出物，定位后，根据影像学资料，设计穿刺路径，然后把胶原酶准确地注射到突出物处。

胶原酶髓核溶解术适应证：

❶ 患者年龄20～65岁。

❷ 症状持续至少60天，经保守治疗（其中至少有2周时间卧床休息）症状未显著改善。

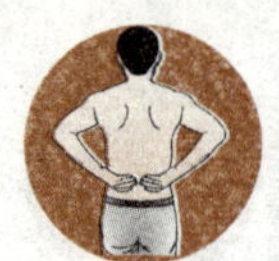

❸ 患者兼有腰痛、腿痛症状，而不能仅有腰痛症状。

❹ 经造影、CT 或 MRI（磁共振）明确诊断。

❺ 腰椎间盘突出和神经根受压的体征包括以下之一或数个：直腿抬高受限，椎间盘突出部位有压痛，脊柱旁肌肉痉挛，踝反射或膝反射减弱，腰神经、骶神经支配的皮肤感觉缺失或肌肉萎缩，足背伸、外翻肌力或拇趾背伸肌力减弱。

禁忌证：

❶ 伴严重神经损伤：足下垂、下肢部分瘫痪、马尾综合征。

❷ 在椎间盘突出节段有明显骨关节炎、椎管狭窄、脊椎关节强直、脊柱滑脱、椎管肿瘤。

❸ 对治疗有严重心理障碍。

❹ 有椎间盘疾病手术史及胶原酶接触史。

❺ 妊娠。

腰椎间盘突出症的微创手术

目前手术治疗腰椎间盘突出症的方式有两大类：一类是椎板减压术、神经根管扩大术、髓核摘除术；另一类是微创手术。微创手术包括以下几种：

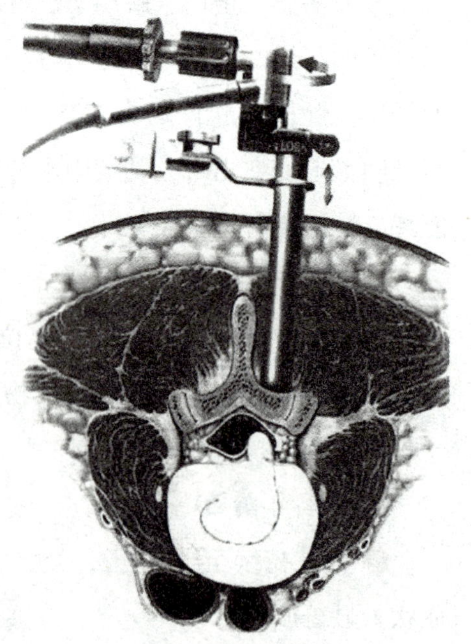

❶ 经皮椎间盘切除术。国内在 20 世纪 90 年代初开始应用这项技术。手术器械主要包括穿刺针、导丝、工作套管、纤维环切割器髓核钳。治疗方法是经工作套管放入髓核钳切除椎间盘。此手术使用的工作套管、髓核钳等

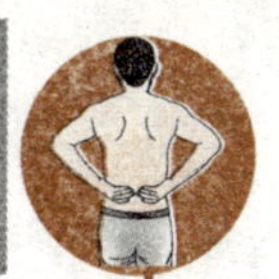

器械直径相对较大，且为手动控制，在椎间盘突出物切除的过程中，反复插入、拔出髓核钳，增加了感染的机会，也存在损伤神经根和血管的风险。

❷ 经皮自动椎间盘切除术。手术器械是一种直径为 2 毫米的自动抽吸针，具有自动抽吸切割功能。自动抽吸针的构造，外部为顶端带侧开孔的钝头套管，内部为前后往返运动的切割刀。在持续负压抽吸状态下，切割刀每分钟往返运动 180 次，把经侧孔吸入的髓核组织进行切割抽吸，从而自动把椎间盘突出物切除。

❸ 经皮椎间盘镜直视下椎间盘切除术。该项技术的优势在于术者可以直视观察椎间盘，使椎间盘切除过程变得更加直观、安全，增加了一条手术入路（两侧经皮入路，一侧用于放置椎间盘镜监视系统，另一侧为椎间盘切除器械系统）。

❹ 经皮激光椎间盘减压术。该项技术的原理为：用激光汽化一定量的髓核组织后，椎间盘内压力显著降低，从而缓解对神经根的压迫和刺激，达到缓解、消除症状的目的。有效率为 70% ~95% 。

单纯腰椎间盘膨出或突出为上述微创手术的治疗指征。具体为：

❶ 椎间盘突出病程较长，超过 3 个月，经系统治疗无效。

❷ 病程虽短，但症状重，严重影响日常工作和生活，且坚决要求手术治疗。

❸ 影像学检查证实为椎间盘单纯膨出和突出，或虽然伴有椎体后缘骨赘增生及关节突增生，但是仍以膨出或突出的椎间盘为主要致病因素，且与临床表现相符合。

如果存在有以下情况，则不应采用微创手术治疗：

❶ 全身状况差，不能耐受手术。

❷ 穿刺部位皮肤有破溃或感染。

❸ 椎间盘为脱出或游离状态。

❹ 椎间盘纤维环钙化。

❺ 腰椎存在明显节段性不稳定。

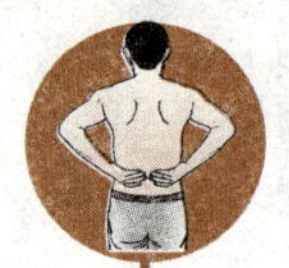

❻ 影像学虽然显示有椎间盘突出征象，而临床症状仅表现为腰痛，无下肢放射痛。

❼ 腰椎退行性变严重，如椎间隙严重狭窄、侧隐窝狭窄、关节突增生、黄韧带肥厚或骨化等，为神经根和硬膜囊受压的主要因素。

❽ 合并马尾神经损害。

❾ 肌力严重减退、足下垂。

❿ 存在显著的社会心理障碍。

腰椎间盘突出症的外敷疗法

外敷疗法应用比较多的有：药物外敷法、醋炒麸子热敷法、盐敷法等，简便实用，在家中就可以操作，免去奔波之苦。

❶ 药物外敷法。组方：桃仁 10 克，红花、桂枝、川芎、丹参、当归各 15 克，伸筋草 20 克，千年健、木瓜各 15 克，乳香、没药各 10 克，苏木 25 克，透骨草、鸡血藤各 30 克，加水 500 毫升，锅中放入毛巾若干块，煮 30 分钟，趁热拧干毛巾，折叠成方形，敷于患侧腰部及患肢。10 分钟更换 1 次，敷上毛巾后，轻轻拍打，以利药物渗透吸收。

❷ 醋炒麸子热敷法：将适量醋与麸子混合均匀，置锅中炒热，装入小布袋，热敷患侧腰部，每天 2 次，每次 30 分钟。连续 1 周即可见效。注意麸子的温度，不可烫伤皮肤。

❸ 盐敷法。原料用粗盐，操作方法同醋炒麸子热敷法。

腰痛散治疗腰椎间盘突出症

【组成】 白花蛇 5 条，蜈蚣 10 条，全蝎、乳香、没药各 50 克，僵蚕、鹿角霜、牛膝、千年健、当归、独活、木瓜、续断各 100 克，桑寄生 200 克，杜仲 150 克。体质虚弱者加白参 50 克、生黄芪 100 克。

【制法】 将上药研成细末，过 120 目筛，拌匀，备用。每次取上药粉末 10 克，用黄酒 5 钱，调成糊状，每日分 3 次内服。1 个月为一个

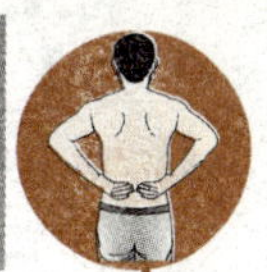

疗程，连用2个疗程。应避风寒潮湿，卧床休息，并避免体力劳动。

【功效主治】活血通络，补益肝肾，祛寒除湿。

【经验心得】腰椎间盘突出症主要是突出物挤压神经根，引起神经根充血、水肿、炎症，属中医“痹证”、“腰痛”范畴。病因多数为劳损外伤、肾气亏虚、风寒湿邪，病机多数为气滞血瘀，经络痹阻。故治疗应从祛风、活血、通络入手，兼以滋补肝肾，祛寒除湿。腰痛散方中以搜风通络之白花蛇、蜈蚣、全蝎、僵蚕为主药，其中白花蛇祛风通络作用强，能达到透骨搜风之奇效；全蝎善于搜风通络止痛，适用于风湿痹证；蜈蚣性善走窜，擅长截风，通络止痛；僵蚕长于祛风化痰，通络止痛；以活血化瘀、止痛之当归、乳香、没药为臣；佐以补肝肾、祛寒湿之鹿角霜、牛膝、桑寄生、续断、杜仲、千年健、独活、木瓜；诸药合伍，共达祛风活血通络、补肝肾、祛寒湿之效。

穴位埋线治疗腰椎间盘突出症

【取穴】腰夹脊穴、气海俞穴、大肠俞穴、关元俞穴、环跳穴、委中穴、阳陵泉穴、足三里穴、悬钟穴，每次取3～4穴。

【制法】先将0～2号医用肠线剪成2～3厘米长，浸在75%酒精中，将9号或12号腰穿针针芯磨平，高压消毒。找准穴位，局部皮肤常规消毒，做皮丘局部麻醉，将肠线装入针内，针尖对准穴位缓慢进针，得气后，边出针边推针芯，使肠线注入穴位，如出血用消毒棉球压迫止血，外用创可贴固定。7～10日1次，共2次。

【功效主治】调节气血、疏通经络。

【经验心得】腰椎间盘突出症属中医“痹证”、“腰痛”范畴，或有先天禀赋不足，肾气亏虚，或有后天失调，包括累积性劳损、急性损伤而发病。埋线疗法是利用肠线对穴位的持续性刺激作用，使局部发生变态反应，提高人体应激能力，具有调节气血、疏通经络之功效。

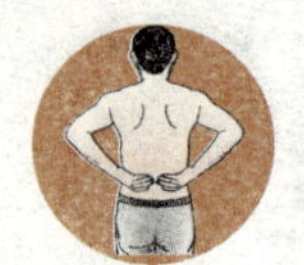

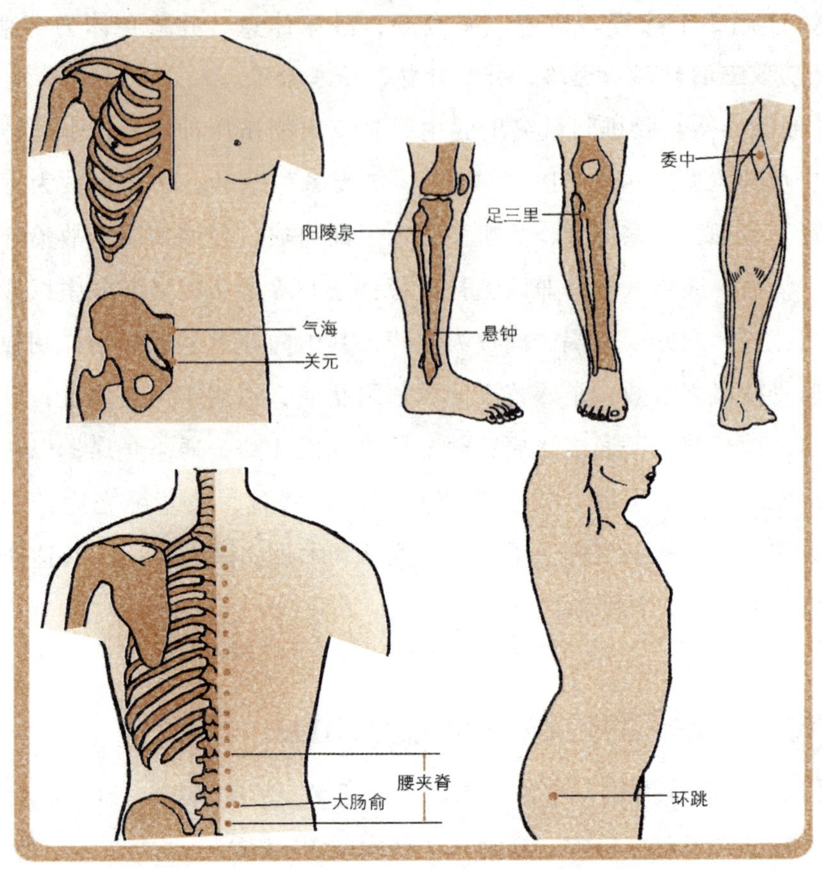

腰椎间盘突出症的特效穴位按摩

点揉委中穴

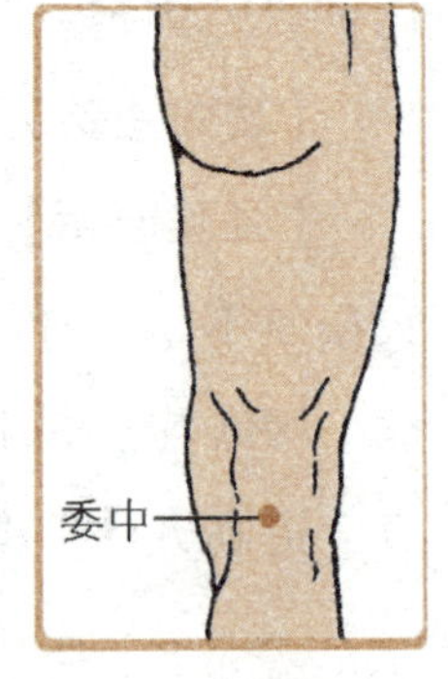

位置 位于膝关节后面，腘窝正中央。

操作 患者取俯卧位，操作者用两手食指、拇指或中指点按委中穴 10 秒，放松 3 秒，反复 5 ~ 8 次，然后轻轻揉动 2 分钟。

功效主治 此穴具有舒筋活络、泄热清暑、凉血解毒作用。适用于治疗腰椎间盘突出症、腰扭伤、腰酸腿痛。

揉擦八髎穴

位置 在骶椎上，分为上髎穴、次髎穴、中髎穴、下髎穴，左右各一，共 8 个穴位，分别在第一、二、三、四骶后孔，合称八髎穴。

操作 患者取俯卧位，操作者一手扶其腰部，另一手紧贴骶部两侧八髎穴，手掌着力往返横擦八髎穴 2 分钟。

功效主治 此穴具有清热利湿、调经止痛、通利二便作用。适用于治疗腰骶部疼痛、腰椎间盘突出症。

按揉命门穴

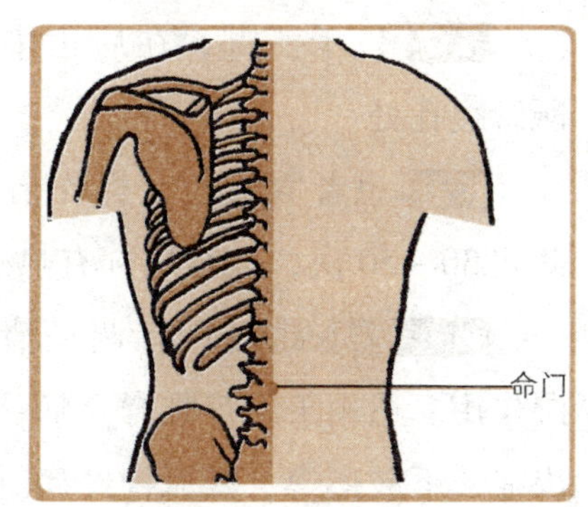

位置 位于腰部，在第二腰椎棘突下缘凹陷中。

操作 患者取俯卧位，操作者用拇指顺时针方向按揉 2 分钟，然后逆时针方向按揉 2 分钟。

功效主治 此穴具有补肾壮阳、增强体质作用。适用于治疗腰酸腿软、慢性腰肌劳损、腰椎间盘突出症。

指揉腰阳关穴

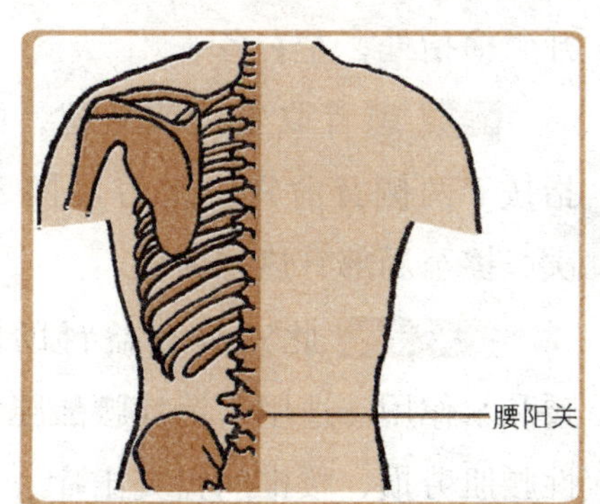

位置 位于腰部，在后正中线上，第四腰椎棘突下凹陷中。

操作 患者取俯卧位，操作者用拇指在腰阳关穴打转按摩，每次按揉 100 下，以局部有酸胀感为宜。

功效主治 此穴具有祛寒除湿、舒筋活络作用。适用于治疗腰椎间盘突出症、腰骶疼痛、下肢痿痹、腰骶神经痛、坐骨神经痛、类风湿病、小儿麻痹症。

点按会阳穴

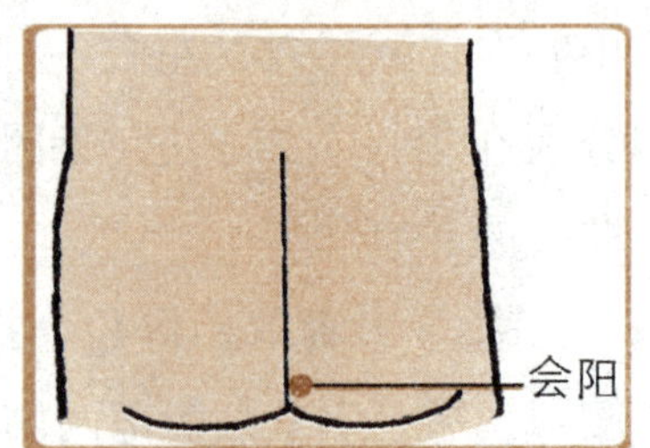

位置 在尾骨端旁开一小指处。

操作 患者取俯卧位，两腿分开，操作者用拇指轻轻点按会阳穴2分钟，以局部有酸胀感为宜。

功效主治 此穴具有清热利湿、益肾固带作用。适用于治疗腰椎间盘突出症、腰背痛、经期腰痛、坐骨神经痛。

擦腰俞穴

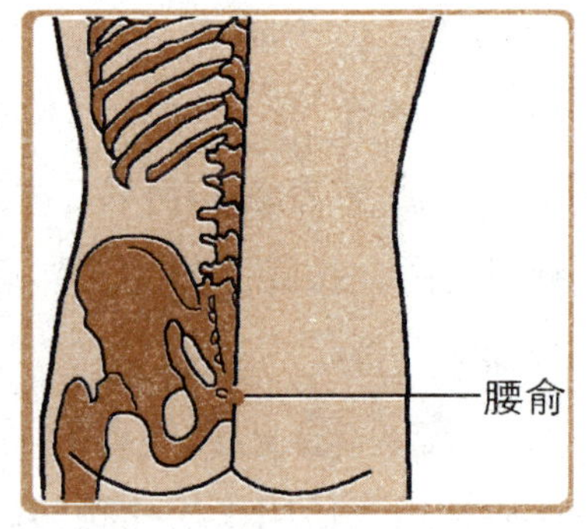

位置 位于骶部，在后正中线上，正对骶管裂孔处。

操作 患者取站位，操作者握空拳揉擦此穴30～50次，擦至局部有热感为佳。

功效主治 此穴具有调经清热、散寒除湿作用。适用于治疗腰脊疼痛、腰椎间盘突出症、下肢痿痹、腰骶神经痛。

按揉肾俞穴

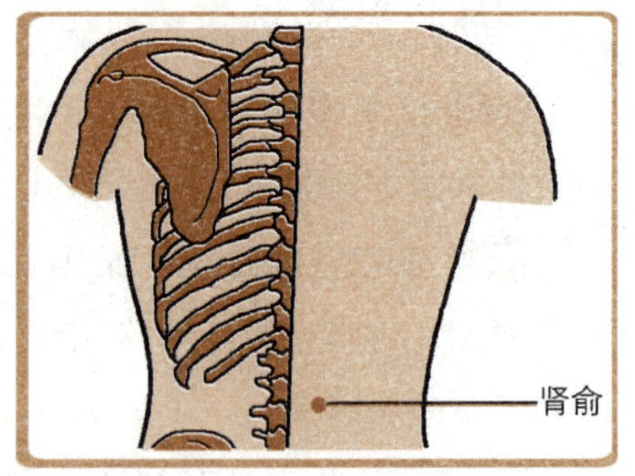

位置 位于腰部，在第二腰椎下旁开二横指处，左右各一。

操作 患者取坐位或立位，两手中指按于两侧肾俞穴，用力按揉30～50次，擦至局部有热感为佳。

功效主治 此穴具有益肾助阳、强腰利水作用。适用于治疗腰酸腿痛、慢性腰肌劳损、腰椎间盘突出症、下肢肿胀、月经不调。

腰 椎间盘突出症的艾灸疗法

艾条灸

取穴方法

主穴：至阳穴、关元穴、腰夹脊穴。

配穴：阳陵泉穴、昆仑穴。

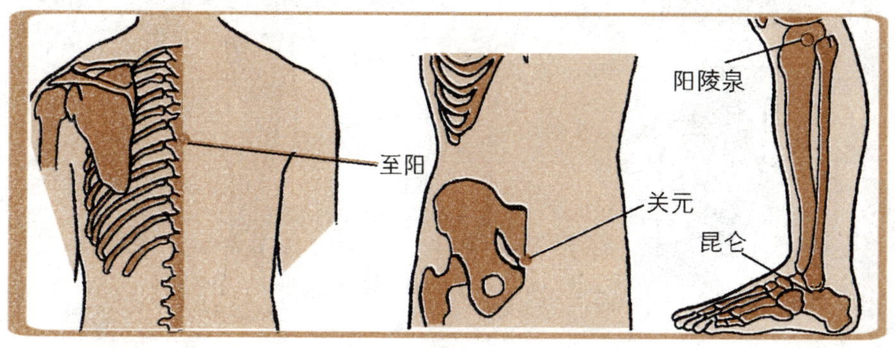

施灸方法

单手持艾条，对至阳穴、关元穴施灸时，先点燃艾条，悬于距施灸部位皮肤3～5厘米处2分钟，以将局部气血温热；接着将艾条在穴位上下摆动1分钟，加强对压痛点的刺激；然后手持艾条沿着经络往返灸2分钟，以激发经气；最后在距穴位皮肤3～5厘米处熏灸3～5分钟，达到疏经通络，缓解疼痛的目的。其余各穴位熏灸3～5分钟即可。每日1次，6次为一个疗程。

隔姜灸

取穴方法

主穴：殷门穴、承山穴、腰夹脊穴、阿是穴。

配穴：昆仑穴、后溪穴、足三里穴、秩边穴。

施灸方法

每次选3～5个穴位，每穴灸3～5壮。用姜片铺在穴位上，艾炷置于姜片上，点燃施灸。每日1次，6次为一个疗程。

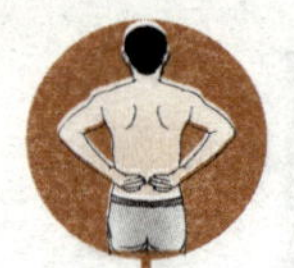

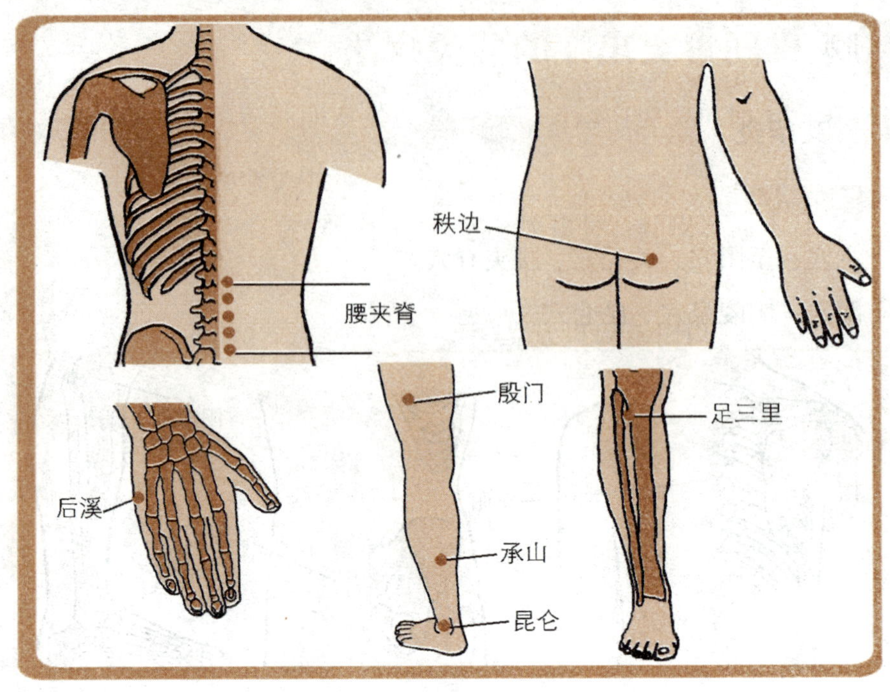

齐刺行走疗法治疗腰椎间盘突出症

【制法】患者取坐位，选取腰椎间盘突出部位压痛点（阿是穴）和夹脊穴3~4处，每穴进针2~2.5寸，并于每穴旁另刺两针，针尖均向椎体方向斜刺，用提插泻法，使患侧下肢有通电感。然后取一大号火罐拔于针上，让患者站起来，以患者的耐受度慢慢行走40分钟。坐下拔针后，再用火罐拔在针眼上约5分钟。隔日治疗1次，10次为一个疗程。

【功效主治】活血通络。

【经验心得】腰椎间盘突出症属中医“痹证”范畴，病机是肝肾亏损，经络阻塞，气血凝滞。《灵枢·官针》篇曰：“齐刺者，直入一，傍入二，以治寒气小深者。或曰三刺，三刺者，治痹气小深者也。”选取患侧腰部压痛最明显的阿是穴和夹脊穴，运用齐刺针法，直入一，傍入二。行提插泻法，令针感向患侧下肢放射，并嘱患者站立缓行，利用腰肌的协调运动，松解患处粘连的组织，使椎间盘突出物逐渐松解回纳，减轻或消除

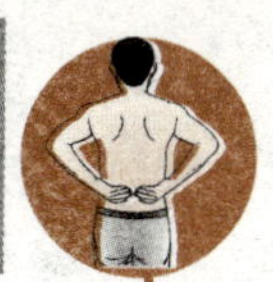

对神经根的机械性挤压和化学性刺激。该方法适合专业人士操作。

另外，带针行走可解除肌肉痉挛，有利于脊柱内外平衡的修复。针后拔罐5分钟可活血化瘀，促进血液循环，有利于清除局部炎症产物，有利于消除神经根水肿。

腰部软组织按摩法

（1）掌面按揉法

患者取俯卧位，两上肢置于头部两侧。操作者站立于患侧，嘱患者腰背肌肉尽量放松。操作者两手掌面分别交替位于患侧腰肌上端，沿腰背部肌肉走行方向，向下按揉至腰骶，自上而下反复按揉，力度由小逐渐加大，反复按揉数遍结束。

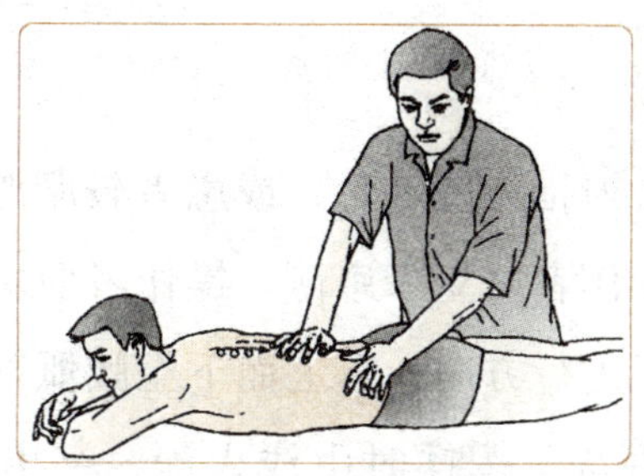

（2）前臂按揉法

患者取俯卧位，两上肢置于躯干两侧，头偏向一侧。操作者站立于患侧。操作者肘关节屈曲，使前臂位于腰背部紧张痉挛的肌肉上端，用前臂自上而下按揉。力度大于掌面按揉法，逐渐由浅入深，反复按揉数遍结束。

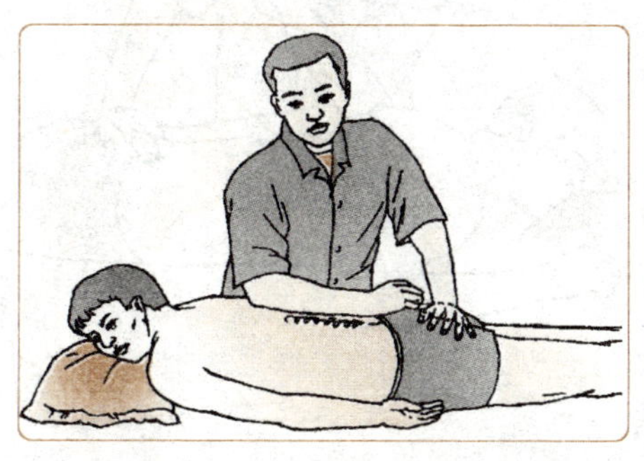

（3）拇指按揉法

患者取俯卧位，两上肢置于头部两侧。操作者站立于患侧。操作者两拇指重叠，置于患侧腰背部痉挛肌肉的上端，沿肌肉走行方向，向下按揉至腰骶部。自上而下，由浅入深，突出重点。力度大于前臂按揉法。反复按揉数遍结束。

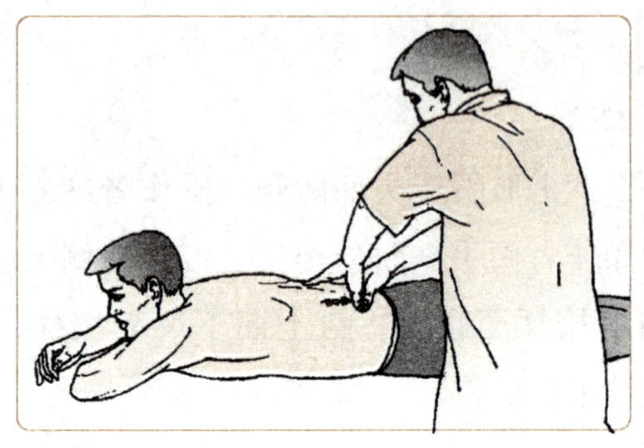

（4）肘尖按揉法

该法适用于操作者拇指力度不足，或患者较肥胖。患者取俯卧位，两上肢置于头部两侧。操作者站立于患侧。操作者肘关节屈曲，肘尖置于患侧腰背肌上方，沿诸肌走行方向，自上而下至腰骶部进行按揉。力度由小到大，大于拇指按揉手法。按揉时由浅入深，突出重点。反复按揉数遍结束。

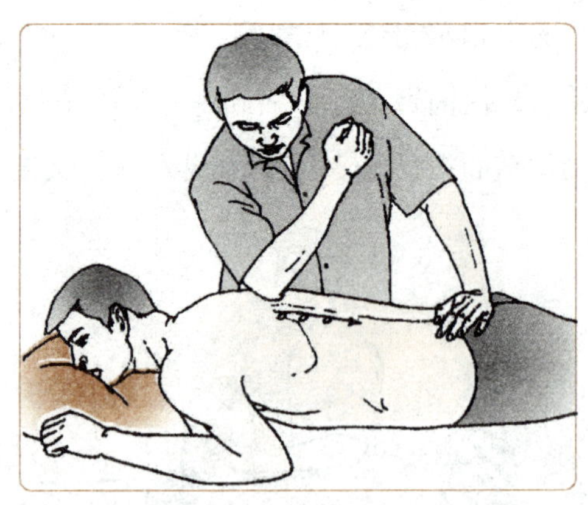

腰部软组织损伤的按摩法

该法适用于慢性腰肌劳损急性发作者。急性腰扭伤禁用。

（1）拇指拨离法

患者取俯卧位，腰部肌肉尽量放松。操作者位于患者外侧，两手拇指重叠，置于腰部肌肉条索上方，沿着局部肌肉走行方向下移，并横向弹拨机化的结节和粘连的肌肉。自上而下，由内至外，由浅入深。力度由小逐渐加大。反复弹拨数遍结束。

（2）肘尖拨离法

患者、操作者的体位同上。操作者一侧肘关节屈曲，肘尖置于腰部机化结节和粘连的肌肉上方，沿着局部肌肉的走行方向下移，并横向弹拨。力度大于拇指拨离法，自上而下，由内至外，由浅入深。反复弹拨数遍结束。

急性腰扭伤的推拿疗法

推拿疗法对急性腰扭伤疗效显著。轻者经 1～2 次治疗就可痊愈；重者一般经 6～10 次治疗也能痊愈。手法的轻重应根据患者的具体情况而定。症状轻者或治疗耐受性强者可重点局部施术；对症状较重、局部疼痛剧烈者，可先点按患侧下肢环跳穴、承扶穴、殷门穴、委中穴、承山穴、昆仑穴几分钟，使局部疼痛有所缓解，再对腰背部重部点施术，多数能收到满意的效果。

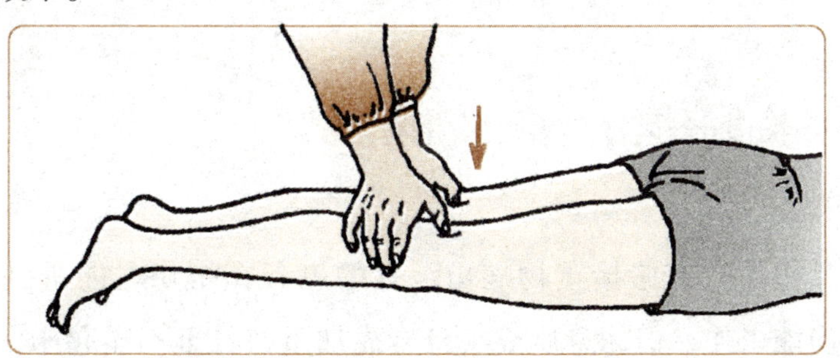

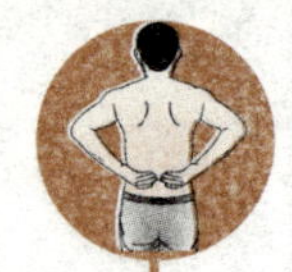

患者取俯卧位，操作者站立于患者一侧。

❶ 推抚法。以双手并行与双手重叠交替进行推抚，在患部重点施术。

❷ 两掌重叠按揉法。侧重于患处，手法由轻到重，由浅入深，直至局部肌肉由拘紧变松软。

❸ 拇指揉压法。这是治疗急性腰扭伤的重要手法之一。视患者局部损伤后疼痛程度的不同，采用单拇指揉压与双拇指并行揉压。如急性腰扭伤在棘突两侧，用双拇指并行，沿棘突两侧往下做纵行揉压，必须一环扣一环地逐一揉压；如若损伤在一侧或两侧腰肌处，可采用双拇指并行横向揉压，直到局部的痉挛肌肉变松软，疼痛缓解为止。

❹ 四指栉背推法。此法是治疗急性腰扭伤、慢性腰肌劳损的特效手法，具有舒筋解痉、伸筋起痹、消炎止痛作用。

❺ 侧扳法。适用于无明显外伤情况下发生的急性腰扭伤，如咳嗽、打喷嚏、弯腰拾物引起的，多数为腰椎后关节发生错位（即腰椎后关节功能紊乱），其损伤点是在腰椎后关节而不在腰肌。这种情况采取侧扳法治疗立刻可见效。

急性腰扭伤的推拿手法很多，例如，对腰扭伤肌肉痉挛明显者，采用拇指弹拨法找到压痛点，用拇指指腹沿肌纤维的走行方向向下弹拨3～5下，然后再沿垂直于肌纤维走行的方向横向弹拨3～5下，手法宜重，对解除肌肉痉挛效果较好。采用反背法、旋转复位法，对腰扭伤后腰椎后关节功能紊乱有较好疗效。对体格强壮的急性腰扭伤患者，采用踩跻法对于解除肌肉痉挛、矫正后关节功能紊乱、止痛有效。

刺络拔罐法治疗急性腰扭伤

（1）诊断

急性腰扭伤常有搬抬重物病史，有的患者在扭伤时能听到清脆的响声。轻者尚能工作，但休息后或次日疼痛加重，甚至不能起床，重者疼痛

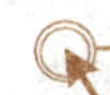

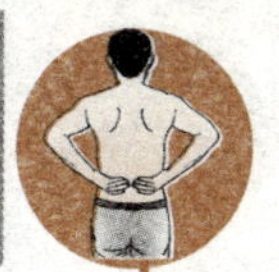

剧烈，当即不能活动。检查时见患者腰部僵硬，腰椎生理曲度消失，脊柱侧弯、骶棘肌痉挛等症状。

(2) 选穴与治疗

❶ 刺络拔罐法一。

取穴 命门穴、肾俞穴、阿是穴。

操作 患者取俯卧位，准确取穴位，穴位局部皮肤常规消毒，先用三棱针对穴位进行点刺，随即用闪火法将火罐吸拔在穴位上，留罐 5～10 分钟。每日 1 次或者隔日 1 次。

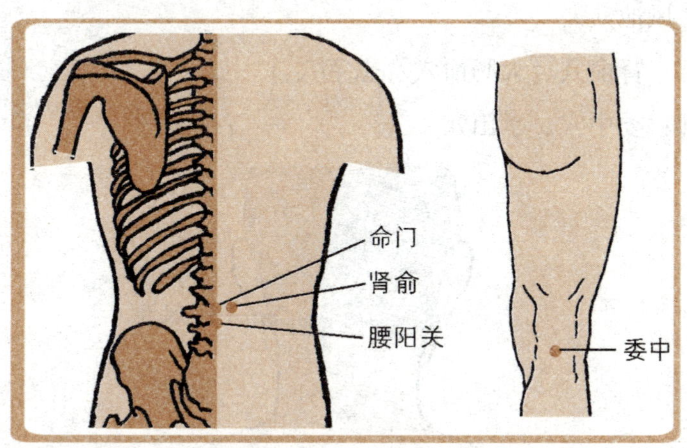

❷ 刺络拔罐法二。

取穴 肾俞穴。

操作 患者取坐位，穴位局部皮肤常规消毒，先用双手从穴位周边向中央挤压，使血液集中在针刺部位。然后捏紧穴位皮肤，将三棱针迅速刺入穴位，出针后，用闪火法将大号火罐吸拔在点刺穴位上，留罐 20～30 分钟，以出血 5～10 毫升为度。起罐后，用干棉球擦净皮肤。

❸ 刺络拔罐法三。

取穴 腰阳关穴、委中穴、阿是穴

操作 患者取俯卧位，穴位局部皮肤常规消毒，先用三棱针对穴位进行点刺，随即用闪火法将火罐吸拔在穴位上，留罐 15～20 分钟。每日 1 次或者隔日 1 次。

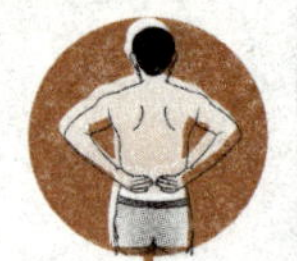

急性腰扭伤的刮痧疗法

（1）诊断

患者在搬、抬、扛重物时，腰部一侧或两侧突然出现清脆响声，然后出现腰痛，疼痛剧烈时，腰部无法扭转，当即不能正常动作。检查时会发现患者腰部僵硬，腰椎生理曲度消失，并且脊柱侧弯、骶棘肌痉挛，严重者甚至无法起床，在腰部受伤部位可以找到明显压痛点。

（2）取穴

头部：风池穴。

腰背部：肾俞穴、大肠俞穴、志室穴。

下肢部：委中穴、承山穴。

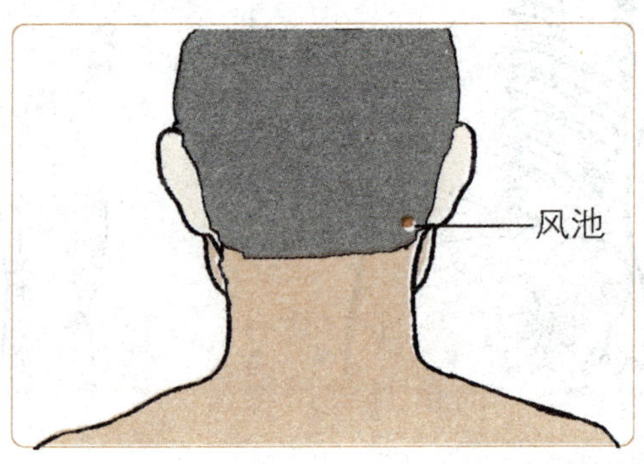

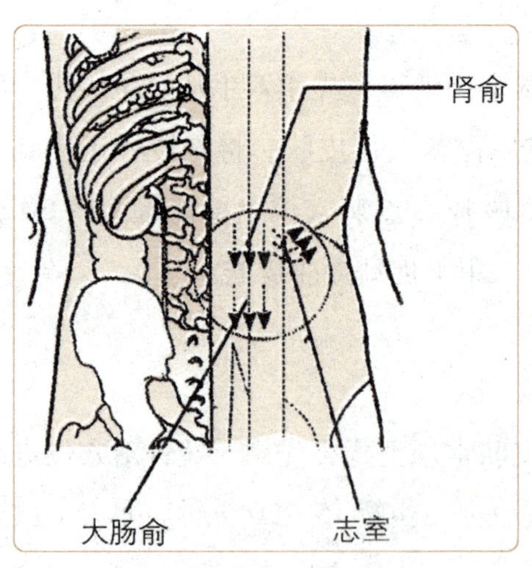

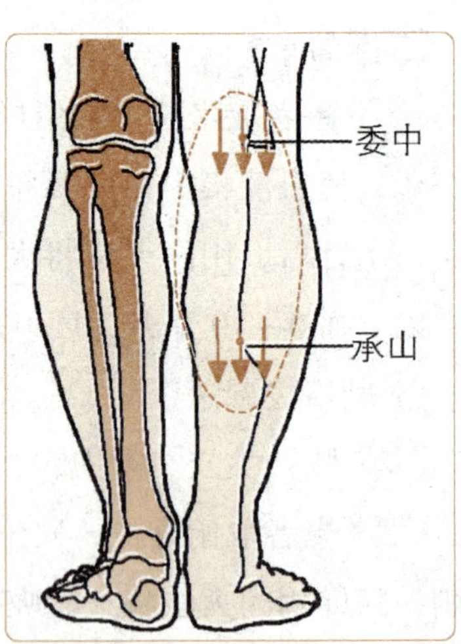

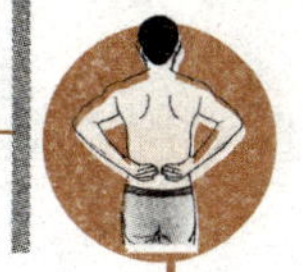

刮痧疗法操作方便，对疏通腰部经气，舒缓筋脉，活血止痛有很好的疗效。

（3）刮拭部位及刮拭方向见前页。

（4）操作步骤

❶ 患者取俯卧位，显露需要刮拭的穴位区域，局部皮肤常规消毒。

❷ 刮痧板向刮拭的方向倾斜20°，先轻轻刮拭风池。

❸ 然后以先腰背部后下肢部的顺序刮拭。

❹ 注意避风，刮痧结束卧床休息。

急性腰扭伤与慢性腰肌劳损的治疗有何不同

急性腰扭伤早期应卧床休息，卧硬板床，可缓解肌肉痉挛，使损伤组织充分修复。按摩治疗宜采取轻揉、按压、理顺、平复等手法。将嵌顿的滑膜解脱，错位的小关节突整复，痉挛软组织捋平回位，帮助炎症组织修复。还可用理疗、药膏贴敷和内服活血化瘀的中成药，如云南白药、七厘散等。必要时可行压痛点局部封闭。这些保守治疗均可取得较好疗效。但是对疑有骨折或腰椎其他病变者，则应做专科检查，不应盲目地保守治疗。

慢性腰肌劳损的治疗，关键在于腰背肌功能锻炼，可采用燕飞式腰背肌锻炼、挺腹伸髋锻炼、起伏滚动锻炼和荷叶摆动锻炼等。手法治疗包括㨰、揉、弹拨、捋顺、按压、点穴等，达到舒筋活血、解痉止痛、消炎祛瘀的功效。也可考虑针灸、阿是穴封闭。平时注意腰背部保暖，远离阴冷环境，避免风寒湿侵袭。避免劳累过度或再次受伤。不要久坐或久卧宜，宜睡硬板床，并在腰下垫薄枕。及时更换汗湿或淋湿的衣服。

针刺腰痛点治疗急性腰扭伤

腰痛点手背腕横纹前1.5寸，第二伸肌肌腱桡侧及第四伸肌肌腱尺侧

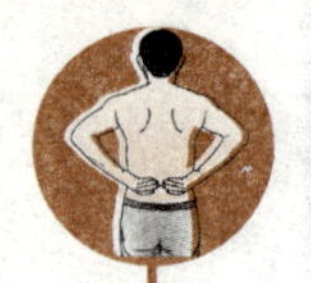

处，共两点。针刺腰痛点治疗急性扭伤效果最佳，对风湿、慢性腰肌劳损等腰痛均有效。配合针刺肾俞穴、殷门穴、腰眼穴、委中穴、承山穴，一般1~3次可见效。

【操作】患者手腕自然弯曲，腰痛点局部皮肤常规消毒，用2根1寸毫针，分别在两腰痛点以15°~30°斜刺入伸有肌肌腱下3~5分深，操作者两手同时捻转两针，施以泻法，同时嘱患者做弯腰动作。针刺腰痛点，除腰痛点局部有酸胀痛外，无其他明显反应（晕针者除外）。

【功效主治】疏通经络，祛瘀止痛。

【经验心得】急性腰部扭伤多数因搬抬重物时姿势不正、负荷过重或用力不当等，引起腰部软组织损伤，导致腰局部气滞血瘀、经络阻塞，不通则痛。因病浅在肌肤，按通则不痛之理，采用手针针刺腰痛点，施用泻法效果极佳，手针治疗机制为疏通经络，活血散瘀止痛。

急性腰扭伤的特效穴位按摩

按揉夹脊穴

位置　位于腰背部，在第一胸椎至第五腰椎两侧，后正中线旁开0.5寸处，一侧17个穴位。

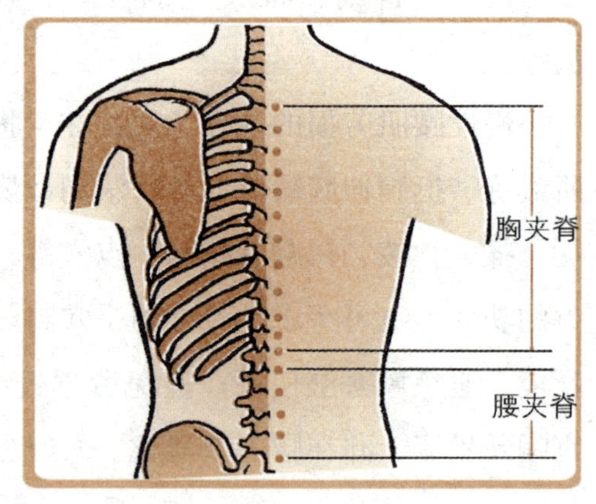

操作　患者取俯卧位，操作者分别用两手拇指同时按揉夹脊穴各30秒。

功效主治　此穴具有疏通经络、扶正祛邪作用。适用于治疗腰背部疼痛、急性腰扭伤、慢性腰肌劳损、腰背部僵硬、全身疲劳等。

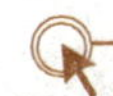

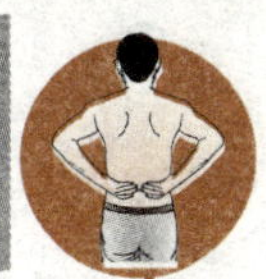

按揉肾俞穴

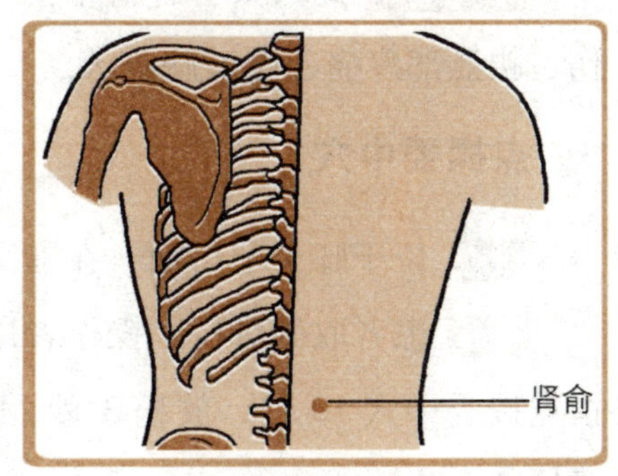

位置 位于腰部，在第二腰椎棘突下旁开二横指处，左右各一。

操作 患者取俯卧位，操作者两手拇指重叠，按压肾俞穴1分钟，然后顺时针方向按揉1分钟，再逆时针方向按揉1分钟，以局部感到酸胀为佳，左右两侧交替按摩。

功效主治 此穴具有益肾助阳、强腰利水作用。适用于治疗腰酸腿痛、慢性腰肌劳损、腰椎间盘突出症、急性腰扭伤、下肢肿胀、全身疲劳等。

按揉腰眼穴

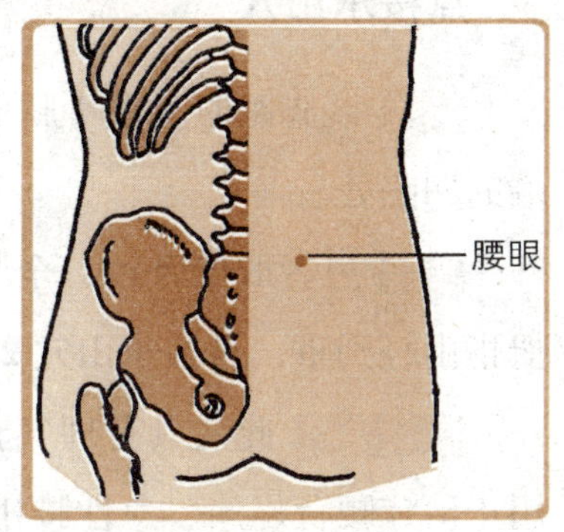

位置 位于腰部，在第四腰椎棘突下旁开四横指处，左右各一。

操作 患者取俯卧位，操作者用两手拇指按压腰眼穴1分钟，然后顺时针方向按揉1分钟，再逆时针方向按揉1分钟。

功效主治 此穴具有强腰健肾作用。适用于治疗腰背酸痛、慢性腰肌劳损、腰部冷痛、急性腰扭伤、腰椎间盘突出症、腰椎管狭窄症等。

揉擦八髎穴

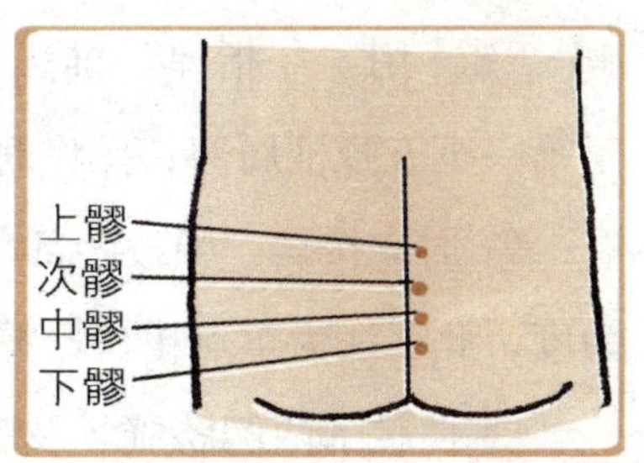

位置 在骶椎上，分为上髎穴、次髎穴、中髎穴和下髎穴，左右共8个，分别在第一、二、三、四骶后孔中，合称八髎穴。

操作 患者取俯卧位，操作者用一手紧贴骶部两侧八髎穴处，自上而下揉擦八髎

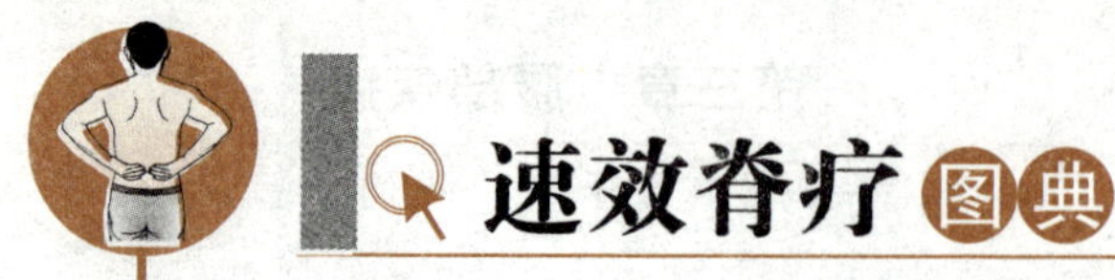

穴 2 分钟。以局部有酸胀感为宜。

功效主治 此穴具有补益下焦、强腰利湿作用。适用于治疗急性腰扭伤、腰骶部疼痛、腰酸腿痛等。

点揉委中穴

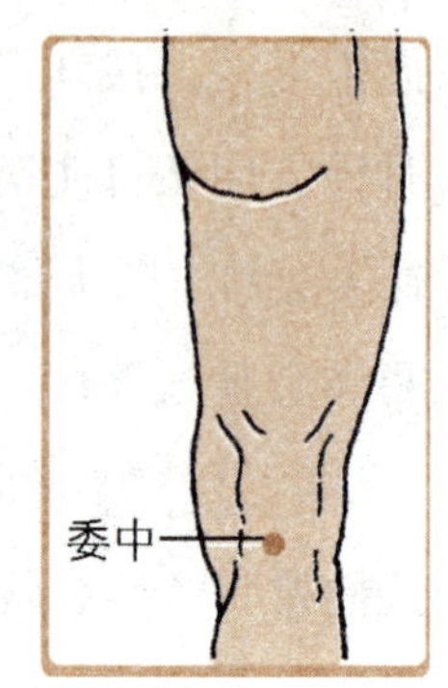

位置 位于膝关节后面，在腘窝正中央。

操作 患者取俯卧位，操作者用两手食指、拇指或中指点按委中穴 10 秒，放松 3 秒，反复 5 ~ 8 次，然后轻轻揉动 2 分钟。

功效主治 此穴具有舒筋活络、泄热清暑、凉血解毒作用。适用于治疗腰背部疼痛、急性腰扭伤、腰酸腿痛、下肢肿胀、全身疲劳、膝关节疼痛等。

点按承山穴

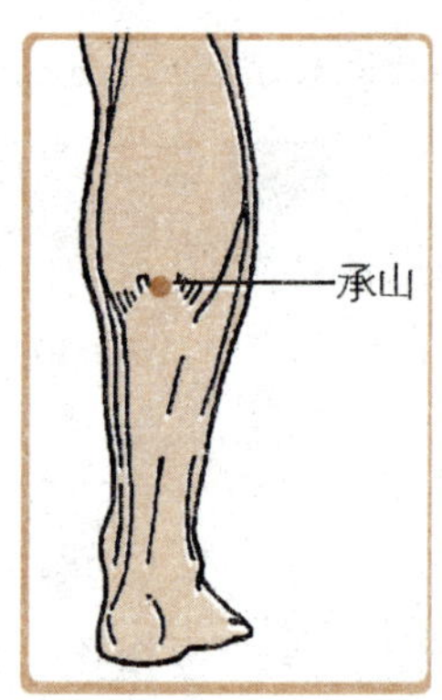

位置 跷脚趾时，在小腿肚下方呈“人”字形纹顶端的凹陷处。

操作 患者取俯卧位，全身放松，操作者用两手大拇指由轻到重，点按承山穴 2 分钟。

功效主治 此穴具有理气止痛，舒筋活络作用。适用于治疗腰背疼痛、急性腰扭伤、坐骨神经痛等。

慢性腰痛的推拿疗法

操作 用“一指禅”推法、㨰法、按揉法施于背部两侧膀胱经，侧重于第一至五腰椎局部，操作时间 10 分钟。

❷ 肘尖按揉、弹拨腰部华佗夹脊穴和足太阳膀胱经穴，以患者能忍受为度，此手法为重点手法，操作时间 15 ~ 20 分钟。

❸ 擦腰部两侧膀胱经及腰骶命门部，透热为度。10 次为一个疗程。

功效主治 疏解粘连，通经止痛。

经验心得 施以推拿手法有以下作用：

❶ 松解腰部肌肉、韧带、筋膜痉挛和粘连，消除神经组织炎症水肿的，尤其有助于消除腰背深层筋膜和深层骶棘肌的炎性粘连，解除对腰脊神经后支的压迫和刺激。

❷ 改善腰部肌肉、筋膜和神经的血液供应、营养和代谢。

❸ 镇痛作用。推拿手法是一种良性刺激，局部推拿手法的反复作用，可以提高局部组织的痛阈，提高患者对疼痛的耐受。

慢性腰痛的拔罐疗法

走罐法

取穴 肾俞穴、腰阳关、次髎穴、足太阳膀胱经穴。

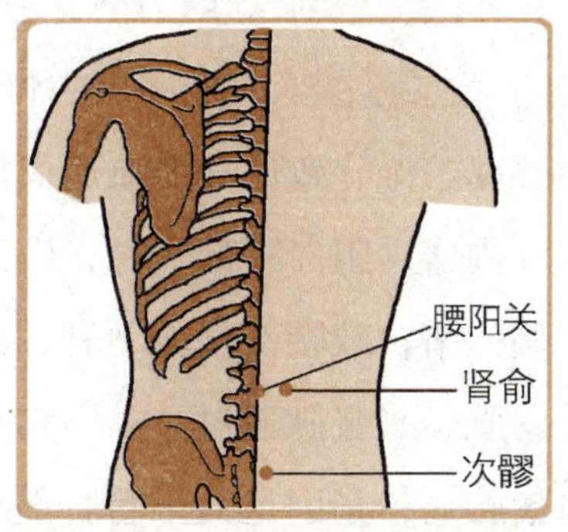

操作 患者取俯卧位，穴位局部皮肤常规消毒，用闪火法对肾俞穴、腰阳关穴、次髎穴拔罐 5 ~ 15 分钟，然后取患侧足太阳膀胱经穴，施走罐法。每日 1 次。

血罐法

取穴 夹脊穴及其附近的腑穴。

操作 患者取俯卧位，患侧夹脊穴及其附近的腑穴皮肤常规消毒，用梅花针轻轻刺入穴位，留针到穴位处微出血后，将针拔出，立即将火罐吸拔在穴位上，留罐 15 分钟。拔罐后，热敷疼痛处。

火罐法

取穴 阿是穴。

操作 患者取俯卧位，用枕头将腹部垫起，穴位局部皮肤常规消毒，用毫针刺入穴位，针刺得气后，将针拔出，用闪火法拔罐 15～20 分钟，每周 2 次，6 次为一个疗程。

委中穴刺络放血治疗慢性腰痛

取穴 两侧委中穴。

操作 患者取站立位，穴位局部皮肤常规消毒，选用三棱针，左手拇指压在委中穴下端，右手持三棱针对准委中穴青紫脉络处，与局部皮肤呈60°角，斜刺入青紫脉络中，迅速拔出三棱针，使瘀血流出。可使用消毒干棉球轻轻按压青紫脉络下端，以助瘀血排出。待出血自行停止后，再用消毒干棉球按压针孔，最后用创可贴敷贴针孔，防止感染。每周 1 次，4 次为一个疗程。

功效主治 舒筋活络，凉血泄热。

经验心得 腰痛多数因慢性腰肌劳损或急性腰扭伤未及时正确治疗，复感寒、湿，致使气滞血瘀而成。气血运行失常，脏腑阴阳失衡，湿、瘀等邪内盛，阻滞腰部经脉，致经气运行障碍，枢机不利，复因病程较长，久病入络，致腰部气血不利，经脉不通，功能障碍。腰为肾之府，有足太阳膀胱经、督脉通过。委中穴有舒筋活络、凉血泄热的功能。本穴之所以能治腰痛，是因足太阳膀胱经自腰背而来的两条支脉皆下行会于委中穴，穴属膀胱经，所入为合，为足太阳膀胱经的下合穴，膀胱与肾相表里。以委中穴治疗腰痛，由来已久，且疗效显著，临床素有“腰背委中求”之谓。本病病程长，久治不愈。根据久病入络原理，多有瘀血内阻，故委中穴放血治疗疗效显著。

腰痛的手部反射区按摩疗法

(1) 腰椎反射区按摩

腰椎反射区在双手拇指第一掌骨桡侧缘，第一掌骨体下 1/2 段和第三掌骨近端1/2段。这个反射区对慢性腰肌劳损、腰部酸痛、腰椎间盘突出、腰椎骨质增生、坐骨神经痛等病痛都有极好的治疗效果。

操作方法

❶ 拇指施力，沿着拇指桡侧往手腕方向推压，可直线推或旋转推进，按摩应进行6～10次。

❷ 用拇指指腹侧面或食指指腹直接揉按反射区，顺时针、逆时针各揉按6～10次为佳。

（2）腰痛点反射区按摩

腰痛点在手掌上的反射区在手背侧，第二、三掌骨及第四、五掌骨之间，当腕横纹与掌指关节中点处。这个反射区对腰部的扭伤和疼痛有很好的辅助治疗效果。同时，还能治疗头痛、身体疼痛等。

操作方法

❶ 用中指指腹做定点按摩，按5～10次，力度以出现酸胀感为佳。

❷ 或用拇指和食指，掐住腰疼点的发射区按压，然后逐次加强力度，过后腰部会觉得很舒服。

腰椎不稳定的保守治疗

腰椎不稳定表现为腰椎滑脱，保守治疗主要是卧床休息，睡硬板床，腰下垫稍硬些的枕头；可适当做理疗；佩戴腰围保护等，以减轻腰痛症状。

专家指出，不能试图用推拿、牵引的方法复位滑脱的椎体，在缺乏有效固定的情况下，推拿只会使椎间松动幅度更大；牵引只能暂时复位或部分复位，一旦站立或者负重，又会回复原状，有时解除牵引后反而会加重症状。

可采用理疗、按摩等方法，待症状缓解或消退后，加强腰背肌功能锻炼，如飞燕展翅法、五点法和三点法等，可增强腰背肌肌力，恢复腰椎的正常结构和稳定性。

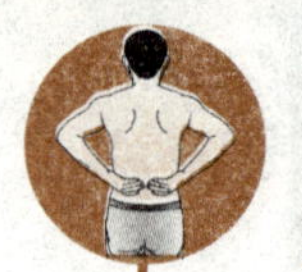

腰椎管狭窄症的特效穴位按摩

腰椎管狭窄症按部位可分为中央型（主椎管）狭窄症、侧方型（侧隐窝）狭窄症及神经根管狭窄症三大类，按病因可分为先天性、继发性两种。间歇性跛行是本病的临床特征，表现为安静或休息时无症状，行走一段距离后出现下肢痛、麻木、无力等症状，蹲下或坐下休息一段时间后缓解。随着病情加重，行走的距离越来越短，需要休息的时间越来越长。

按揉志室穴

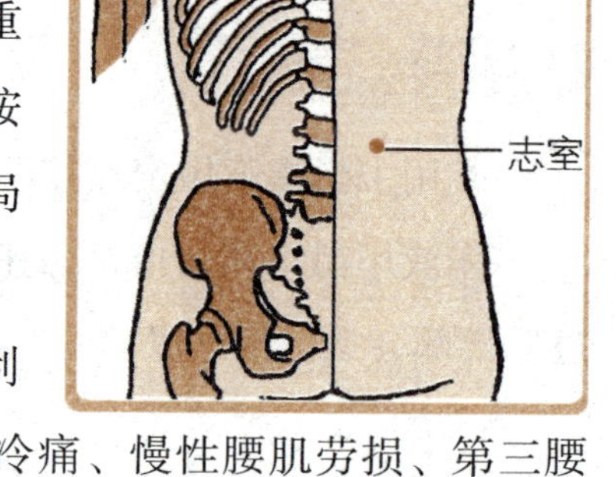

位置 在第二腰椎棘突下旁开四指处，左右各一。

操作 患者取俯卧位，操作者两手拇指重叠，按压志室穴 1 分钟，然后顺时针方向按揉1 分钟，再逆时针方向按揉 1 分钟，以局部酸胀感为佳，左右两侧交替按摩。

功效主治 按摩此穴可益肾固精，清热利湿，强壮腰膝。适用于治疗腰背酸痛、腰背冷痛、慢性腰肌劳损、第三腰椎横突综合征、腰椎管狭窄症、下肢瘫痪等。

按揉阳陵泉穴

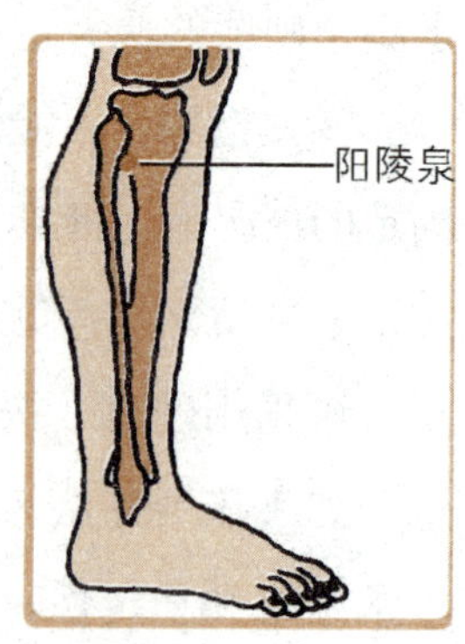

位置 在膝关节斜下方，小腿外侧腓骨小头前下方凹陷中。

操作 患者取仰卧位或侧卧位，操作者用拇指顺时针方向按揉阳陵泉穴 2 分钟，然后逆时针方向按揉2 分钟。

功效主治 按摩此穴可舒肝利胆，强健腰膝。适

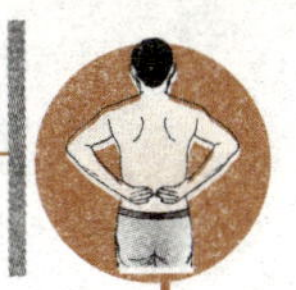

用于治疗肩周炎、落枕、急性腰扭伤、腰痛、坐骨神经痛、膝关节疼痛、腿抽筋、下肢瘫痪、踝关节扭伤、臀部肌肉注射后疼痛，以及肝胆疾病所致的腰背痛等。

按揉肾俞穴

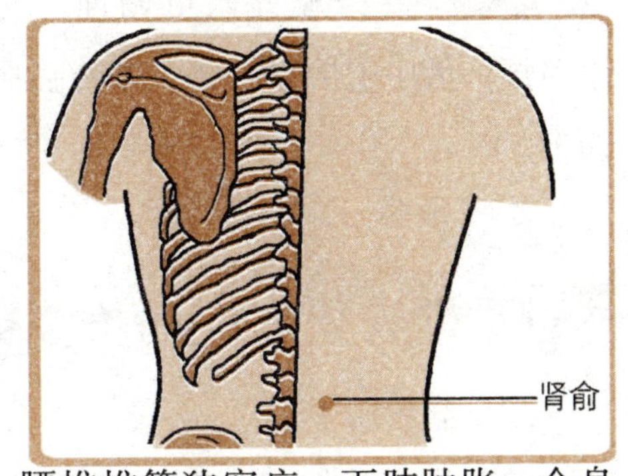

位置 腰部，第二腰椎棘突下旁开二横指宽处，左右各一穴。

操作 取坐位或立位，双手中指按于两侧肾俞，用力按揉30～50次。

功效主治 经常按摩此穴可益气活血、祛风散寒。能够改善腰酸腿痛、慢性腰肌劳损、腰椎间盘突出症、腰椎椎管狭窄症、下肢肿胀、全身疲劳、月经不调等。

按揉腰眼穴

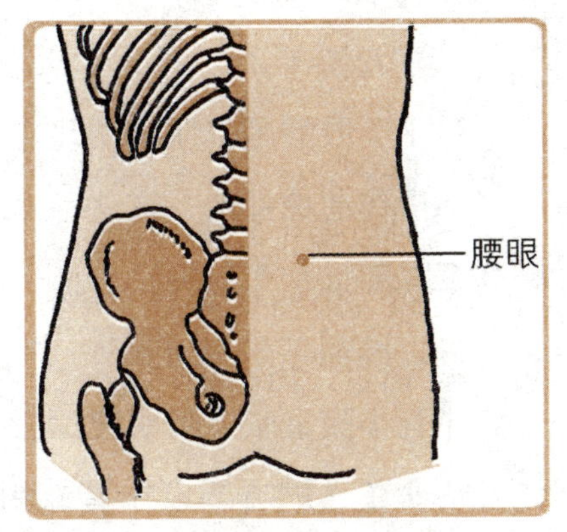

位置 在第四腰椎棘突下旁开四横指处，左右各一。

操作 患者取俯卧位，操作者用两手拇指按压腰眼穴1分钟，然后顺时针方向按揉1分钟，再逆时针方向按揉1分钟。

功效主治 按摩此穴可强腰健肾。适用于治疗腰背酸痛、慢性腰肌劳损、腰部冷痛、急性腰扭伤、腰椎间盘突出症、腰椎椎管狭窄症等。

按揉三焦俞穴

位置 在第一腰椎棘突下旁开二横指处，左右各一。

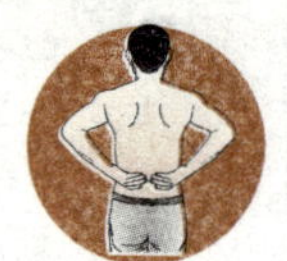

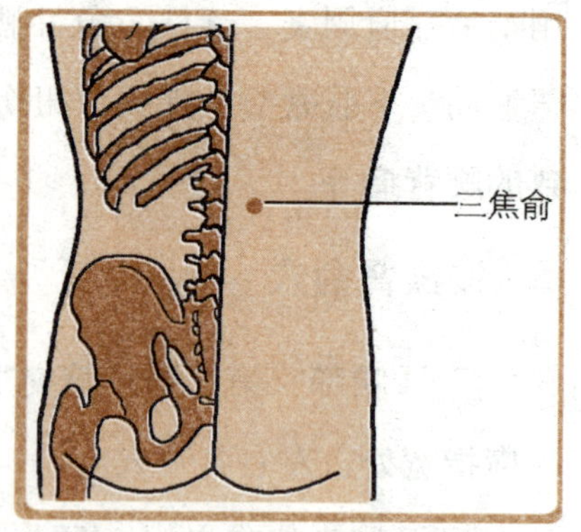

操作 患者取俯卧位，操作者用两手大拇指顺时针方向按揉三焦俞穴 2 分钟，然后逆时针方向按揉 2 分钟，以局部酸胀感为佳。

功效主治 按摩此穴可调理三焦，利水强腰。适用于治疗肥胖、腰背强痛、腰痛等。

腰椎管狭窄症的推拿疗法

（1）腰椎整复法

以腰椎定位摇正法为首选，其次可采用斜扳法、腰椎后伸推压法等；随后患者俯卧于高枕上，操作施掌揉法于腰骶部各 3 分钟，接着采用肘压法于两侧环跳穴、殷门穴，施指压法于患侧承山穴、委中穴和涌泉穴各 1 分钟。

（2）松解手法

对于下肢酸困、胀痛明显者，可在下肢肌肉丰满处施以劈法，用掌或肘臂部操作的按揉法、搓法、拿法等，放松肌肉，疏通经脉。一般由患侧臀部至踝部推拿 5 分钟。

（3）疏通下焦气机

伴有小腹坠胀、黎明腹泻者，可选用健脾温肾法。患者取仰卧位，操作者站立在其侧方，以中指指针法点按中脘穴、关元穴、肓俞穴各 1 分钟；接着患者屈膝、屈髋，使腹部处于松软状态；以患者肚脐为中心，施掌揉法于少腹，顺时针、逆时针方向揉动各 2 分钟；最后操作者一手抚按于少腹，另一手以中指或拇指点按左下肢内侧三阴交穴、照海穴，右下肢外侧申脉穴、绝骨穴各 0.5 分钟，力度以患者腰骶部温热感为宜。

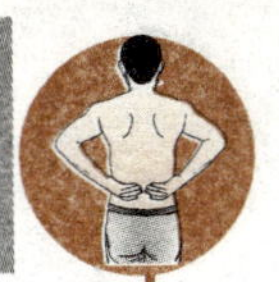

腰椎管狭窄症的手术治疗

腰椎管狭窄症症状较重，影响日常生活与工作，且经非手术疗法无效者，可行手术治疗。

手术治疗的原则是扩大椎管、解除压迫、缓解症状，以下几种情况可考虑手术治疗：

❶ 首次剧烈发作，以下肢症状明显，患者因疼痛难以行动及入眠，被迫处于屈髋屈膝侧卧位，甚至跪位。

❷ 经非手术治疗无效或症状继续加重的患者。

❸ 出现单侧神经麻痹、肌肉瘫痪或有直肠、膀胱症状者。

❹ 病史较长、影响工作或生活的中年患者。

❺ 病史不典型，经 CT、MRI 检查显示椎间盘突出较明显者。

❻ 其他原因所致腰椎管狭窄。

根据不同的病情和患者的具体情况，可选择不同的手术方式，如果腰椎间盘突出合并一侧或双侧侧隐窝狭窄，则行单侧或双侧开窗法椎间盘摘除、侧隐窝扩大、上关节突前内 1/3 切除术；如果合并单侧侧隐窝狭窄、椎间孔狭窄、关节突肥大，则行半侧椎弓成形术，或半侧棘突和椎板截骨再植成形术；如果为中央型椎管狭窄和（或）合并神经根通道狭窄，则行全椎弓成形术、全椎板截骨后再植术、侧方旋转再植成形术或多个棘突联合截骨再植成形术等。

腰椎滑脱的复位固定法

对于一些滑脱程度比较轻、症状不太重者，非手术疗法有一定效果，虽然不能使已经移位的椎体回到原来的解剖位置，但是可以缓解局部肌肉紧张，改善局部血液循环，促进炎症、水肿吸收，恢复椎骨间力学平衡，达到治疗目的。

有一些腰椎滑脱明显，症状比较重，长期保守治疗无效者，只能手术治疗。过去手术只是进行充分减压和脊椎融合固定，防止椎体进一步移位。由于缺乏对腰椎滑脱实施有效复位的技术和器械，手术效果一般不够理想。现在，有人把用于脊柱创伤治疗的 Dick 器械的设计思想引入腰椎滑脱的治疗，设计了具有撑开和提拉双重功能，用于中重度腰椎滑脱复位固定，以及针对不同程度腰椎滑脱的系列器械。这种器械以 Dick 器械为基础，采用“龙门吊”原理，即以滑脱腰椎相邻的上、下椎弓根螺钉为支点，在撑开滑脱椎间隙的同时，通过中间提拉螺钉的强大拉力，对滑脱椎体进行提拉复位，可获得满意复位。

腰椎后关节滑膜嵌顿的手法复位

（1）牵抖法

患者取俯卧位，双手拉住床沿，操作者双手握住患者两侧踝关节，做对抗牵引，持续 1 分钟，慢慢松开。如此重复数次，然后用力将下肢快速地上下抖动数次，使牵引之力传至腰部。嘱患者慢慢起床，一般都可使腰部伸直，必要时第二天可重复牵抖治疗，使腰能全伸直。

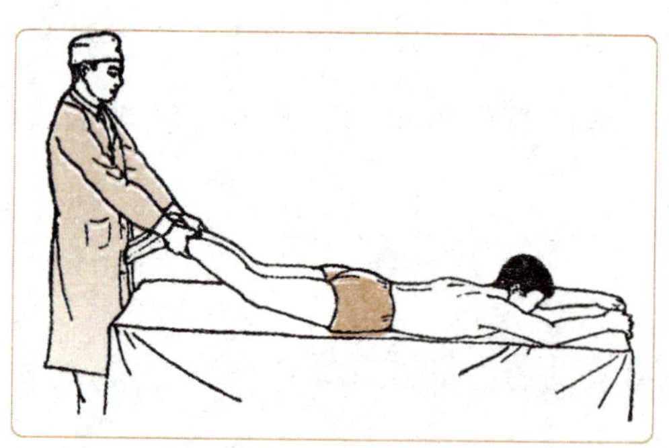

（2）斜扳法

患者取侧卧位，患侧在上，髋、膝关节屈曲，健侧髋、膝关节伸直，操作者站立于患者背侧，一肘部推臀部，一肘部扳肩，两肘部相对用力，使上身旋后，骨盆前移，嘱患者腰部放松，活动到最大限度时，用力做一稳定的推扳动作，此时往往可以听到清脆的弹响声，疼痛即可缓解。也可用扳肩推臀法和垫胸弯腰法。

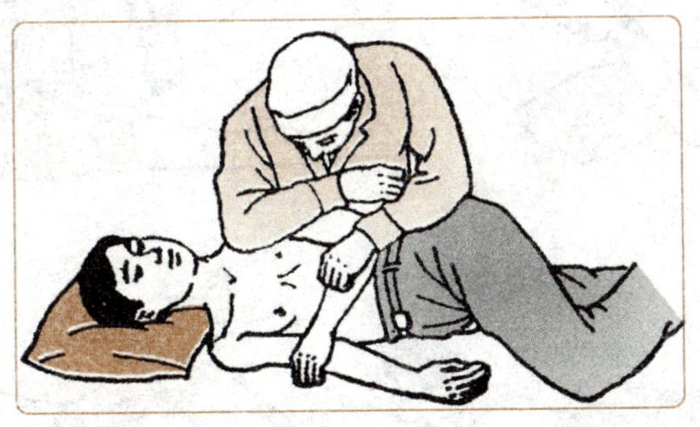

斜扳法

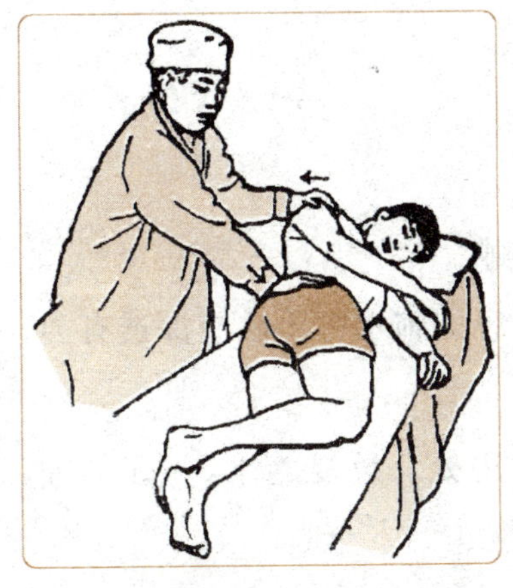

扳肩推臀法

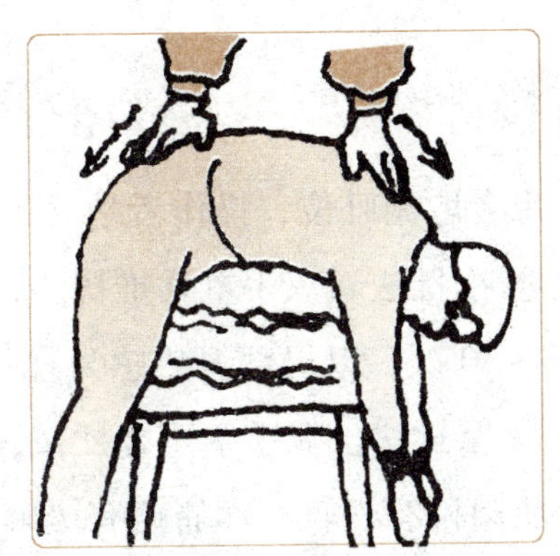

垫胸弯腰法

（3）扳肩推腰或扳腿推腰法

患者取俯卧位，操作者左手扳患者右肩，右手推患者腰或左手推患者腰，右手扳患者左腿。

（4）牵拉屈腿法

助手抱拉住患者两侧腋下，操作者双手拉住患者两侧踝关节，牵拉两下肢，屈曲两下肢，重复数次。

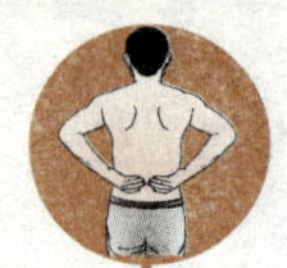

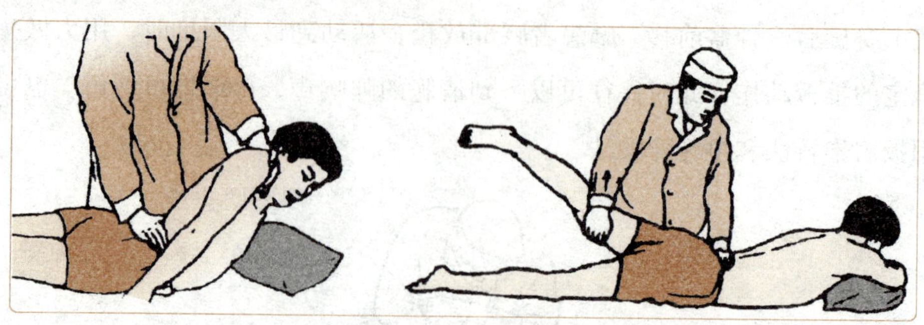

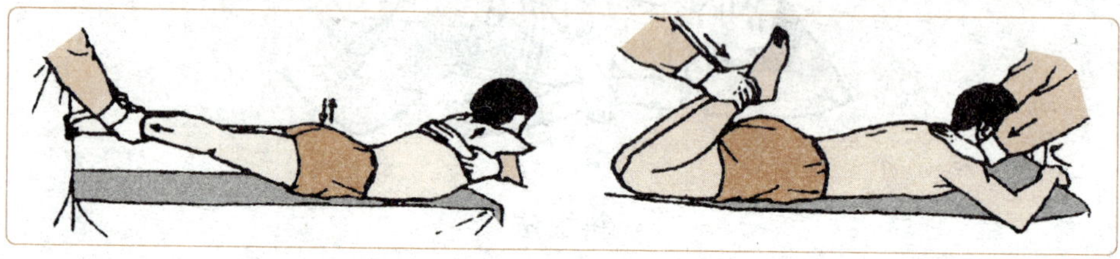

慢性腰肌劳损的推拿疗法

患者取俯卧位，操作者站立于患者一侧。

❶ 推抚法。双手重叠推抚法，侧重于患处施术，手法应深透有力，反复 20 ~ 30 次，以局部温热感为宜。

❷ 掌揉法。双手掌重叠揉按，侧重于患处，反复施术 3 ~ 5 分钟，以局部肌肉稍有松软，疼痛略有缓解为最佳。

❸ 拇指揉压法。以双拇指并行横行揉压为主，在患处腰肌上反复施以揉压。

❹ 肘压法。此法有 4 种，多用肘拖压与肘滑压两种压法交替施之，特别是滑压有显著的软坚散结作用。此法对病程较长、局部已有严重病理性变化者为最有效，如应用得当确可收到其他任何手法难以达到的治疗效果。关键是对肘压的力度、熟练程度的掌握。

❺ 四指栉背推理法。此法对本病的治疗作用仅次于肘压法，操作时在病变部位自上而下做纵行推擦，以局部发烫为佳。

❻ 叩击法应以切击法为主，但不宜在肾区切击。

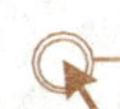

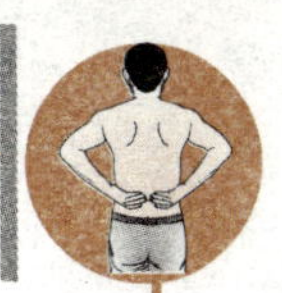

❼ 运动法。腰骶部被动运动法很多，但不宜过多施用。以侧扳法、按腰扳腿法与仰俯起坐法为首选被动法。

慢性腰肌劳损的特效穴位按摩

本病是长期固定体位或不良姿势下工作引起的，或者由急性腰扭伤未及时治疗，迁延而成，或者反复多次腰肌轻微损伤累积所致。主要表现为腰部隐隐作痛，腰部两侧肌肉酸痛，受凉后明显加重。

按揉肾俞穴

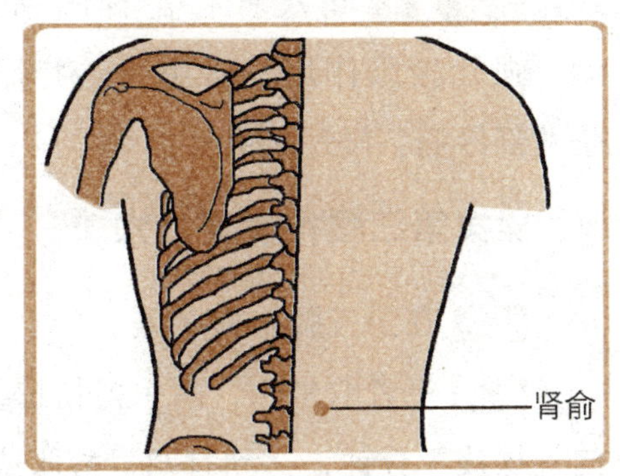

位置 在第二腰椎棘突下旁开二横指处，左右各一。

操作 患者取俯卧位，操作者用两手拇指重叠，按压肾俞穴 1 分钟，然后顺时针方向按揉 1 分钟，再逆时针方向按揉 1 分钟，以局部酸胀感为佳，左右交替按摩。

功效主治 此穴具有益肾助阳、强腰利水作用。适用于治疗腰酸腿痛、慢性腰肌劳损、腰椎间盘突出症、下肢肿胀、全身疲劳等。

按揉命门穴

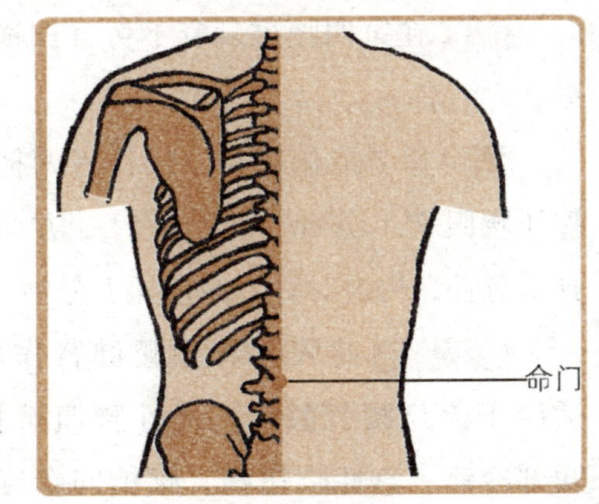

位置 在第二腰椎棘突下缘凹陷中。

操作 患者取俯卧位，操作者用拇指顺时针方向按揉命门穴 2 分钟，然后逆时针方向按揉 2 分钟。

功效主治 此穴具有补肾壮阳、增强体质作用。适用于治疗腰酸腿软、慢性腰肌劳损、腰椎间盘突出

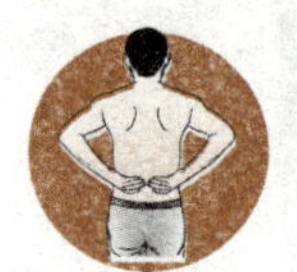

症、棘间韧带损伤、下肢肿胀、全身疲劳等。

按揉志室穴

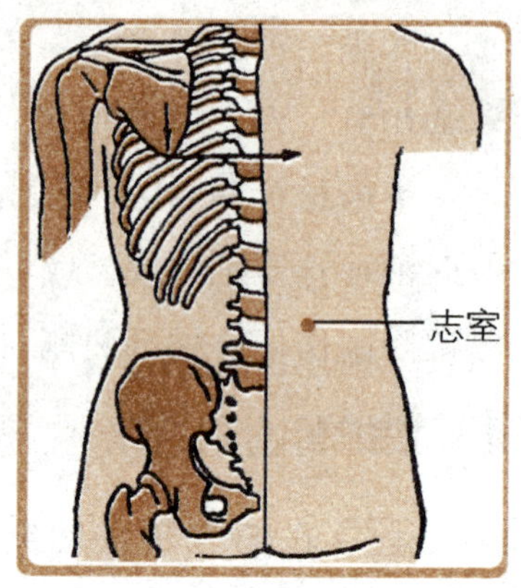

位置 在第二腰椎棘突下旁开四横指处，左右各一。

操作 患者取俯卧位，操作者两手拇指重叠，按压志室穴1分钟，然后顺时针方向按揉1分钟，再逆时针方向按揉1分钟，以局部酸胀感为佳，左右交替按摩。

功效主治 此穴具有益肾固精、清热利湿、强壮腰膝作用。适用于治疗腰背酸痛、腰背部冷痛、慢性腰肌劳损等。

揉拨第三腰椎横突处穴

位置 在第三腰椎横突处。

操作 患者取坐位，两手拇指螺纹面对准两侧第三腰椎横突部位，由内向外揉拨3分钟，达到有明显酸胀或酸痛感，并有轻度温热感为佳。

功效主治 具有缓解疼痛、松解粘连作用。适用于治疗腰背酸痛、腰背部冷痛、慢性腰肌劳损、腰椎间盘突出症、棘间韧带损伤等。

按揉腰眼穴

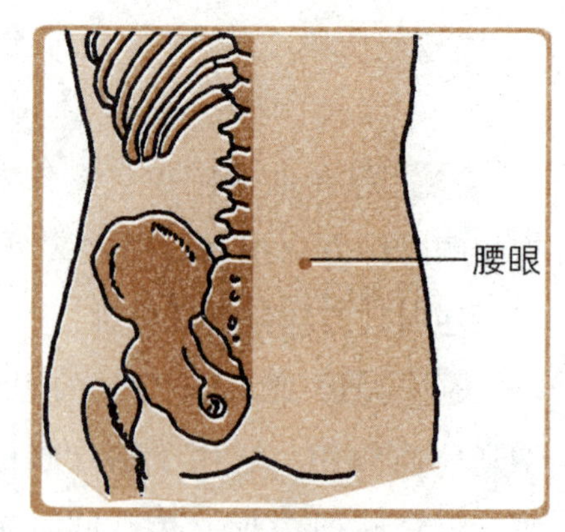

位置 在第四腰椎棘突下旁开四横指处，左右各一。

操作 患者取俯卧位，操作者两拇指按压腰眼穴1分钟，然后顺时针方向按揉1分钟，再逆时针方向按揉1分钟。

功效主治 此穴具有强腰健肾作用。适用于治疗腰背酸痛、慢性腰肌劳损、腰部冷痛、急性腰扭伤、腰椎间盘突出

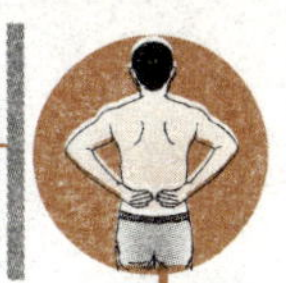

症、腰椎管狭窄症等。

揉擦八髎穴

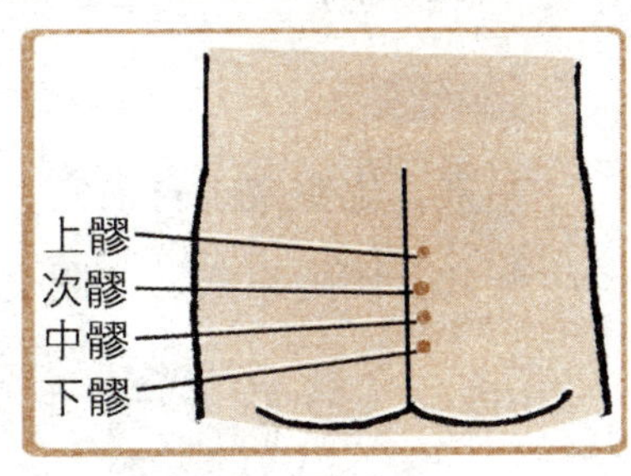

位置 分别在第一、二、三、四骶后孔中，分为上髎、次髎、中髎和下髎，左右共8个穴位，合称八髎穴。

操作 患者取俯卧位，操作者用一手紧贴骶部两侧八髎穴处，自上而下揉擦至尾骨两旁2分钟，以局部有酸胀感为宜。

功效主治 此穴具有补益下焦、强腰利湿作用。适用于治疗腰骶部疼痛、腰背痛、腰骶关节炎、坐骨神经痛等。

按揉委中穴

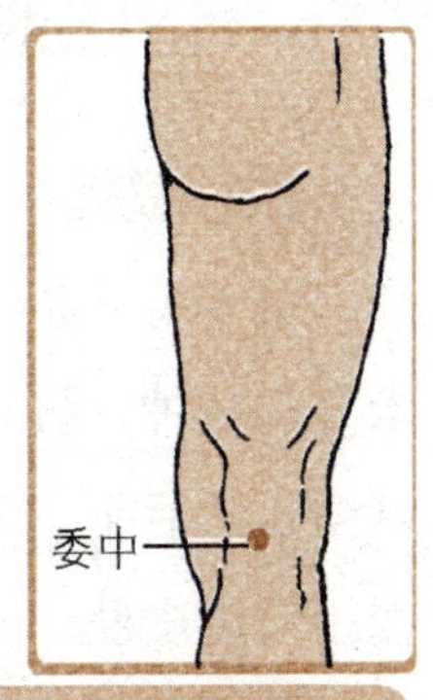

位置 在腘窝横纹中央。

操作 患者取坐位，操作者用中指或食指按于患侧委中穴（拇指置于髌骨外侧或膝眼），按揉20～40次。

功效主治 此穴具有舒筋活络、泄热清暑、凉血解毒作用。适用于治疗腰背部疼痛、腰酸腿痛、下肢肿胀、膝关节疼痛、下肢痿痹等。

按揉太溪穴

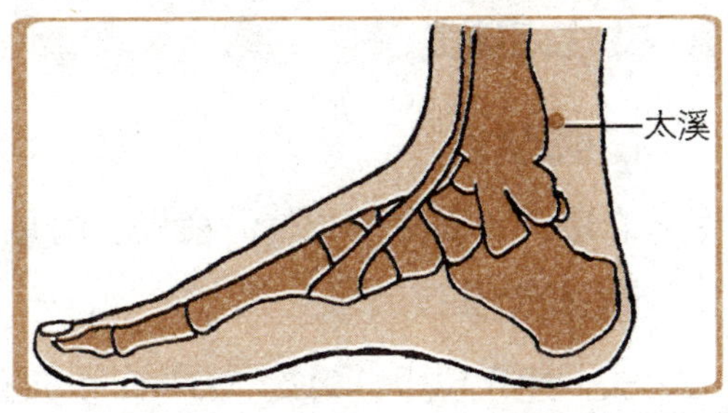

位置 位于内踝后方，在内踝尖与跟腱之间的凹陷处。

操作 患者取坐位，操作者拇指按于太溪穴，顺时针方向按揉2～3分钟，以局部酸胀感为宜。

功效主治 此穴具有滋阴益肾、壮阳强腰作用。适用于治疗慢性腰肌劳损、腰脊冷痛、腰酸腿痛等。

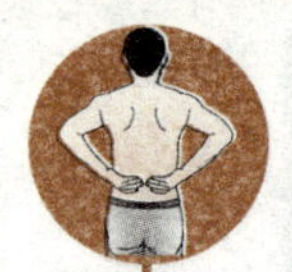

慢性腰肌劳损的艾灸疗法

艾条灸

取穴方法

主穴：志室穴、肾俞穴、大肠俞穴、阿是穴

配穴：阴陵泉穴、三阴交穴、命门穴、关元俞穴、太溪穴

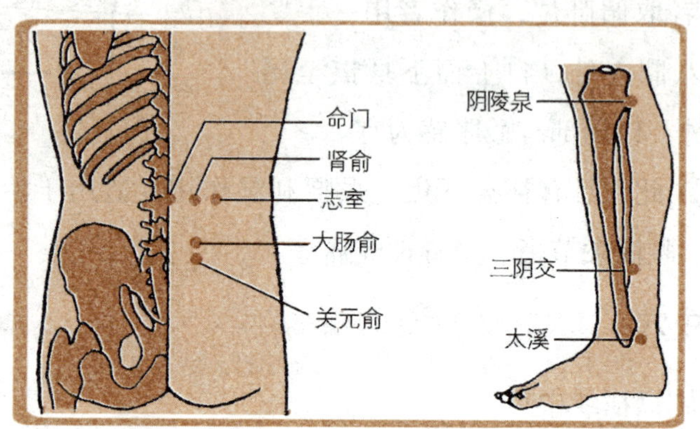

施灸方法

单手持艾条，先温和灸，把点燃的艾条置于距施灸部位皮肤 3 ~ 5 厘米处 2 分钟，将局部气血温热；接着使用雀啄灸 1 分钟，加强对压痛点的刺激；然后手持艾条沿着经络往返灸 2 分钟，以激发经气；最后用熏灸，在距穴位皮肤 3 ~ 5 厘米处熏灸 3 ~ 5 分钟，达到疏经通络，缓解疼痛的目的。每日 1 次，6 次为一个疗程。

艾炷间接灸

取穴方法

志室穴、膈俞穴、气海俞穴、阿是穴、委中穴、承山穴

施灸方法

从上述穴位中，每次选 3 ~ 5 个穴位施灸，阿是穴、志室穴每次灸 10 壮，其余各穴各灸 3 ~ 5 壮。用姜片或蒜片铺在穴位上，其上置艾炷，点燃施灸。每日 1 次，6 次为一个疗程。

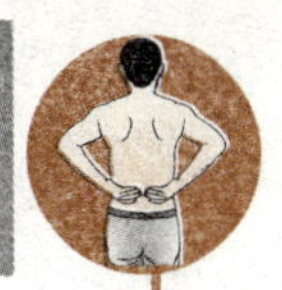

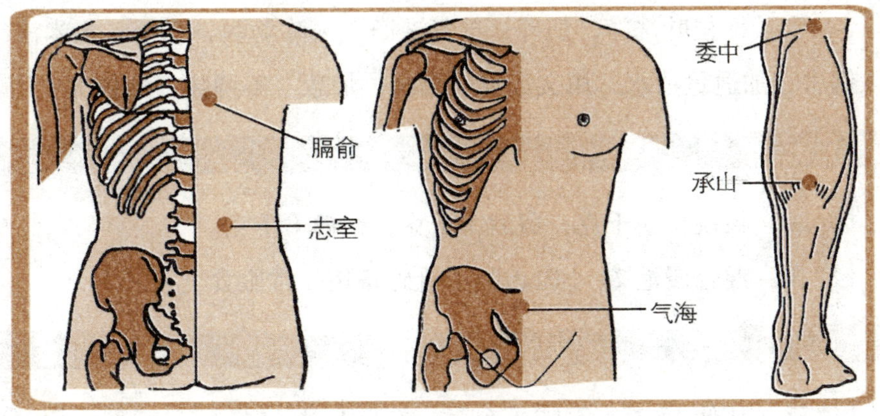

第三腰椎横突综合征的推拿疗法

患者取俯卧位，操作者站立于患者一侧。

❶ 掌揉法。操作者双手掌重叠，分别对腰椎两侧肌肉施以揉按法，患处作为施术重点（即手掌不作移动，长时间在一处揉按）。

❷ 四指栉背推理法。操作者单手握拳，以四指及手与背接触着力于患侧腰部，先自上而下纵行推 30～50 次再改为横向推（从第一腰椎棘突向两侧推 30～50 次，直至第五腰椎）。

❸ 揉拿法。患者取仰卧位，屈膝，操作者站立于患者一侧，面向患者，双手大拇指与双手余指作对称用力，分别拿住患者腹部两侧之腰肌，然后做深层透达揉拿。揉拿以对称的 4 指为主，以手指的揉拿力能作用到患处为佳。

❹ 侧扳法、按腰扳腿法、扭腰法、旋腰法，从中选择 1～2 个种针对性的手法施术。

慢性腰痛的食疗

食疗方一

【组成】新鲜枸杞叶 500 克，羊肾 1 对，大米 250 克。

【制法】枸杞叶洗净，切碎；羊肾洗净，去除筋膜，切碎；大米洗净，共入锅中，加适量清水，用文火熬成粥状，加葱、姜调味，分数次食用。

食疗方二

【组成】核桃仁 3 千克，黄酒 5 千克，红糖 1 千克。

【制法】混合浸泡 24 小时，晒干研碎备用，常服食。

食疗方三

【组成】杜仲 15 克，五味子 6 克，羊肾 1 对。

【制法】前 2 味共入锅中，加适量清水，煎 40 分钟，去渣后，再煎取浓汁。羊肾洗净，去除筋膜，切成腰花，用芡粉勾汁，用植物油炒至柔滑，加入药汁，再煮片刻，加酱油、葱、姜调味即可。

第三腰椎横突综合征的刮痧拔罐疗法

（1）刮痧

取穴 阿是穴，即第三腰椎横突尖端的体表投影处，左右各一，该处按之有压痛；命门穴、肾俞穴、腰眼穴、环跳穴、委中穴、承山穴、足三里穴、解溪穴、太溪穴。

操作 操作者用刮痧油涂抹患处，右手持拿刮痧板，蘸取刮痧油，利用腕力和臂力，按穴位所属经脉线，由上而下，由内而外，顺次刮拭，用力均匀适中，由轻渐重。刮拭面应尽量拉长，每个部位刮 30 ~ 60 下，以患者能耐受或出痧为度。每次刮拭 30 ~ 45 分钟为宜。初次治疗时间宜长，但手法不宜太重。间隔 3 ~ 5 日后可再刮拭 1 次。反复施治，直到患处无痧斑、瘀块出现为止，3 次为一个疗程。疗程结束后，间隔 10 日再行下一个疗程。必要时加用定罐、走罐和叩击术。

（2）拔罐

刮痧后可行局部坐罐和走罐术，主要取命门穴、肾俞穴、腰眼穴、环

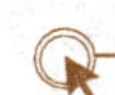

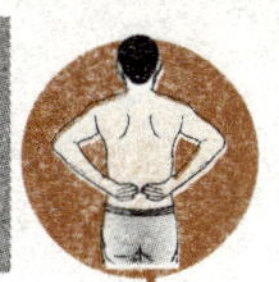

跳穴、委中穴、承山穴、解溪穴、太溪穴，留罐 15 分钟。去罐后再行轻刮，或者按搓拔罐部位，最后叩击委中穴结束。3 日 1 次，连续 3 次，最多不超过 5 次。

【功效主治】舒筋活血，行气通络。

【经验心得】刮痧能疏经活络、调气行血止痛、松解粘连、改善局部血液循环、促进细胞代谢、增强机体免疫力，是治疗第三腰椎横突综合征的有效疗法。再配合局部拔罐、叩击，三者相得益彰，可起到舒筋活血化瘀、行气通络止痛的作用。

风湿性腰痛的特效穴位按摩

风湿性腰痛的症状是腰痛，腰部发沉，坠胀感，劳累后或阴雨天加重，晴天或气候温暖时好转；腰部前俯后仰活动受限制，不能长时间坐立；易疲劳，全身酸懒沉重，患部怕冷。中医学认为，风湿性腰痛是由于腰部遭受风寒湿邪侵袭，导致血脉痹阻，气血运行不畅。本病与疲劳、受寒和潮湿有关。如久居湿地，劳累后淋雨，不及时更换湿衣，夏秋季节睡觉不盖被子等。

按揉承筋穴

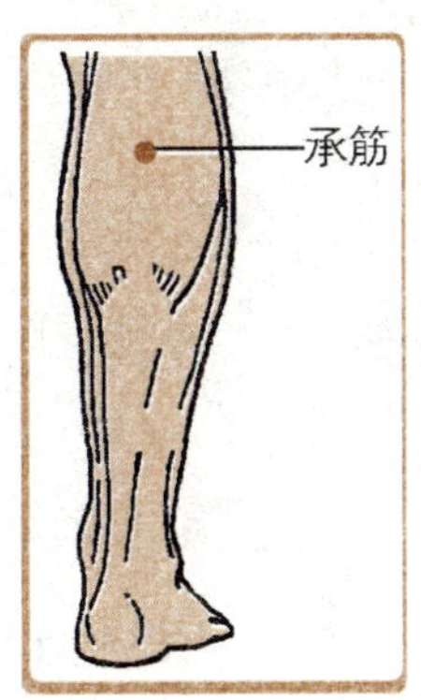

位置 在合阳穴与承山穴之间中点，腓肠肌肌腹中央；正坐垂足位，小腿后部肌肉的最高点。

操作 患者取俯卧位，操作者拇指按于患侧承筋穴，顺时针方向按揉 2 分钟，力度由轻到重，以酸胀感为度。

功效主治 按摩此穴可舒筋活络，强健腰膝，清泄肠热。适用于治疗急性腰扭伤、腓肠肌痉挛或麻痹、风湿性腰痛等。

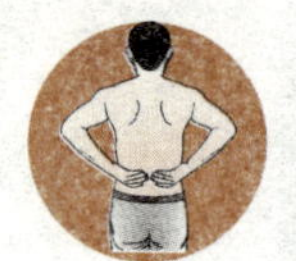

按揉阳陵泉穴

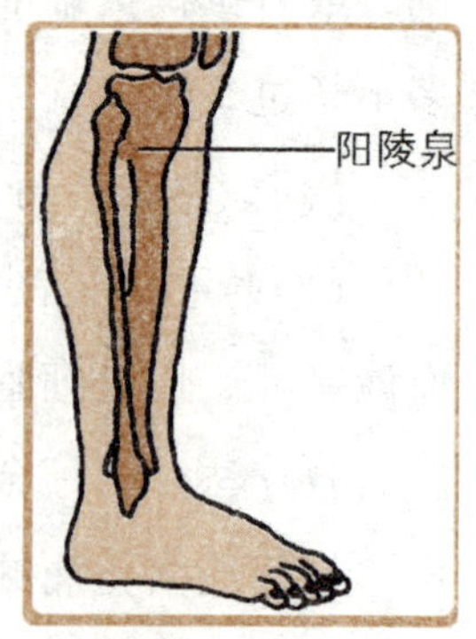

位置 在膝关节斜下方，小腿外侧腓骨小头前下方凹陷中。

操作 患者取仰卧位，操作者用大拇指顺时针方向按揉阳陵泉穴 2 分钟，然后逆时针方向按揉 2 分钟。

功效主治 按摩此穴可舒肝利胆，强健腰膝。适用于治疗急性腰扭伤、风湿性腰痛等。

按揉悬枢穴

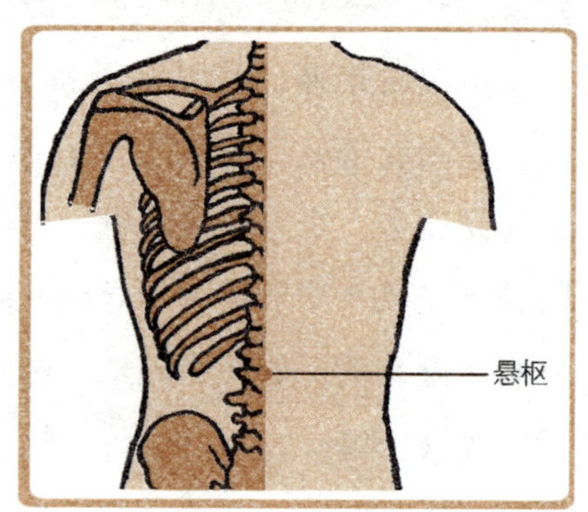

位置 当后正中线上，第一腰椎棘突下凹陷中。

操作 患者取坐位，操作者手握拳，用食指掌指关节按揉悬枢穴，以有酸胀感为宜。

功效主治 按摩此穴可助阳健脾，通调肠气。适用于治疗腰脊强痛、风湿性腰痛、腰背肌痉挛等。

按揉夹脊穴

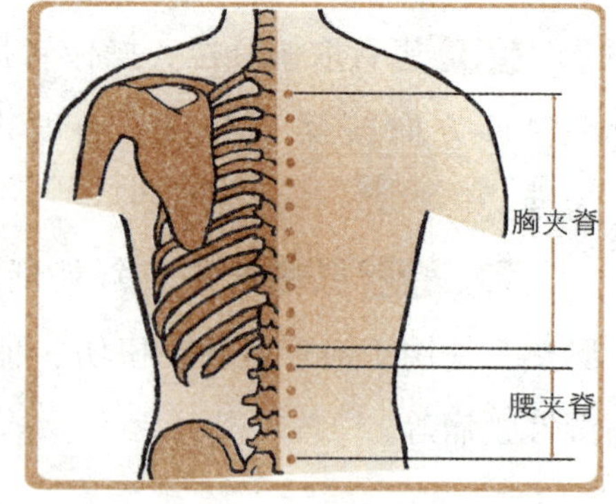

位置 在第一胸椎至第五腰椎两侧，后正中线旁开 0.5 寸，左、右各侧 17 穴。

操作 患者取俯卧位，操作者分别用两手拇指同时按揉夹脊穴，每穴 30 秒。

功效主治 按摩此穴可调节脏腑机

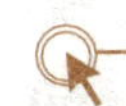

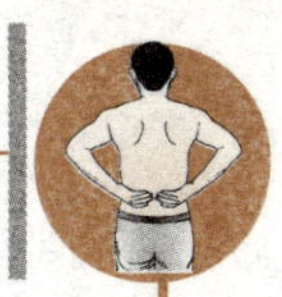

能，舒筋活络。适用于治疗内脏功能不良、全身疲劳、慢性腰肌劳损、腰背部僵硬、风湿性腰痛等。

点揉气海俞穴

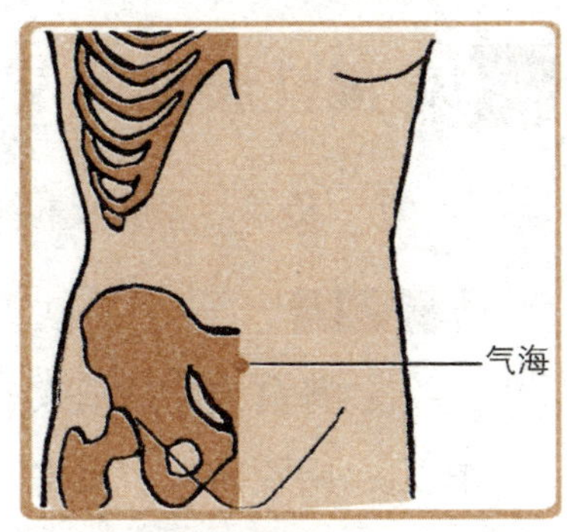

位置 在第三腰椎棘突下，旁开1.5寸处。

操作 患者取坐位，操作者两手握拳，用4指的掌指关节点揉气海俞穴，同时向下移动用劲按揉2分钟。

功效主治 按摩此穴可益肾壮阳，调经止痛。适用于治疗腰骶痛、风湿性腰痛、坐骨神经痛、下肢瘫痪、慢性腰肌劳损等。

按揉关元俞穴

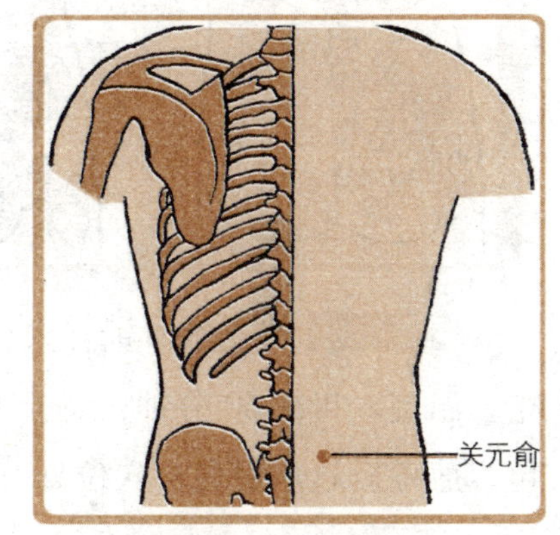

位置 在第五腰椎棘突下，旁开1.5寸处。

操作 患者取坐位，操作者两手握拳，用食指指间关节紧按关元俞穴5分钟，并做旋转用力按揉，以酸胀感为宜。每次按揉5分钟。

功效主治 经常按摩此穴可培补元气，调理下焦。适用于治疗腰部软组织损伤、风湿性腰痛等。

按揉命门穴

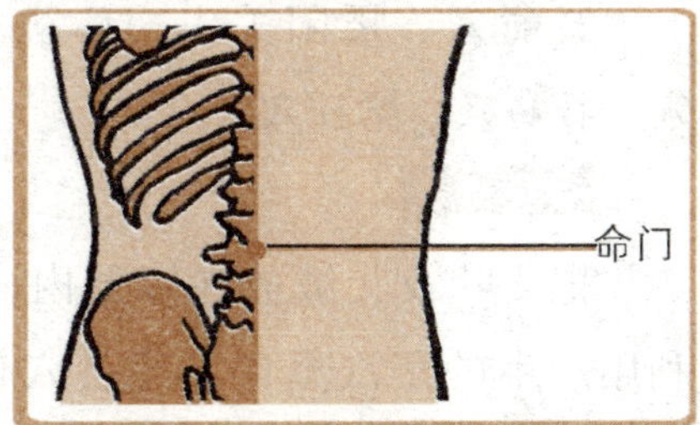

位置 在第二腰椎棘突下缘凹陷中。

操作 患者取俯卧位，操作者用大拇指顺时针方向按揉命门穴2分钟，然后逆时针方向按揉2分钟。

功效主治 按摩此穴可舒通经络，气

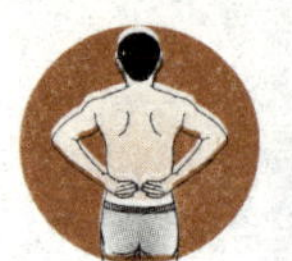

血运行。适用于治疗腰酸腿软、慢性腰肌劳损、腰椎间盘突出症、风湿性腰痛、棘间韧带损伤、全身疲劳，以及阳痿、滑精、早泄、性欲淡漠、月经不调伴随的腰痛。

风湿性腰痛的艾灸疗法

熨 灸

取穴方法

主穴：肾俞穴、命门穴、志室穴、腰阳关穴、大肠俞穴、气海俞穴。

配穴：阳陵泉穴、委中穴。

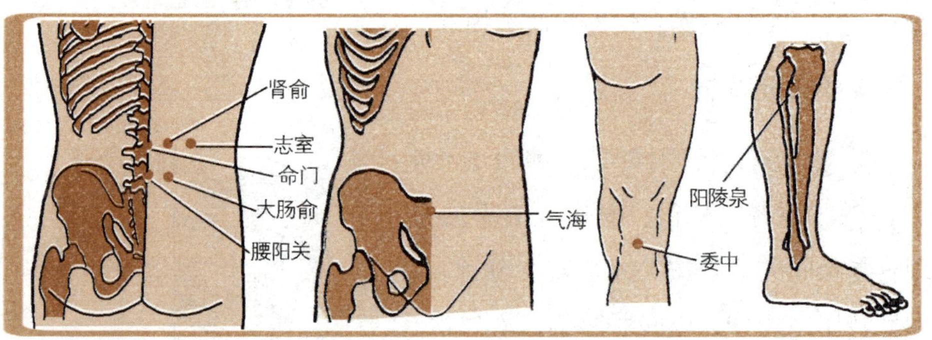

施灸方法 将艾绒平铺在穴位上，覆盖几层棉布，用熨斗或热水袋在棉布上温熨。每次60分钟，每天1次。另外，将相关中药材捣碎，装入纱布包，煎煮后趁热熨灸在穴位处，可将热水袋放在药包上保持热度。

蒸汽熏灸

取穴方法

肾俞穴、腰阳关穴、环跳穴、阳陵泉穴、犊鼻穴、梁丘穴。

施灸方法

把艾叶或艾绒放在容器内，加水煮沸，利用产生的蒸汽熏灸上述各穴位，每次60

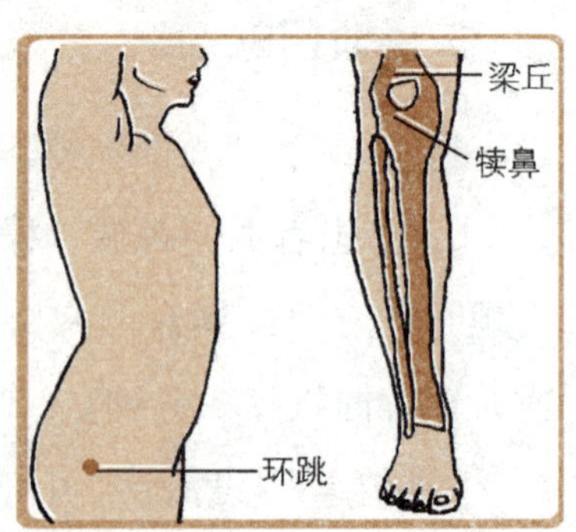

分钟，每天 1 次。另外，可以加入相关中药材，利用蒸汽熏灸，祛风化湿、通经疏络效果更佳。

棘 上韧带劳损的治疗

（1）手法治疗

手法治疗具有促进血液循环，拨离软组织粘连，加速水肿和炎症消退，缓解肌肉痉挛等功效。手法的重点是揉压、弹拨棘突压痛点，并以两手拇指分别揉压两侧委中穴。必要时施以过度屈腰、伸腰、扳腰手法。手法要轻柔、灵活、稳妥，隔日 1 次。

（2）固定与练功

长期低头、弯腰、伏案工作者，要劳逸结合，注意工作姿势，做工间操，积极参加体育活动，加强腰背肌锻炼。急性期应适当卧床休息，起床后可佩戴腰围固定。恢复期宜做腰背肌功能锻炼。

（3）物理疗法

选用高频电疗法、低频电疗法、直流电疗法、超声波疗法、日光浴疗法、红外线疗法、磁疗法、石蜡疗法。

（4）其他疗法

可选用封闭疗法、外治疗法。

腰 椎骶化与骶椎腰化的推拿疗法

❶ 放松性手法。操作者以双手重叠推抚法，先后在患者腰骶部、臀部做离心性深透而有力的推抚，使病变部位紧缩、重滞、板硬的软组织得到充分放松。

❷ 掌揉按法。操作者双手掌重叠，以全手掌或掌根部着力于患者的腰椎、腰骶椎、臀部，反复施以揉按法。腰椎与骶椎相衔接处是重点施术部位。

❸ 拇指揉压法。在上述两法结束后操作者改用两拇指并行或者两拇指重叠，以指腹着力，在腰椎两侧足太阳膀胱经循行路线上，上自第一腰椎，下至第五腰椎，每侧反复揉压5~6遍。对肾俞、腰阳关穴要用两拇指重叠揉压，然后对骶骨的八髎穴施以两拇指并行揉压，反复5~6遍。

❹ 四指栉背推理法。操作者双手重叠四指栉背，在患者腰骶部督脉循行路线上，自上而下做纵行离心性推法，重复30~60次。

❺ 捏脊法。操作者以双手拇指与双手食、中指对称用力，捏住患者骶部皮肤，再两手交替向前捏捻，每遍向前捏捻3下，向上用力提1下，反复5~6遍。

❻ 掌根擦法。操作者右手掌根部接触着力，在手掌抹点香油，在腰骶椎部位做高频率推擦，直至有强烈烧灼感为宜。下肢疼痛者，可配合点揉环跳穴、殷门穴、委中穴、承山穴、悬钟穴、昆仑穴、足三里穴。

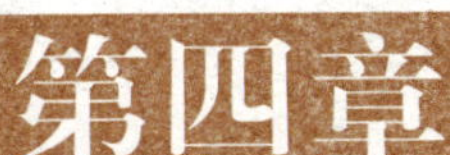

腿部疾病

——伤不起的“风火轮”

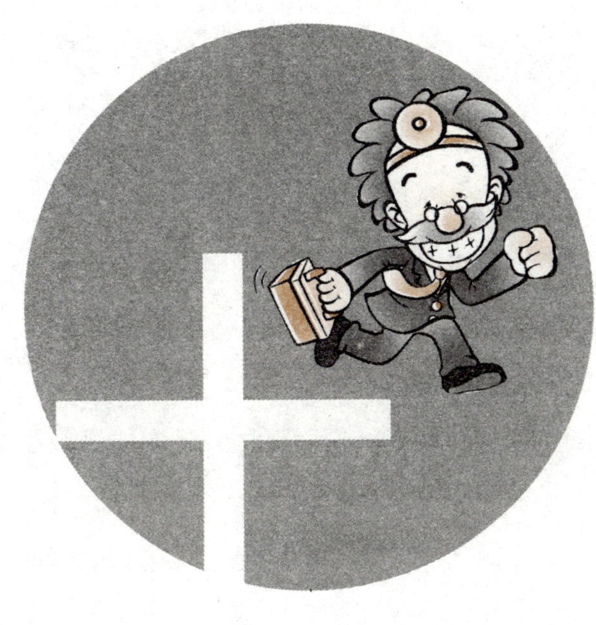

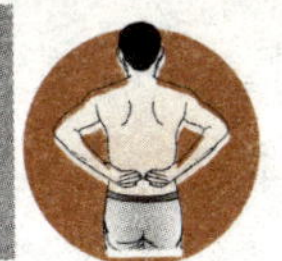

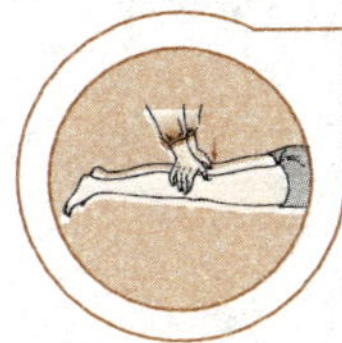

第一节 认识腿部疾病

循行腿部的经脉

(1) 足少阳胆经

向下沿大腿外侧，膝关节外缘，行于腓骨前面，直下至腓骨下端，浅出外踝之前，沿足背行出于足第四趾外侧端足窍阴穴。

(2) 足阳明胃经

沿大腿前侧，至膝膑，沿下肢胫骨前缘下行至足背，入足第二趾外侧端厉兑穴。另一分支从足背上冲阳穴分出，前行入足大趾内侧端。

(3) 足太阴脾经

起于足大趾内侧端隐白穴，沿内侧赤白肉际上行，过内踝前缘，沿小腿内侧正中线上行，在内踝上 8 寸处，交出足厥阴肝经之前，上行沿大腿内侧前缘，进入腹部。

(4) 足太阳膀胱经

一支深入体腔，络肾，属膀胱。另一支经肩胛内侧，从附分穴挟脊旁开 3 寸下行至髀枢，经大腿后侧至腘窝中，然后下行穿过腓肠肌，出走于足外踝后，沿足背外侧缘至小趾外侧端。

(5) 足少阴肾经

起于足小趾之下，斜行于足心涌泉穴，出行于舟骨粗隆之下，沿内踝后，分支进入足跟，向上沿小腿内侧后缘，到腘内侧，上股内侧后缘入脊内。

（6）足厥阴肝经

起于足大趾爪甲后丛毛处，向上沿足背至内踝前1寸处，向上沿胫骨内缘，在内踝上8寸处，交出足太阴脾经之后，上行过膝内侧，沿大腿内侧中线进入阴毛中。

髌骨的作用

髌骨就是大家平时常说的“膝盖骨”。髌骨表面突起，后面是关节面，平坦光滑，覆有软骨，上方被股四头肌腱包被，移行向下形成髌韧带，附着在胫骨结节上。

髌骨左、右两侧都有股四头肌肌腱延续的腱膜组织附着，并固定在关节上，维持髌骨的稳定。髌骨可以在一定范围内上下、左右方向滑动，以保证膝关节的屈伸活动功能。髌骨的滑动对膝关节功能活动有着重要意义。

髌骨的主要功能有两个：一是传导股四头肌的收缩力，起到支点作用；二是保护膝关节，防止来自前方的撞击。自从人类从四肢爬行进化到直立行走，虽然获得双手的自由，但是有2倍的负担压在双腿上。在平地行走时，膝关节要承受相当于4倍体重的压力，上下楼梯时要承受于7倍体重的压力。天长日久，膝关节在支撑体重、进行复杂运动、被迫承受双重负担的情况下，膝关节活动变得不灵便。

髌骨是膝关节活动的一个支点，内面的软骨起着重要作用。软骨这种富有弹性的组织，可以使关节面光滑，还能起到缓冲垫的作用。由于不含血液和淋巴液，软骨就像海绵一样，利用关节运动的压迫，把代谢废物挤压到关节液中，再利用其复原弹性摄取营养物质。

构成膝关节的骨骼

膝关节包括股骨下端和胫骨上端构成的内侧和外侧胫股关节，以及由髌骨和股骨滑车构成的髌股关节。

股骨下端膨大，为内髁、外髁，其间为髁间窝，内髁的横径比外髁长，而纵径（前后径）比外髁短；内、外髁的软骨面与胫骨上端相关节，其前方两髁之间软骨面则与髌骨后软骨面相关节。

胫骨上端膨大成为胫骨髁，其关节面较平坦，称为胫骨平台，略向后倾斜。胫骨内、外髁之间骨质粗糙，其上突出部分为髁间隆突，在其前后各有一窝，即髁间前窝、髁间后窝。在胫骨外髁的外下方有一关节面，与腓骨头构成关节。

髌骨略呈三角形，尖端向下，包被于股四头肌肌腱内。其后面为软骨面，与股骨内、外髁之间的软骨面相关节。髌骨后软骨面有两条纵嵴，中央嵴与股骨滑车的凹陷相对应，并将髌骨后软骨面分为内、外两部分，内侧较窄厚，外侧较宽扁。内侧嵴又将内侧部分分为内侧面、内侧偏面，髌骨下端通过髌韧带连于胫骨结节。

奇妙的润滑剂：关节滑液

摩擦是一种非常普遍的现象。汽车、自行车、洗衣机等机器运转都会产生摩擦，自行车刹车，汽车、火车制动同样靠的是摩擦……无法想象，世界上如果没有摩擦，人类生活将是一个什么样子。

摩擦是相互接触的物体在接触面上发生阻碍相对运动的现象。它给人类带来很多方便，也带来了不少麻烦。例如，机器开动、汽车奔驰时，滑动的部件之间、轴承之间因为摩擦而浪费动力，还会使机器的零件、汽车的车轴磨损，缩短寿命。怎么解决这类问题呢？那就是定期维修，加入润滑剂，减少摩擦。同样的道理，人体关节之所以能灵活自如，靠的是关节里的润滑剂——关节滑液。

关节滑液是由滑膜分泌的一种黏液，是黏稠、淡黄或深黄色液体，就像蛋清一样。它的成分和血浆相似，可以看作是血浆的滤过液。正常情况下，滑液内含有少量细胞，关节炎可以导致关节滑液的质和量发生变化。因此，抽取滑液，检查其物理特性、化学成分和细胞组成的改变，可以为检查关节炎提供有价值的诊断资料。

关节滑液的黏性与透明质酸有关，透明质酸和蛋白质结合在一起，对于关节的润滑非常重要。黏性因温度而发生变化，温度越低，关节滑液越黏。天冷时感到关节僵硬，不灵活，其中一个原因是关节滑液黏性增加。不同关节，关节滑液的黏性也有差别，大关节滑液的黏性常常比小关节低。

关节滑液的功能是减少运动时关节面之间的摩擦，还有营养关节软骨的功能。

膝关节囊和韧带

（1）膝关节囊

膝关节的关节囊和韧带系统是保护膝关节，并维持其稳定性的重要结构。前方关节囊为股四头肌肌腱和髌韧带所覆盖及保护。在髌骨及髌韧带两侧则为阔筋膜及股四头肌肌腱的扩张部分所加强。后方关节囊由半膜肌附着点之一向外上反折部分所加强，称为腘斜韧带。内侧关节囊分为前、中、后三部分，中部与内侧半月板的边缘紧密相连，半月板以上部分称为半月板－股骨韧带，以下部分称为半月板－胫骨韧带，较松弛，可允许半月板与胫骨平台之间有一定的活动余地；后部分斜行，称为后斜韧带。外侧关节囊偏后方有腘肌肌腱斜行穿过进入关节。

（2）膝关节侧副韧带

在膝关节内、外及后侧均有关节外韧带保护和加强，内侧侧副韧带起自股骨内上髁内后方深层，扁而宽，很强韧，其深部为关节囊韧带的中1/3，被称为侧副韧带深层。外侧副韧带起于股骨外上髁，经过关节间隙

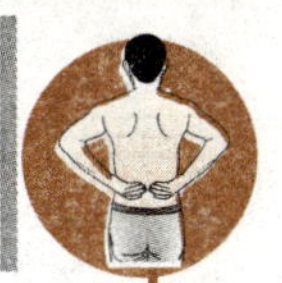

时，有腘肌肌腱将其与外侧半月板隔开，止于腓骨头。后外方有弓形韧带，起自腓骨头，上行分为两束，外束与腘肌肌腱同止于股骨外髁；内束覆盖于腘肌后上部，止于胫骨后面。

（3）交叉韧带

位于膝关节内，滑膜外的交叉韧带是稳定膝关节的重要组织。前交叉韧带起自胫骨髁间窝，斜向外后上方，呈散开状止于股骨外髁内侧面后部；后交叉韧带起自胫骨髁间后窝，斜向内前上方，止于股骨内髁的外侧面，两者相互交叉。膝关节滑膜在交叉韧带处，自后向前绕经交叉韧带形成反折，将膝关节后方隔开。因此，膝关节内外侧仅在前方沟通。

（4）半月板

分别位于股骨、胫骨内髁及股骨、胫骨外髁之间，分为内侧半月板、外侧半月板，是纤维软骨组织，其水平面为半月形，纵切面为楔形。内侧半月板的前角附于前交叉韧带旁，后角附于胫骨棘后方凹陷，侧方与关节囊紧密相连。外侧半月板较小，前角附于前交叉韧带外侧边缘，后角附于胫骨棘后方凹陷，紧靠后交叉韧带，侧方与关节囊通过短纤维相连，但与外侧副韧带隔开，后外侧与腘肌肌腱相邻，两者之间有一滑囊，内、外侧半月板前缘借横韧带相连，后缘分别有半膜肌及腘肌附着，依靠肌肉的作用可牵拉半月板后移。

关节润滑系统

人体的关节可以用数十年，这是人类在亿万年的进化历史中，已经具备了一套完整的关节润滑系统。

构成关节的两根骨头外形不一致，一根骨头凸出成关节头，另一根骨头凹隐形成关节窝，凸面凹面的弧度不完全吻合，存在一个极狭小的楔形间隙。当关节比较快速运动时，关节滑液较多地流进狭小的

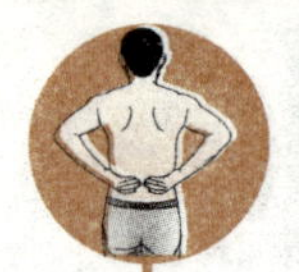

楔形间隙，使关节腔内压力升高，从而将软骨滑动面分开，这是一种属于液体动力学的润滑。

此外，润滑还与关节软骨表面的微小结构有关，软骨表面轻微的高低不平形成一个个“小池”，里面含有关节滑液，关节腔压力升高，使水和其他低分子物质进入软骨基质，而大分子胶体物质仍然留在关节软骨表面的“小池”内，这属于一种“增压”润滑，对于负重关节如髋关节、膝关节非常重要的。

正是这些复杂而有效的润滑系统，使人体关节运动时的摩擦系数比冰对冰的摩擦系数还低，这样就使关节的磨损减少到最低程度。

坐骨神经痛自测法

一般来说，坐骨神经痛往往是“先腰痛，后腿痛”。也就是说坐骨神经痛发病初期常有下背部或腰部不适，数天或数周后出现腰及下肢牵涉痛，并呈进行性加重，且疼痛呈放射感、烧灼样或刀割样。是否患了坐骨神经痛，有以几个方法进行自测：

❶ 咳——咳嗽一声，看疼痛有无加剧。因为咳嗽可使腹压增加，从而使坐骨神经痛加重。

❷ 看——看站立时身体是否向健侧倾斜。坐骨神经痛患者常常带有特殊的减痛姿势，如卧向健侧，病侧在上方，髋关节、膝关节微屈，从仰卧位起坐时，常先弯曲膝关节，坐时健侧臀部着力。

❸ 抬——把腿伸直，看能否抬高。测试时取仰卧位，先将患腿伸直，然后用力向高处抬，这时患腿会因疼痛加剧不能上抬而停止抬腿。

❹ 压——用手按压第四、第五腰椎两旁，坐骨神经痛患者此处多数有压痛。同时按压臀部、大腿后侧、腘窝、小腿外侧、脚外侧等处，坐骨神经痛患者往往压痛明显。

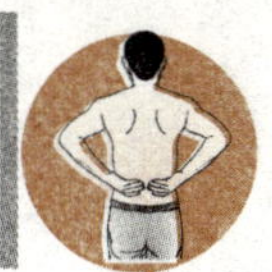

跟痛症

跟痛症是指跟骨结节周围疼痛及行走困难为主的病症，常伴有跟骨结节部骨刺形成，常见于40～60岁中老年人及肥胖者。

(1) 跟腱止点滑囊炎

一侧跟腱止点部疼痛，在行走、站立过久或剧烈运动后疼痛加重。疼痛与天气变化有关，冬天比夏天严重，局部轻度肿胀、压痛，有时可触及捻发音，跟骨后上方有软骨样隆起，表面皮肤增厚，皮色略红，肿胀触之有囊性感。

(2) 跟骨下脂肪垫纤维炎

跟骨下方疼痛，有僵硬肿胀及浅压痛，但无囊性感。

(3) 跖腱膜炎

起病缓慢，多见于40岁以上中老年人，常伴有扁平足畸形。足跟下疼痛，疼痛可沿跟骨内侧向前扩展至足底，以晨起站立时明显，行走片刻后疼痛减轻，但行走过久疼痛又会加重。跟骨结节前方压痛，有时可触及骨性隆起。跟骨侧位片常显示跟骨结节前骨刺形成。

(4) 骨质疏松性足跟痛

活动时双侧足跟部酸痛乏力，但局部无明显压痛。X线平片显示：跟骨有骨质疏松表现。

膝关节侧副韧带损伤

膝关节侧副韧带损伤非常多见，尤其常见于足球、摔跤、篮球、橄榄球及从事冰雪项目和跳跃动作的运动员。

(1) 膝关节内侧副韧带损伤

❶ 疼痛。膝关节内侧副韧带损伤为外翻应力作用于小腿引起，表现为膝关节内侧局限性疼痛，膝关节外翻时疼痛加重。

❷ 肿胀。膝关节内侧肿胀，当合并关节内损伤时，可出现全关节肿

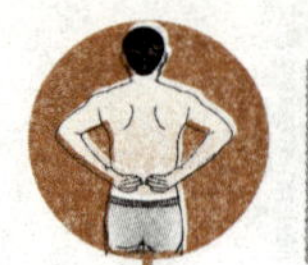

胀，重者可出现浮髌试验阳性，穿刺可抽出关节内血性积液，有时可出现膝关节内侧皮下瘀斑。

❸ 活动障碍。伤后大多数存在不同程度的膝关节活动障碍。

❹ 压痛。膝关节内侧局限性压痛明显。

❺ 膝关节内侧方应力试验阳性。合并交叉韧带断裂时，尤其显著。

❻ 关节交锁。当出现关节交锁时，可能伴有半月板或者交叉韧带损伤，或者内侧副韧带深层断裂，断端嵌入关节内。

（2）膝关节外侧副韧带损伤

❶ 疼痛。膝关节外侧副韧带损伤或断裂，多数发生在止点处，常伴有腓骨小头撕脱性骨折，表现为膝关节外侧局限性疼痛。

❷ 肿胀。腓骨小头附近肿胀、皮下瘀血、局部压痛。

❸ 活动障碍。膝关节活动障碍，有时可合并腓总神经损伤，表现为足部麻木，足不能背伸。

❹ 膝关节外侧方应力试验阳性。当伸直位外侧方应力试验阴性，而屈曲30°时为阳性，提示外侧副韧带断裂合并外侧关节囊损伤；当伸直位和屈曲30°均为阳性时，提示外侧副韧带断裂合并交叉韧带断裂。当伸直位为阳性、屈曲位为阴性时，表示单纯外侧副韧带断裂或松弛。

膝关节骨性关节炎

膝关节骨性关节炎也称增生性关节炎、关节退化性关节炎，多见于中老年人，往往受遗传和体质的影响。

正常关节软骨外观呈浅蓝色，有光泽，润滑，压之硬韧。开始发病时关节软骨表面变为浅黄色、无光泽、粗糙，压之较软。随后可出现裂隙，或者呈绒毛样，后者称为原纤维变性。变性的软骨表面软化、碎裂和脱落后，使软骨下骨板裸露。裸露的软骨下骨板直接受到反复力学冲击，出现反应性骨质增生，边缘往往有骨刺形成。

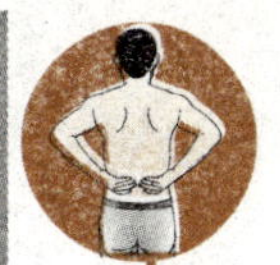

腓肠肌劳损

多数为腓肠肌慢性累积性损伤。常见于行走过多、站立时间过长者(如纺织女工)，或者行走中姿势不均衡者。

急性损伤时，局部疼痛、肿胀，足尖部着地行走，不敢以整个足底负重。慢性劳损者，以小腿后部胀痛为主，过度活动或劳累时加重，休息后减轻，有反复发作史。腓肠肌有广泛而轻重不同的压痛点。

胫骨前肌综合征

胫骨前肌综合征又称行军坏疽，本病特点是胫前区疼痛、肿胀、压痛，踝及趾背伸减弱，腓深神经皮支分布区不同程度的感觉障碍。

在剧烈运动如足球赛、跳跃，或长途行军、军事训练，或小腿输液、输血后突然发生小腿前外侧部肌肉疼痛，开始为钝痛，很快加重，主动和被动活动均可加重疼痛。

小腿前外侧肿胀、变硬、触痛、局部皮肤红热，位置改变或抬高小腿，疼痛均不能缓解。病情进展时，跟部、足趾活动受限，或出现完全性足下垂。

局部皮肤发红、发亮，明显触痛，局部皮温稍高，有时可误认为疏松结缔组织炎。一般无全身炎症反应，由于组织缺血，可能有低热、白细胞升高。足背动脉搏动可存在或减弱，足趾毛细血管充盈正常。

跟腱周围炎

跟腱是小腿三头肌的延伸组织，附着于跟骨结节，是人体最强大的肌腱，是行走、跑跳的主要功能组织。在小腿三头肌收缩时，有屈小腿、提足跟、固定踝关节及防止身体前倾等作用。跟腱周围炎主要是指跟腱周围脂肪组织、腱膜和跟腱下滑囊，因外伤或者慢性劳损引起的炎症性改变，多见于青壮年人。大部分患者有跟腱外伤或者慢性劳损史。

（1）症状

跟腱疼痛。早期疼痛主要发生在活动开始时，稍活动后疼痛反而减轻，但用力跑、跳时，疼痛又会加重。随着病情加重，凡是牵扯跟腱的活动都可引起疼痛，如上下台阶、走路、跑跳等。

（2）体征

❶ 跟腱变形。本病晚期跟腱变形，可触及硬块或硬结，跟腱变粗，呈梭形改变。

❷ 捻发音。本病晚期跟腱失去韧性，在踝关节伸屈时，跟腱周围可触及捻发音。

❸ 跖屈抗阻力试验阳性。让患者背伸踝关节，医者加阻力于脚掌，再让患足跖屈，如有跟腱部位疼痛，即为阳性。

（3）X线检查

X线检查早期无改变，晚期可见跟骨结节脱钙或者骨质增生。

急性踝关节扭伤

急性踝关节损伤局部出现肿胀、瘀血，疼痛剧烈，功能受限。

（1）解剖特点

踝关节为全身负重较大的关节，由胫腓骨下端与距骨组成。关节窝为胫骨下半节面、内踝关节面和腓骨外踝关节面。踝关节周围有三组主要韧带：内侧有三角韧带，较为坚强；外侧有腓跟、腓距韧带，较为薄弱；在胫骨、腓骨下端有胫腓韧带，非常坚固。踝关节以屈伸为主，尚可向两侧活动，还能作一定幅度的内翻和小幅度的外翻。急性踝关节扭伤以内翻损伤多见。

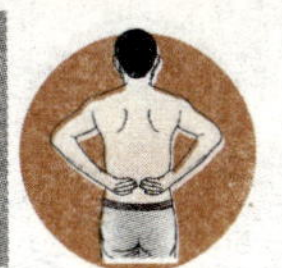

（2）临床表现

急性踝关节扭伤立即出现疼痛，剧痛难忍，活动受限；肿胀明显或瘀血。检查时多数距腓前韧带处压痛，足内翻时疼痛加重。

（3）诊断要点

一般根据踝部扭伤史、症状、体征即可作出初步诊断。最好进行常规X线摄片检查，以辅协助诊断或者排除骨折、脱位。

股骨头缺血与坏死

（1）负重大

髋关节是人体最大的承重关节，股骨头所承受压力的大小因负重情况、人体姿势、运动方式的不同而有很大变化。站立时，体重由两侧髋关节平均承担，每侧股骨头分别承受上半身重量的1/2，行走、活动时股骨头受力更大、更复杂。在平地行走时，作用于股骨头的反作用力是体重的5～6倍，行走速度加快时反作用力增加。长期承担如此大的压力，容易造成股骨头结构的损伤，并影响局部血液循环。

（2）剪切力大

人体其他承重关节骨干的两个骨端对合在一起，受力垂直，而股骨干与股骨头、颈之间形成132°角，躯干的重量由髋臼通过股骨头、颈，移行至股骨干，受力线不垂直，就形成了剪切力。因此，股骨头、颈所承受的压力比其他承重关节大得多。

（3）活动大

髋关节是球窝关节，球与窝在冠状面、矢状面和横断面三个平面围绕股骨头旋转运动，股骨头可在髋臼内做各个方向运动。此外，股骨颈干角使股骨偏离骨盆，也有利于髋关节运动。髋关节各个轴向的活动多，损伤的机会也比较多。

（4）血供少

股骨头的血液供应主要依靠囊外动脉环发出的外侧支持带动脉、内侧支持带动脉，血管的吻合支数量少，且薄弱，当一支血管被阻断而另一支血管不能及时代偿时，就会造成股骨头供血障碍。

膝关节半月板损伤

半月板损伤，多数在膝关节不协调旋转和屈伸活动时发生。常见于运动量大而活动剧烈的运动员、青年学生等。

多数有明确外伤史，在损伤时，关节内可出现弹响声。临床表现为膝关节疼痛、肿胀、活动受限，局部压痛明显，当膝关节活动时可有关节内弹响、关节绞锁等现象。病程长时，可伴股四头肌萎缩。

膝关节创伤性滑膜炎

膝关节创伤性滑膜炎的主要临床表现为疼痛、肿胀、膝关节周围压痛。

❶ 疼痛。一般为胀痛或隐痛不适。

❷ 肿胀、功能障碍。膝关节肿胀，伸直或完全屈曲时感觉膝关节胀痛；膝关节功能障碍，屈曲受限。

❸ 压痛。压痛点常不固定，多数在原发损伤处。

❹ 可出现关节滑膜摩擦发涩声响。

❺ 关节积液达到50毫升时，浮髌试验阳性。

❻ 慢性炎症。常有膝关节粘连，关节活动受限，甚至股四头肌萎缩等。

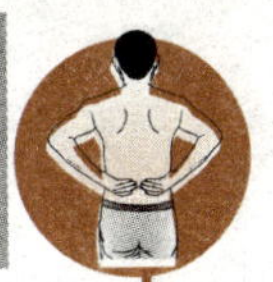

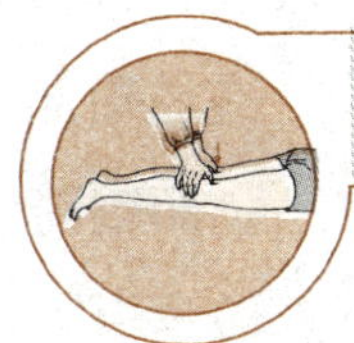

第二节
腿部疾病的病因

坐骨神经痛的病因

坐骨神经痛的病因很多，原发性坐骨神经痛，可能与细菌感染、病毒感染、维生素缺乏、受潮湿及寒冷等有关。继发性坐骨神经痛主要是邻近器官或组织病变的刺激压迫引起，其中以腰椎间盘突出症最常见，其他如椎管内肿瘤、腰椎结核、椎管狭窄症（包括黄韧带肥厚、侧隐窝增生）、腰骶关节炎等。干性坐骨神经痛主要病因有骶髂关节炎、盆腔内肿瘤、妊娠子宫压迫、梨状肌损伤及臀部损伤等。

足跟痛的病因

足跟痛在中老年人群比较普遍，一走路即痛，走多了更痛，影响生活、工作和学习。

足跟部是人体负重最大的部位，极易受伤。足跟痛常可追溯到急性或慢性受伤史，如足跟受伤，跟腱止点撕裂伤和跟骨骨折等，其他原因包括跟骨骨刺、跟骨下滑囊炎、跟骨结节滑囊炎、跟骨骨骺炎、跟骨脂肪垫变性、跖筋膜劳损、跟骨缺血性坏死和跟骨骨髓炎等。足跟痛病因分布还有显著的年龄特点，儿童或青年足跟痛的主要病因是跟骨骨骺炎，常可致跟骨坏死，好发于跟骨二次骨化中心即骨骺。外伤、物理或化学刺激均可诱发本病。中年人足跟痛的主要病因是类风湿性跟骨炎病变主要局限于跟骨两旁、跟骨结节及跟腱止端。老年人足跟痛多数由跟骨骨刺、跟骨结节滑囊炎、跟骨脂肪垫变性所诱发。

并不是所有跟骨骨刺都会引起足跟痛，当跟骨骨刺较大、较长，且斜向前下方，并发滑囊炎时，才可能压迫足底神经或刺激跖腱膜，造成局部组织水肿、变性，引起足跟痛；跖腱膜炎也是足跟痛的病因之一，跖腱膜附着于跟骨结节，若足肌、韧带张力减弱，会使跟骨结节附着处的牵引力增大，长期反复牵拉，跖腱膜起点处就会出现微小撕裂，引起足跟痛。随着年龄增长，足跟脂肪垫会逐渐萎缩、变软、变薄，其吸收应力、缓冲震荡的能力下降，对跟骨的保护作用自然降低，若是肥胖者，更会加重足部负担，足跟痛就在所难免了。

足跟痛虽然是小毛病，但是影响人们的日常活动，有时会使你寸步难行。因此，必须尽快去医院治疗。

下肢静脉曲张的病因

人体腿部静脉血液回流到心脏，是从低处流到高处，为了克服血液向下倒流，下肢静脉瓣膜起着关键性单向开放作用。长期站立、静坐或者负重，会增加下肢静脉内血柱的压力，使静脉扩张、静脉瓣膜关闭不全，失去单向开放作用下肢血液就出现倒流，造成静脉曲张。本病常见于在需要长期站立、负重工作的人群众，我国发病率达15%左右。临床表现为：

❶ 患肢沉重、胀痛、易疲劳，休息后可缓解。

❷ 患肢小腿浅静脉逐渐隆起、扩张，有时可卷曲成团或者囊状，尤其以站立时明显，抬高患肢后消失。

老年性骨关节病：都是骨质增生惹的祸

老年性骨关节病多数发生于中年以后，发病部位多数在负重关节，如

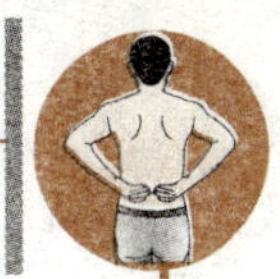

膝关节、髋关节等。过多的关节活动，特别是过度疲劳活动，容易提前发生骨关节病，体重超重可使已经存在的退行性变加速发展。

（1）软骨的变化

软骨的变化最显著，关节一般有两个关节面，上面覆盖着软骨。软骨色白、质硬、有弹性，主要由硫酸软骨和胶原纤维组成。随着关节退行性变，关节软骨中的硫酸软骨素逐渐流失，剩下无支架的胶原纤维，导致关节软骨软化，正常弹性消失，光滑的软骨面逐渐成为破棉絮状。渐渐地，重力线上的软骨面消失，软骨下骨面裸露。由于不断摩擦，骨面变得很光滑，呈象牙质样，而关节面边缘非重力线上的软骨面出现修复，新骨形成，在关节边缘形成骨赘，即骨刺。

（2）软骨下骨的改变

软骨下骨是松质骨，松质骨像海绵一样有很多网眼，由大量骨质小梁交织而成。在承受应力和磨损最大的中央部位，软骨下骨发生象牙质变，X线表现为骨质硬化，而边缘部位所承受的应力较小，软骨下骨发生萎缩，X线表现为骨质疏松。在负重关节，如髋关节骨质疏松更明显，骨小梁越来越少，甚至出现囊腔，被增生的血管所替代。

（3）关节游离体

关节边缘的骨刺可以脱落，游离于关节腔内，称为关节游离体（关节鼠），在关节活动时，就像沙子一样，撞击关节面、关节滑膜，加重软骨面的损伤，同时也使关节滑膜产生水肿，刺激关节滑膜渗出大量滑液。

（4）肌肉

关节周围肌肉因疼痛而产生保护性痉挛，使关节处于畸形位。关节活动受到进一步限制。

痛风的罪魁祸首是尿酸

痛风的罪魁祸首是尿酸，也就是说，痛风的发作主要和血尿酸水平过高有关。那么，尿酸是什么呢？尿酸主要由细胞代谢产生的嘌呤类化合物，以及食物中的嘌呤经酶的作用而产生。

尿酸升高的原因可能是生成过多，也可能是排出减少。尿酸主要由肾脏排出，血液中的尿酸浓度取决于尿酸生成与排泄之间的平衡。如果尿酸生成增多、增速，或者排泄减少、减慢，都可以使血液中尿酸浓度升高，导致痛风发病。

一般来说，当血液中尿酸浓度超过8毫克/100毫升时，尿酸盐就会在关节滑膜、软骨、肾脏及皮下结缔组织沉积，引起异物反应性炎症。多次反复炎症刺激，可使软骨和骨质破坏，最后出现关节畸形，由于2/3的尿酸盐从肾脏排泄，所以容易在泌尿道中形成结石。

过多进食高嘌呤类食物是原发性痛风的病因之一，中老年人、脑力劳动者、贪酒嗜肉者、肥胖者，尤其是有痛风家族史的人，应该警惕发生痛风的可能性，定期到医院检查血尿酸，一般男性不应超过6毫克/100毫升，女性绝经前不超过5毫克。

急性踝关节扭伤的病因

急性踝关节扭伤的主要病因是劳动、行走或运动中，场地不平，下楼梯突然失足，跳起落下时不稳等情况下致伤。损伤时，韧带因受到过度牵拉而撕裂、渗出或出血，局部肿胀。软组织损伤后，局部出现保护性肌痉挛而产生疼痛。严重者可伴踝关节半脱位或撕脱性骨折等。

跟腱周围炎的病因

跟腱周围炎主要由急性损伤引起，多见于从事跑、跳项目的运动员，在准备活动不足时即猛力踏跳，或急速起跑，往往会因肌肉的急骤收缩而拉伤足跟周围组织；也可因挤压、撞击、弹跳、跑步用力过猛，跟腱突然受到挫伤或扭伤，使跟腱周围出现充血、水肿等，从而引发本病。慢性劳损也是本病的重要病因，如反复做超过本人运动能力的跑、跳运动，或长距离跑步、走路，跟腱与周围组织反复摩擦，逐渐劳损，形成慢性炎症而发病，急、慢性损伤都可以引起肌腱变性。中医学认为，急性损伤或慢性劳损，都会使筋脉受伤，伤及气血，气滞血瘀，不通则痛。

膝关节半月板损伤的病因

半月板损伤多数由膝关节不协调运动所致，如下肢运动急停或急转动作，以外侧半月板损伤多见，约占72.7%。常伴较严重的膝关节肿胀、疼痛，但X线平片常难以发现异常，易漏诊。半月板损伤的程度、类型与损伤力的大小、方向有关。

❶上、下关节面受纵向重力或外力冲击，使半月板受股骨髁与胫骨平台挤压而发生纵裂。

❷是膝关节旋转活动时，股骨髁将半月板在胫骨平台上碾压，可产生半月板水平撕裂或纵裂。

❸是半月板若被周围固定组织牵扯，可造成中心横裂。

半月板损伤以纵裂、横裂多见。损伤后的半月板，可能发生软化、变性、变薄和失去弹性。半月板损伤还会刺激关节面发生炎症、水肿，严重影响膝关节的活动。

半月板损伤在运动员和重体力劳动者中比较常见，急性损伤多见于青年男性，慢性损伤则多见于中老年人，多数有膝关节外伤史。半月板损伤易造成膝关节不稳定，还会加速关节退变，导致骨性关节炎。平时活动时应注意保护半月板和膝关节，尽量减少下肢运动急停或急转动作。如果出现膝关半月板损伤，应尽快治疗，以恢复膝关节稳定性。

膝关节创伤性滑膜炎的病因

膝关节创伤性滑膜炎的病因有直接暴力、间接暴力。

膝关节直接受到暴力打击；或者间接暴力造成膝关节扭伤；或者膝关节长期负重慢性劳损，使关节滑膜充血、肿胀，渗出大量液体，其中含有血浆、白细胞、巨噬细胞等。

正常关节滑液为碱性液体，损伤后关节，滑液变为酸性，促使纤维素沉积。同时，关节内有血性渗出物沉积，如不及时清除积液和积血，关节滑膜受慢性刺激而发生炎症反应，使关节滑膜逐渐增厚，发生纤维机化，引起粘连，则会影响关节正常活动。

腓肠肌劳损的病因

腓肠肌为小腿后侧强有力的肌肉，起于股骨内、外侧髁的后面，与比目鱼肌会合后，共同组成跟腱，止于跟骨后部。当腓肠肌突然强力收缩时，可造成急性扭伤；或者长时间远距离行走等，形成慢性劳损。损伤多数发生于腓肠肌起、止部和肌腱联合部，若遇风寒等外邪侵袭，症状则会加重。

胫骨前肌综合征的病因

胫骨前肌综合征的病因有三种：

❶ 运动性。因肌肉剧烈活动所致。

❷ 创伤性。外部暴力，包括骨折、扭伤和软组织损伤所致。

❸ 血管性。主要受累于血管，包括血管损伤、血管疾病和血栓栓塞。

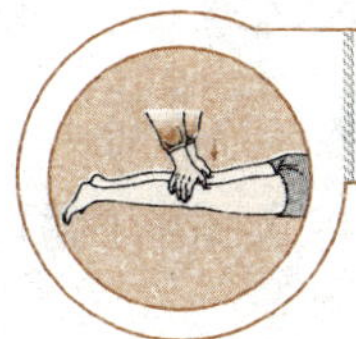

第三节 腿部疾病的预防保健

腿部日常保健指南

坚持做腿部运动，如步行、慢跑、游泳、骑自行车等，以强化小腿肌肉，促进腿部血液循环。其中游泳有助于促进下肢静脉回流，防止下肢静脉瘀血，减轻腿部肿胀疼痛等。

修剪趾甲应略呈弧形，与脚趾等缘，不可剪得过多而伤及甲沟，导致甲沟炎。如有鸡眼、胼胝、脚癣等足部疾患应及时治疗，防止感染。

鞋子的选择很重要。一双合脚的鞋子，不仅可以让你走路舒适，还可以减少运动时膝关节和足部承受的撞击与压力。

揉捏肌肉缓解下肢疲劳

（1）揉捏的方向

揉捏的方向是从远心端向近心端，揉捏的力度以患者不感觉疼痛为宜。

（2）揉捏的方法

❶ 用整个手掌揉捏。这是按摩较大块肌肉时所用的手法，如大腿部位。

❷ 用两根手指揉捏。即用拇指和食指揉捏，适用于脚趾等部位。

❸ 用指间关节揉捏。即手指弯曲，用指间关节点按搓揉，适用于腰、

背、大腿等部位。

（3）揉捏法缓解大腿疲劳

❶ 双手重叠，揉捏大腿后侧5分钟。越接近臀部，肌肉越大越厚，所以，接近臀部时要重一点、慢一点。大腿外侧和内侧分2次做，各2次。

❷ 用手提揉大腿前侧5分钟。一手固定膝关节，另一手将大腿前侧肌肉拉提揉捏，连深层肌肉一起慢慢地拉提揉捏。

（4）揉捏法缓解小腿疲劳

❶ 揉捏小腿后侧。弯曲膝关节，一手握住足部，另一手拇指揉捏小腿后侧，从踝关节到膝关节做螺旋式推进。揉捏5次后，再用轻擦法按摩1次，重复4~5次。

❷ 揉捏小腿前侧。两手拇指相对，放在小腿上，从踝关节向膝盖方向揉捏2~3次，在靠近膝关节时，力度逐渐增强，速度逐渐变缓。

坐骨神经痛的预防

保持脊柱正常的生理状态，注意卧、坐、站、行的规范姿势。这对减轻腰部负担，预防坐骨神经痛很有意义。

中老年人因年龄关系，腰椎会发生不同程度的退变，腰背部肌肉力量相对减弱，睡眠姿势不当可能会诱发坐骨神经痛。合理的睡姿以仰卧位或侧卧位为佳，可使四肢自然伸直或微屈，全身肌肉放松，另外，枕头高低应适当。必要时可将小枕垫于腘窝处，以放松腰臀部肌肉。

凡造成腰椎过度屈曲，腰背部肌肉受力不平衡的坐姿、站姿和行走姿势，均属不良姿势，应予纠正。平时应注意保持正确的坐姿、站姿和行走姿势。

注意腰臀部及下肢保暖。在冬季或天气转冷时节，应及时添加衣服，避免腰臀部及下肢受凉造成受寒湿侵袭。

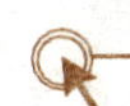

半月板损伤的家庭保健

为了预防半月板损伤，运动前要充分做好准备活动，将膝关节周围的肌肉韧带充分活动开。加强股四头肌练习，股四头肌力量加强了，膝关节承担的重量就会相应减少。另外，不要在疲劳状态下进行剧烈运动，以免因反应迟钝、活动协调性差而引起半月板损伤。

腓肠肌劳损的注意事项

❶ 在疼痛、损伤稳定后适当加强膝关节运动，以增强肌肉耐受力，促进损伤修复。可配合中药熏洗患处，可活血化瘀、消肿止痛。

❷ 若腓肠肌完全断裂者或是大部分断裂者，应及早手术治疗。

❸ 可在腹部特别是下腹部施以柔和的拿法、揉法、按法等，以便对下肢起到滋润、温养的作用。

膝关节的自我保健

❶ 注意膝关节保暖，每天定时进行膝关节热敷和按摩。

❷ 避免膝关节疲劳，尽量不要做下蹲运动。

❸过于肥胖者应减轻体重。

❹ 进行体育锻炼时，应避免时间过长或者运动过量。

摩擦揉捏消除膝关节疲劳

（1）出现下列现象时禁止按摩

膝关节疼痛剧烈；膝关节肿胀或者发热；膝关节无法弯曲。

（2）手掌摩擦膝关节周围

患者取仰卧位，双腿伸直。操作者一只手放在患者大腿上起固定作用，另一只手掌包覆住整个膝关节前面，从下方向上方轻轻按摩1分钟。

（3）用拇指搓揉膝关节周围

患者取仰卧位，膝关节微微弯曲。操作者将拇指指腹置于关节间隙部位，轻轻环绕搓揉5分钟。

（4）伸直膝关节揉捏

患者取俯卧位，下肢伸直。操作者用手抓住患者腘窝内侧肌肉，用轻微力度，慢慢扭转5～6次。膝关节外侧肌肉也用同样方式按摩。

（5）弯曲膝盖关节揉捏

患者体位同上，膝关节弯曲，操作者握住患者脚背，用另一手抓捏腘窝肌肉，保持5秒后放松，重复做5次。

（6）自我按摩膝关节

取坐位，膝关节弯曲，一只手放在膝关节下方固定，用另一只手拇指指腹按压膝关节周边，3～5分钟。

腿部简易保健操

（1）椅子操

背对椅子，站在距椅子5厘米处，自然站立，两足分开与肩同宽，收腹，放松双肩。

深吸一口气，同时身体向椅子方向坐，好像就要坐到椅子上一样，但在臀部距离椅面2厘米处停止不动。

慢慢呼气，同时慢慢起身，恢复自然站立姿势。重复做30次。

（2）注意事项

刚开始做的时候，可以将双手放在大腿上，适度用力以支撑身体平衡，防止背部用力过猛造成扭伤。如果背部或膝关节有伤，就不要做椅子操。练习熟练后，可以在呼气时收缩腹部，锻炼腹肌。

（3）功效

此操可锻炼腿部力量，使臀部曲线优美，预防关节炎等疾病，还可以促进胃肠道蠕动，防治便秘。

足跟痛按摩法

先用温水浴足，再用圆钝的按摩棒或食指指间关节反复按揉、推顶足跟部压痛点，力量由轻到重，以能够忍受为度。推顶方向为先向足趾方向推，再向反方向推。可渐渐感觉到足跟部疼痛慢慢缓解。

（1）推揉足底

取盘腿坐位，用一手拇指推揉对侧足底，来回数遍，然后侧重在足跟和足心部位推揉，最后推点涌泉穴（足底的前部正中凹陷处）。用拇指指尖推点数十次，要有酸胀或麻胀感为佳。

（2）拿捏小腿

取盘腿坐位，用一手拇指、食指、中指三指拿捏对侧小腿，沿小腿前面和后面肌肉，自上向下拿捏，小腿后面肌肉要多捏，最后轻捏承山穴（小腿后面肌肉与跟腱交界处）。

（3）拿揉、捏提跟腱

取盘腿坐位，拇指和其他四指对合，用力上下反复拿捏跟腱。再用拇指和食指对捏，并按揉踝尖后跟腱前内外侧凹陷处。

（4）搓腿摇足

取盘腿坐位，两手搓动小腿，自上而下 20 次，最后用手摇动踝关节。

（5）踏球摩足

取坐位，将一个高尔夫球踏在脚掌下，在脚心与足跟之间慢慢滚揉。

骨关节炎的家庭护理

❶ 避免膝关节过度活动或劳损，特别是双下肢剧烈运动者更要注意劳

逸结合，防止因过度用力造成组织损伤。否则随年龄的增长，很容易出现骨关节炎的情况。

❷ 过于肥胖者，要适当控制饮食，注意调整饮食结构，减少热量的摄入，将体重控制在适当的范围内，以减轻膝关节的压力和磨损。

❸ 老年人可适当补充钙质和维生素，进行适度体育锻炼，以减慢骨骼衰老和退行性变的进程。

经常进行膝关节功能锻炼：

❶ 做膝关节操。取仰卧位，膝关节伸直，足跟稍稍离床，用力绷直下肢，坚持5秒，还原，此动作重复6次。或者取俯卧位，两足交叉重叠，左侧在下，右侧在上，膝关节屈曲至最大限度，坚持3秒后还原，重复10次，重复时左右侧交替。

❷ 水中锻炼。水的浮力能够在减少重力的情况下，活动僵硬的膝关节，例如游泳蹬腿动作。

❸ 散步。散步是最好的锻炼方式，因为行走能使包括膝关节在内的各个关节都得到锻炼。每周至少3次，每次30～50分钟，速度以每分钟100～120步为宜。

膝关节痛的自我保健

中老年人容易发生膝关节退行性变，有骨赘（骨刺）形成，关节滑膜肿胀、充血，引起膝关节疼痛，给患者的生活和工作带来极大不便，所以应该积极预防和治疗膝痛。

（1）注意保暖

膝关节一旦受凉，会使关节僵硬程度加重，所以要注意保暖。起床前，轻柔并缓慢地进行两侧膝关节屈伸运动，经过数分钟运动，关节僵硬程度即可减轻。

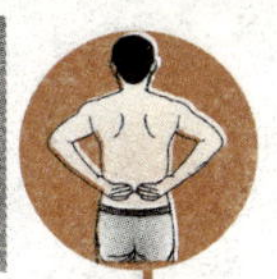

(2) 练习跪坐

早晨起床前或晚间临睡前，练习两膝跪在床上，跪坐时要保持上身直立，膝关节弯曲。臀部要尽可能接触脚跟部。

(3) 做下蹲和直压腿

下床后，可手扶床沿做下蹲动作，然后做直压腿动作站立于床边，一侧下肢放在床上，处于伸直位，上半身前倾。轻轻做压腿动作，手尽量触及足尖部。开始练习时动作幅度不要太大，每天都应比前一天进步一点就好，日积月累，必有效果。

(4) 练习蹲马步

两膝关节弯曲 90°，以膝关节不痛为宜。静蹲不动，两手平举，目视前方，心平气和，意念专一，开始坚持几分钟，会感到两膝酸软发抖。此时需要坚持，并逐渐延长时间，一般达到每次 10 ~ 15 分钟，早、晚各 1 次，练习后，再做一些膝部肌肉放松运动，如按摩、散步等。

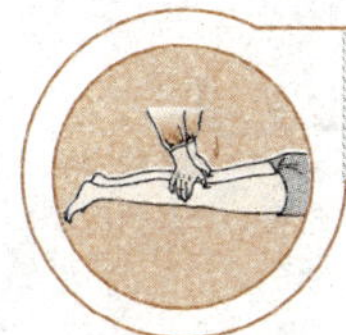

第四节 腿部疾病的治疗

股骨头坏死的特效穴位按摩

股骨头坏死又称为股骨头无菌性坏死，或股骨头缺血性坏死。早期表现为髋关节疼痛，疼痛会逐渐加重，站立、行走时间都不能太长，活动不便，走路带跛行。

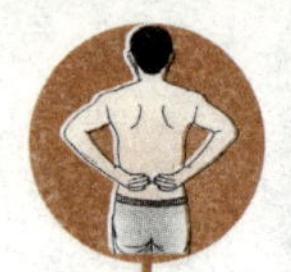

按揉环跳穴

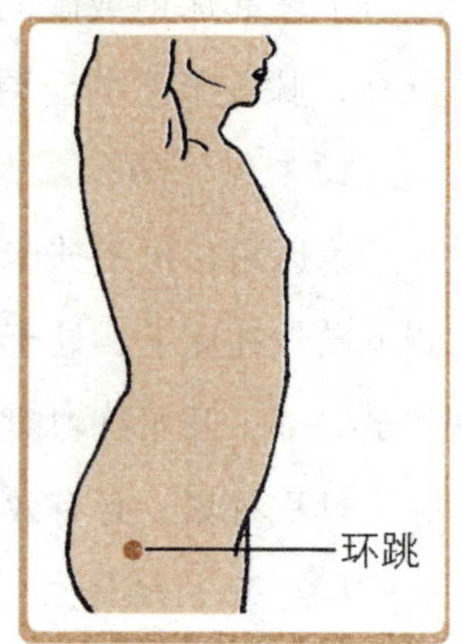

位置 取侧卧位，屈髋，在股骨大转子最高点与骶管裂孔连线的外 1/3 与内 2/3 的交界处。

操作 患者取侧卧位，操作者用拇指按于环跳穴，用力按揉 20～30 次，以局部酸胀感或者电麻感向下肢放射为佳。

功效主治 此穴具有祛风化湿、强健腰膝作用。适用于治疗腰腿痛、髋关节及周围软组织病变、股骨头坏死、坐骨神经痛、下肢麻痹、脑血管病后遗症等。

按揉三阴交穴

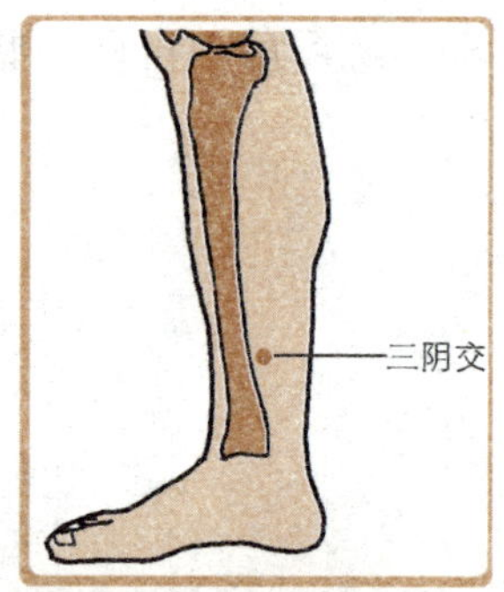

位置 小腿内侧，内踝尖直上四横指，胫骨后缘处。

操作 患者取仰卧位，操作者用拇指顺时针按揉三阴交穴 2 分钟，然后逆时针按揉 2 分钟。

功效主治 三阴交穴是脾经重要穴位，经常按摩此穴可使股骨头坏死得以好转。

按揉肾俞穴

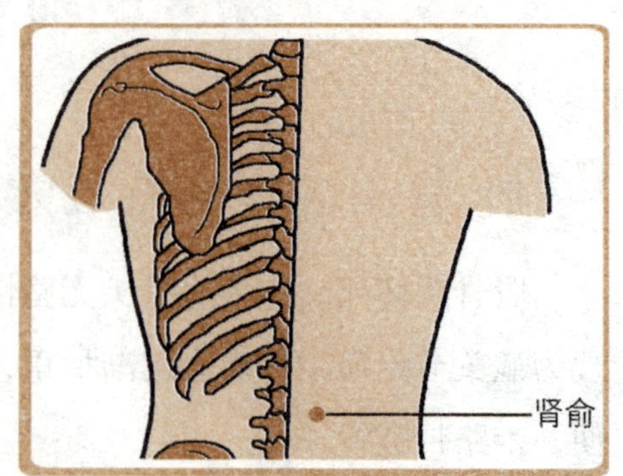

位置 在第二腰椎下旁开二横指宽处，左右各一。

操作 取坐位，双手中指按于两侧肾俞穴，用力按揉 30～50 次；或握空拳揉擦穴位 30～50 次，至局部有热感为佳。

功效主治 此穴具有益肾助阳、强

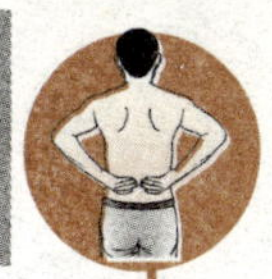

腰利水作用。适用于治疗腰酸腿痛、慢性腰肌劳损、腰椎间盘突出症、下肢肿胀、股骨头坏死、全身疲劳等。

股骨头坏死的推拿疗法

患者取俯卧位，操作者立于患者健侧。

（1）推抚法

操作者双手掌重叠，置于患者臀部，用力先向下越过股骨头推抚至股骨粗隆，重复3～5分钟，再自大腿根部承扶穴推抚至委中穴，重复3～5分钟。

（2）双手重叠揉按法

继上法之手势，在患者臀部围绕股骨头做环形按摩，一环扣一环，始终不离其处，力度要达其肌里，透其筋骨，使股骨头及其周围各种软组织都能受到强有力的刺激。要重复施术5～6分钟。

（3）拨压法

操作者用右前臂内侧肌肉隆起部接触患者臀部，再用力向外侧拨压，须缓慢连续，此法拨压力度很大，由于接触面积大，作用范围广，患者没有任何疼痛感，比较安全，适用于治疗股骨头坏死病。在髋关节周围施术5～6分钟。

（4）拨运法

患者取仰卧位，操作者坐于患侧，将患肢放在自己膝上，用拨运法在患者大腿根部内、前、外侧，即内侧的耻骨联合部曲骨穴，前侧的腹股沟气冲穴，外侧的股骨大转子部居髎穴，3个穴位各拨运2～3分钟。

坐骨神经痛的按摩疗法

坐骨神经痛是指坐骨神经通路及其分布区疼痛。多数为单侧性，临床表现为下腰部或臀部疼痛，沿大腿后侧向小腿后外侧、足背外侧放射，常

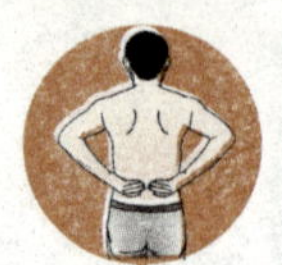

因行走、咳嗽、打喷嚏、弯腰或用力排便而加剧。

按揉秩边穴

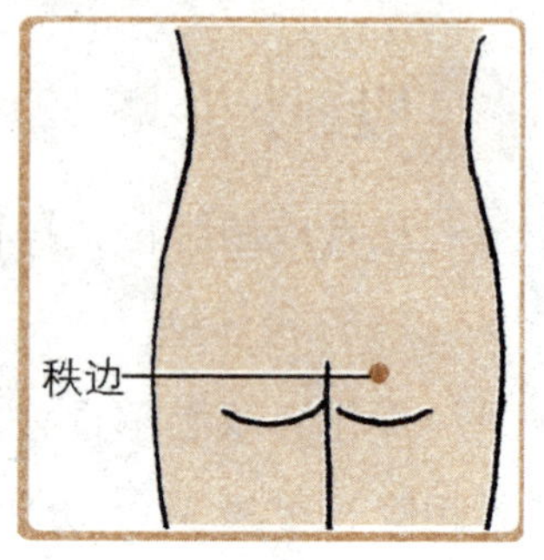

位置 平第四骶后孔，骶正中嵴旁开四横指处。

操作 双手掌根分别按于两侧秩边穴，向外按揉2~3分钟，以局部有温热感或酸胀感为度。

功效主治 此穴具有舒筋活络、强壮腰膝、调理下焦作用。适用于治疗腰背痛、急性腰扭伤、梨状肌综合征、坐骨神经痛等。

按揉环跳穴

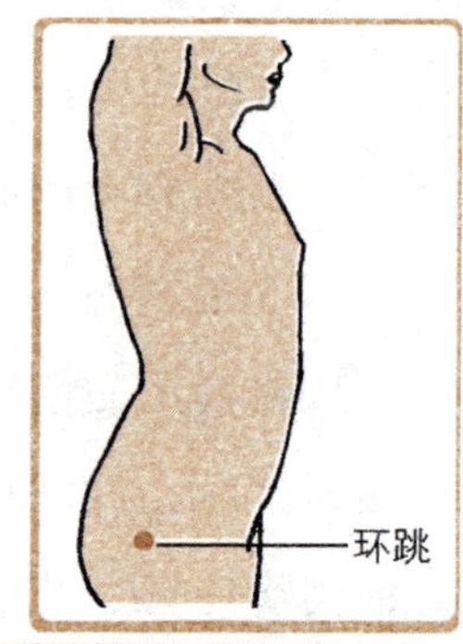

位置 侧卧屈髋，在股骨大转子最高点与骶管裂孔连线的外1/3与内2/3交界处。

操作 患者取侧卧位，操作者用拇指指尖按于环跳穴，用力按揉20~30次。以局部感到酸胀或电麻感向下肢放射为度。

功效主治 按摩此穴可治疗坐骨神经痛等。

按揉居髎穴

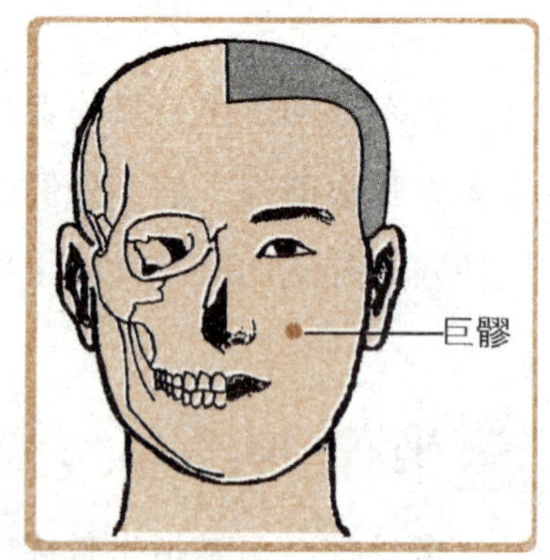

位置 髂前上棘与股骨大转子最凸点连线的中点处。

操作 患者取坐位，操作者用拇指指尖用力深推居髎穴，指力逐步加重，渐渐深透，持续2~3分钟。

功效主治 此穴具有舒筋活络、益肾强健作用。适用于治疗腰腿痹痛、坐骨神经痛、髋关节及周围软组织疾患等。

按揉承扶穴

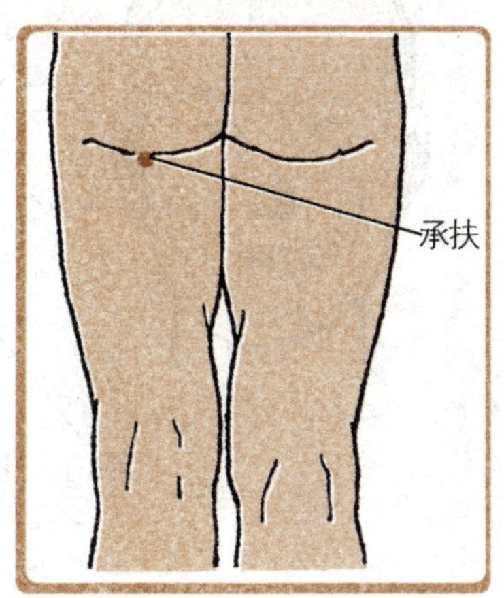

位置 大腿后面，臀下横纹中点。

操作 患者取立位，两腿微张开，操作者用食指、中指、无名指按于承扶穴，由内向外弹拨 2 分钟，以局部有酸胀感为度。

功效主治 此穴具有通便消痔、舒筋活络、通利关节作用。适用于治疗腰骶臀股部疼痛、坐骨神经痛、下肢瘫痪、小儿麻痹症后遗症等。

坐骨神经痛的拔罐疗法

留针罐法一

取穴 气海俞穴、环跳穴、殷门穴、关元俞、秩边穴、居髎穴。

操作 患者取卧位，穴位局部皮肤常规消毒，用毫针刺入穴位，针刺后在穴位留针，然后用火罐吸拔在穴位上，留罐 10 分钟。

留针罐法二

取穴 肾俞穴、委中穴、承山穴、昆仑穴。

操作 患者取俯卧位，穴位局部皮肤常规消毒，用毫针刺入穴位，针刺后在穴位留针，用火罐吸拔 10～15 分钟，起罐后留针 15 分钟，每日 1 次，6 次为一疗程。

刺络罐法

取穴 气海俞穴、环跳穴、殷门穴、关元俞、秩边穴、居髎穴。

操作 患者取俯卧位，穴位局部皮肤常规消毒，先用三棱针在穴位上作点刺，然后用闪火法将罐具吸拔在穴位上，留罐 10～15 分钟，隔日 1 次。

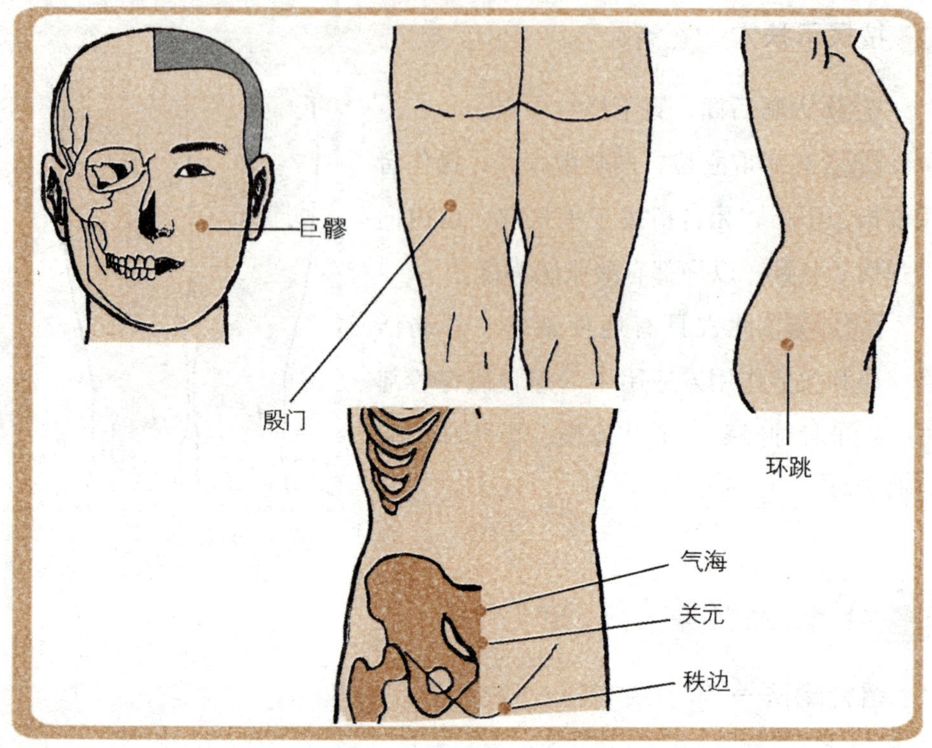

温针灸治疗坐骨神经痛

取穴 主穴取环跳穴、阳陵泉；配穴取大肠俞穴、风市穴、委中穴、昆仑穴、阿是穴。

操作 取患侧穴位，主穴每次必取，配穴则根据疼痛部位的不同，每次选用2～3个。针刺得气后，用一段长约2.5厘米的艾条套在针柄上，点燃艾条，直至艾条完全烧尽后取针，每次30分钟，每日1次，5次为一个疗程。

功效主治 散寒祛湿，活血止痛。主治坐骨神经痛。

经验心得 坐骨神经痛属中医“痹证”范畴，多因感受风寒湿热之邪或跌仆闪挫，以致经络受阻，气血阻滞，不通则痛而发病。治疗当温经散寒祛湿，行气活血止痛。根据中医“不通则痛，通则不痛”的原理，结合病变部位及针灸近部选穴原则，选用足太阳膀胱经及足少阳胆经穴位。方

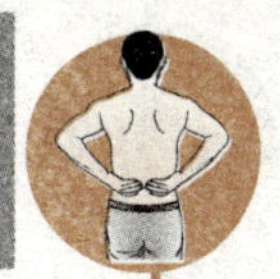

中以环跳穴、阳陵泉穴为主穴，通经络，祛寒湿，逐痹痛，是治疗痹痛之要穴，并根据不同的压痛点，分别配予大肠俞穴、风市穴、委中穴、昆仑穴、阿是穴协助主穴，以疏经通络，祛寒除湿。加上温针灸，用艾条烧针尾，艾性温而气味芳香，艾具有“理气血，逐寒湿，温经……”等作用，能穿透皮肤，使热力直达穴位深部。针灸并用，共奏温经通络、祛寒除湿、行气活血、消炎止痛之功。

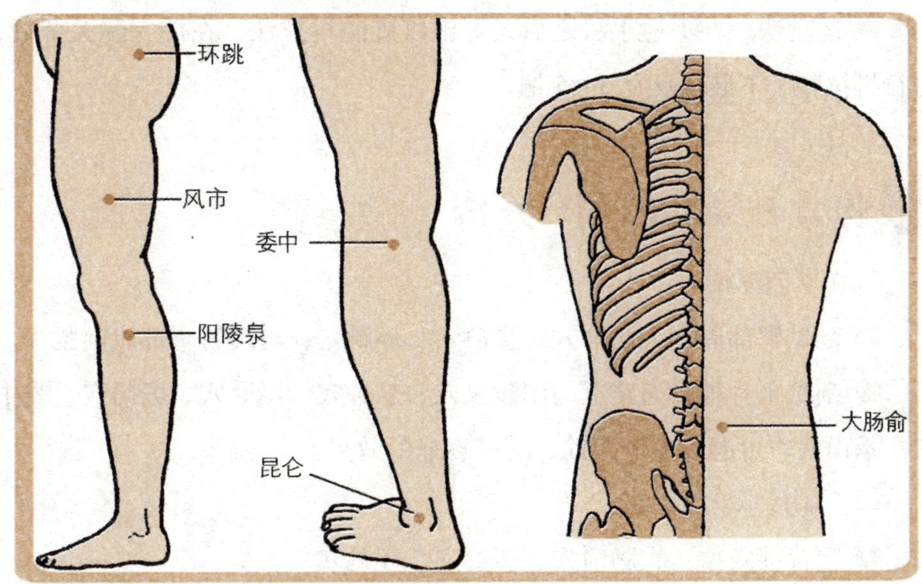

坐骨神经痛的推拿疗法

患者取俯卧位，操作者立于患侧。

❶ 双掌重叠推抚法。操作者以双手重叠推抚法，在患肢后侧沿坐骨神经分布区自上而下作离心性推抚，反复推抚 15～30 次。

❷ 单手掌和双手掌重叠揉按法。一般患肢外侧采取单手揉按，患肢后侧和臀部采用双手重叠揉按法。此法力度大、渗透力强，故对坐骨神经痛有非常明显的解痉止痛作用，需反复多次施术。

❸ 肘压法。操作者以肘关节三角平面接触着力，沿患肢后侧坐骨神经分布区自上而下施以点压；对环跳穴、承扶穴、殷门穴、委中穴、足三里

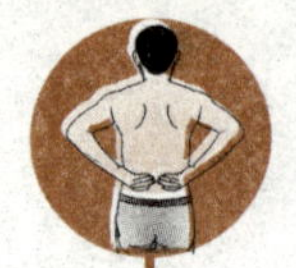

穴、悬钟穴需停留压迫片刻，以得气为佳。此法是止痛之重要手法，委中穴、承山穴不宜用肘压法。

❹ 叩击法。一般以拳叩、切击二法为主，侧重对上述穴位的叩击，特别是环跳穴、承扶穴、委中穴与小腿外侧部分的叩击。

❺ 弹拨法。以拇指指端接触着力，弹拨腓总神经干、足跟腱内侧胫神经。

❻ 运动法。在上述手法之后，可施以旋髋抖拉法，在旋完髋关节后，再行抖拉整个下肢，反复3~5遍。

坐骨神经痛的刮痧疗法

(1) 取穴原理

❶ 刮拭臀部周围大肠俞穴、腰俞穴、环跳穴，可缓解臀部肌肉紧张。

❷ 刮拭坐骨神经通路上的阳陵泉穴、悬钟穴、昆仑穴、殷门穴、委中穴、承山穴，可起到养肝柔筋、缓解疼痛的效果。

(2) 刮痧取穴

❶ 腰背部穴位：大肠俞穴、腰俞穴、环跳穴。

❷ 下肢穴位：阳陵泉穴、悬钟穴、昆仑穴、殷门穴、委中穴、承山穴。

(3) 刮痧方法

❶ 腰俞穴：刮痧板的下缘接触皮肤，向刮拭方向倾斜45°，用长刮法刮拭。

❷ 殷门穴至承山穴：方法同上，从上向下刮拭。

❸ 环跳穴：方法同上，从上向下刮拭。

❹ 阳陵泉穴：方法同上，从上向下刮拭。

❺ 悬钟穴：方法同上，从上向下刮拭。

❻ 昆仑穴：方法同上，从上向下刮拭。

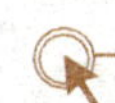

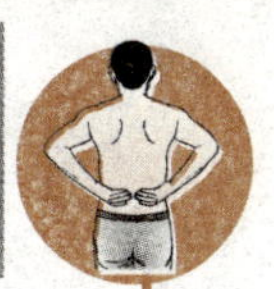

❼ 委中穴：用刮痧板一角，用力向下按压委中穴，逐渐加力，停留数秒后迅速抬起，以有麻胀感为宜。

腰痛散外敷治疗坐骨神经痛

【组成】生川乌、生草乌、松节、海风藤、当归、威灵仙、麻黄、羌活、独活、木瓜各等份，乳香、没药各1/3份，地塞米松、碳酸氢钠、二甲基亚砜、鸡蛋清各适量。

【制法】先将前12味药粉碎为末，混匀，装入容器内备用。每次取药粉30～50克，将地塞米松7.5毫克、碳酸氢钠5克研末，与上药混匀，再以二甲基亚砜、蛋清适量，将药粉调成稠糊状，涂敷患处，再用塑料膜覆盖，用胶布密封固定即可。一般敷48小时，若痒痛不适严重，可提前除去。5天敷1次，1个月为一个疗程，治疗期间注意休息，坚持卧平板床，避免弯腰负重等。

【功效主治】通络消肿，除痹止痛。

半月板损伤的推拿疗法

患者取仰卧位，操作者坐于患侧。

❶ 推抚法。操作者以单手或双手并行推抚法，在患肢的内外侧做向心性推抚。

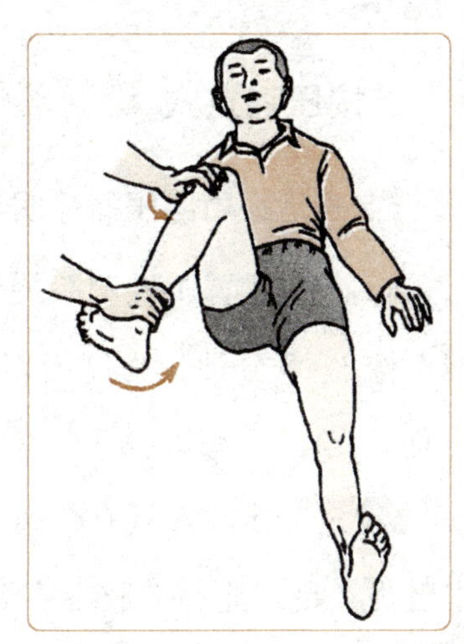

❷ 拇指与小鱼际合力揉法。操作者以左手拇指指腹着力，置于患者髌骨上缘，右手以小鱼际部着力，置于患者髌骨下缘，然后两手一上一下交错揉按压痛处。此法是治疗本病的重要手法，需在每个压痛点揉按深透，直至疼痛缓解。

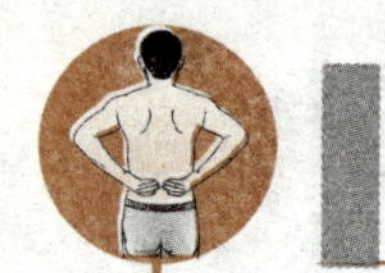

❸ 拨运法。操作者以前臂尺侧肌肉隆起部着力，置于患者膝关节上端，对鹤顶穴、血海穴、梁丘穴、犊鼻穴及内、外膝眼穴施以拨运，重点拨运膝下压痛部位。

❹ 肘点法。操作者以右肘关节三角平面着力，侧重对膝下犊鼻穴、内外膝眼穴、阳陵泉穴、足三里穴施点压，小腿外侧自上而下揉按，反复3~5遍。

❺ 膝关节抖拉法。反复抖拉3~5遍。

❻ 半月板整复法。以右外侧半月板损伤为例继上法，屈曲膝关节，操作者一手握住患者踝部，另一手按压膝关节间隙的痛点。当小腿在屈曲状态下进行内收、内旋时，另一手拇指按压外侧半月板，使之复位，有时可听到复位时的响声，然后再沿外侧半月板的边缘进行逐次按压理顺。

内侧半月板复位时可在小腿外展、内旋时如上法操作。

上述手法治疗后，判断已复位者，可重复前两种手法3~5分钟，以促进股四头肌功能恢复。

足跟痛的穴位按摩

点按压痛点穴

位置 足跟局部压痛最明显处。

操作 患足置于健侧膝关节上，找到足跟压痛最明显的部位，用拇指指端点按3~5分钟，力度由轻到重，手法宜深沉。以局部有酸胀或酸痛感为宜。

功效主治 此穴具有疏通经络、活血化瘀、缓解疼痛作用。适用于治疗跟腱炎、足跟痛、下肢痿痹等。

按揉丘墟穴

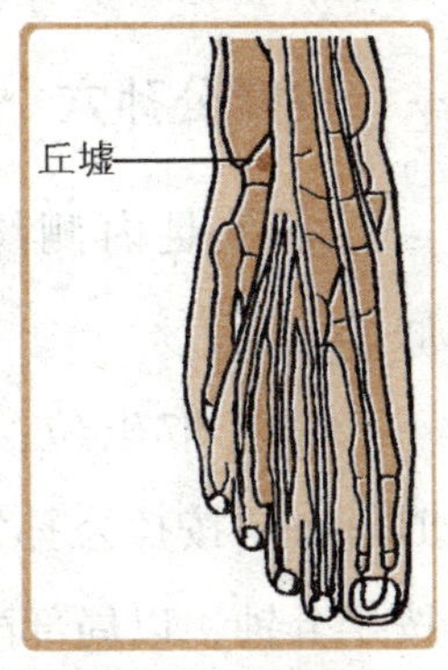

位置 在外踝前下缘处。

操作 取蹲位，用中指按于患侧丘墟穴（拇指置于内踝后），向外下按揉2分钟，力度以能够忍受疼痛为度。

功效主治 此穴具有健脾利湿、泄热退黄、舒筋活络作用。适用于治疗坐骨神经痛、膝关节痛、下肢痿痹、踝关节及周围软组织病患、腓肠肌痉挛、足跟痛、跟腱炎等。

按揉昆仑穴、太溪穴

位置 昆仑穴于外踝后方，在外踝尖与跟腱之间凹陷处；太溪穴位于内踝后方，在内踝尖与跟腱之间凹陷处。

操作 取坐位，拇指、食指分别按于昆仑穴、太溪穴，用力对拿20～30次。

功效主治 此穴具有滋阴益肾、壮阳强腰作用。适用于治疗下肢瘫痪、跟腱炎、足跟痛、慢性腰肌劳损、足踝肿痛等。

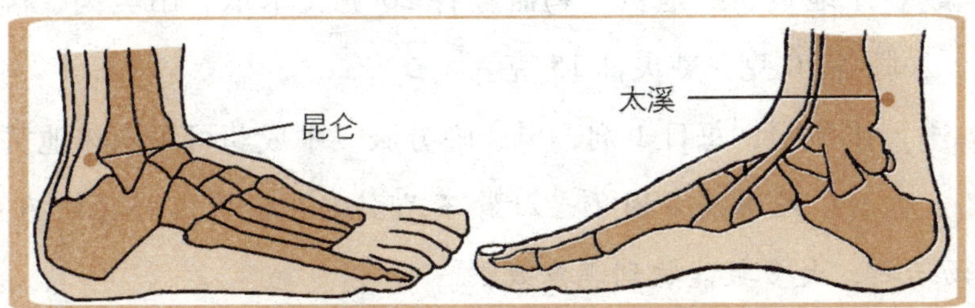

按揉仆参穴

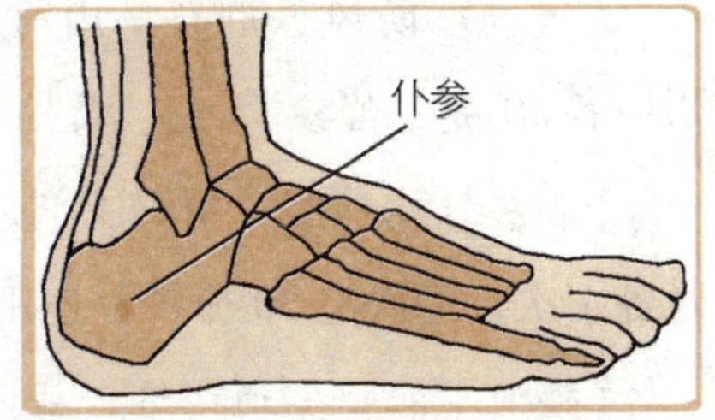

位置 足外侧，外踝后下方，昆仑穴直下，跟骨外侧，赤白肉际处。

操作 取坐位，将拇指螺纹面放在仆参穴上，顺时针环形按揉2分钟，然后逆时针环形按揉2分钟。

功效主治 此穴具有舒筋活络、活血化瘀、消肿止痛作用。适用于治疗足跟痛、膝关节炎、下肢瘫痪等。

按揉公孙穴

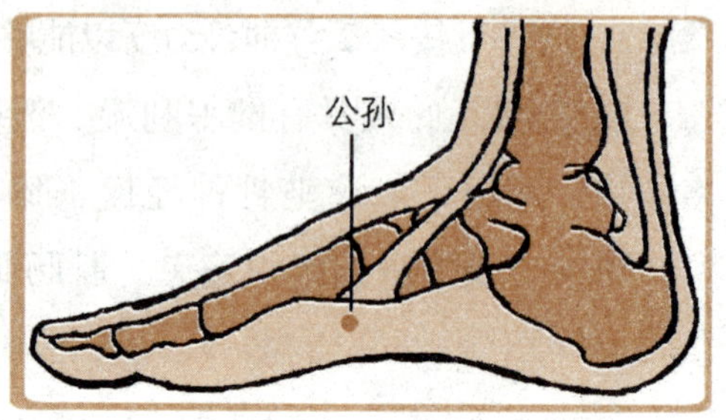

位置 足内侧缘，第一跖骨基底部前下方。

操作 取坐位，用拇指指端顺时针方向按揉公孙穴 2 分钟，再点按半分钟，以局部酸胀为度。

功效主治 此穴具有健脾胃、调冲任作用。按摩此穴可改善足跟痛。

中药内服治足跟痛

处方一

【组成】生地黄、熟地黄、鸡血藤各 20 克，木瓜、山萸肉、肉苁蓉、牡丹皮、牛膝各 10 克，威灵仙 15 克。

【制法】水煎服，每日 1 剂，早、晚分服。中成药可用六味地黄丸。

【功效主治】足跟痛多因年老肝肾不足引起，治疗以补肾法为主。采用地黄汤治之，大多数能收到满意效果。

处方二

【组成】防风、荆芥、川芎、甘草各 3 克，当归 6 克，苍术、丹皮、川椒各 10 克，苦参 15 克，黄柏 6 克。

【制法】水煎服，每日 1 剂，分早、晚分服。药渣也可煎汤泡脚，早、晚各 1 次，每次泡 30 分钟，连用 1 ~ 2 周有效。

【功效主治】宣通经络，祛风散寒。适用于治疗足跟痛。

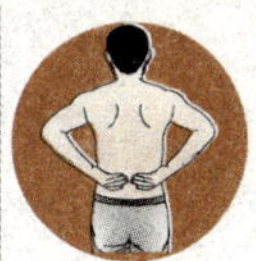

处方三

【组成】当归、丹参、牛膝、威灵仙、鹿角霜、续断、五加皮各15克，乳香、没药、木瓜各10克；阴虚者，加石斛、生地黄各12~15克，黄柏12克；气虚者，加黄芪、党参各12~15克。

【制法】水煎服，每日1剂。

【功效主治】补肾壮骨、活血止痛。适用于治疗足跟痛。

足跟痛的推拿疗法

(1) 脊椎整复法

先用腰椎定位摇正法，然后患者取俯卧位，操作者施以掌揉法于腰骶部2分钟。

(2) 局部松解

患者取仰卧位、俯卧位均可。操作者一手持握患者足背，另一手抓住足跟，随后缓缓用力加大环转、摇动踝关节的幅度，最好能在牵引下进行，可摇动5圈；然后在足跟部寻找3~5个压痛点，以拇指点揉各压痛点1分钟，刺激强度宜重不宜轻，以患者有明显痛感为宜。

(3) 点穴

先点关元穴，然后患者取俯卧位，操作者点压患侧秩边穴、承扶穴、昆仑穴、太溪穴、仆参穴各半分钟。

足跟痛的刮痧疗法

(1) 取穴原理

❶ 取大陵穴与患侧足跟部太溪穴、水泉穴、照海穴，足底涌泉穴相配合，既可疏通局部经脉气血，治疗足跟痛，又可调节阳气，益肾补虚。

❷ 刮拭头部额顶带后1/3，可激发肾气，刮拭头部及第二掌骨桡侧足

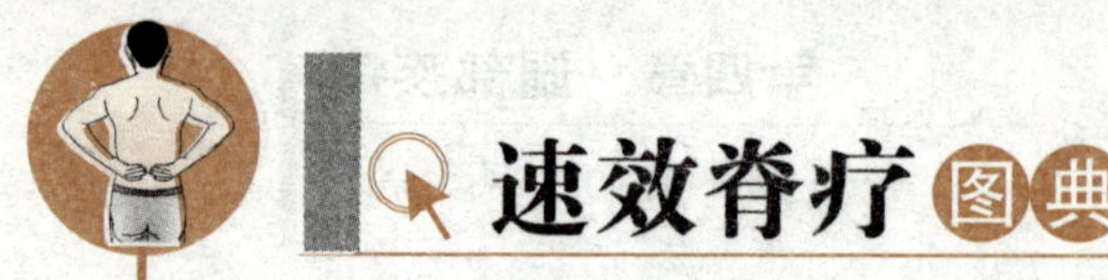

部全息反射区，可改善足部气血运行。

(2) 刮痧取穴

❶ 上肢相关穴位：大陵穴。

❷ 下肢相关穴位：水泉穴、太溪穴、照海穴、跗阳穴、申脉穴、委中穴、承山穴、涌泉穴。

❸ 全息反射区：顶颞后斜带、顶颞前斜带、额顶带、手部的足区。

(3) 刮痧方法

❶ 大陵穴：以面刮法刮拭穴。

❷ 委中穴至承山穴：以面刮法刮拭。

❸ 跗阳穴至申脉穴：以面刮法刮拭。

❹ 太溪穴：用平面按揉法刮拭患侧。

❺ 水泉穴：用平面按揉法刮拭患侧。

❻ 照海穴：用平面按揉法刮拭患侧。

❼ 涌泉穴：用面刮法刮拭患侧足底涌泉穴。

❽ 额顶带：以厉刮法刮拭头部额顶带后1/3。

❾ 顶颞斜带：以厉刮法刮拭头部两侧顶颞前、后斜带上1/3。

❿ 手部的足区：用垂直按揉法按揉第二掌骨桡侧足区。

足跟痛的针刺疗法

常选用一个单穴进行治疗，效果奇佳。具体方法是独取肩奇穴（在肩部，肩峰内2寸，锁骨后缘），操作方法是：患者取坐立位，穴位局部皮肤常规消毒，用直径0.3毫米，长1寸取毫针刺入穴位。进针后针尖略向外倾斜，刺入0.5～0.8寸，防止刺破肺尖，施以提插捻转，使针感向足跟放射，当产生针感后，让患者站起慢慢来走动，并配合跺跺脚。每次留针30分钟，间隔10分钟行针1次，起针后患者会感觉足底很轻松。

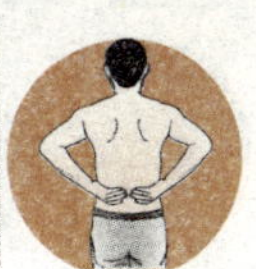

膝关节骨性关节炎的穴位按摩

按揉膝阳关穴

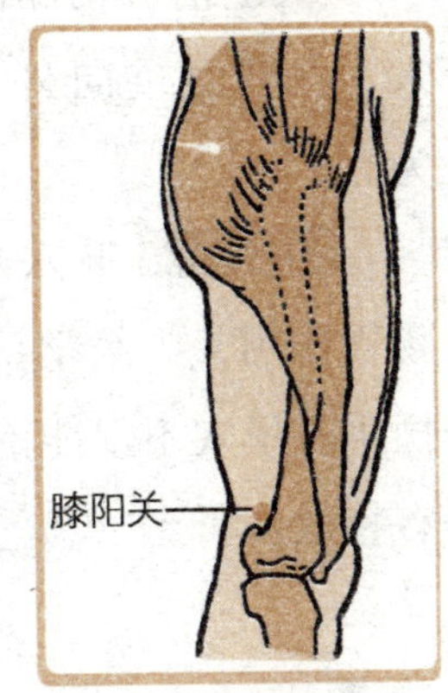

位置 膝关节外侧，阳陵泉穴上3寸，股骨外上髁上方凹陷处。

操作 用双手拇指顺时针按揉膝阳关穴2分钟，再逆时针按揉2分钟。

功效主治 此穴具有疏利关节、祛风化湿作用。适用于治疗膝关节骨性关节炎、膝关节及周围软组织疾患、股外侧皮神经麻痹、下肢瘫痪、坐骨神经痛等。

按揉梁丘穴

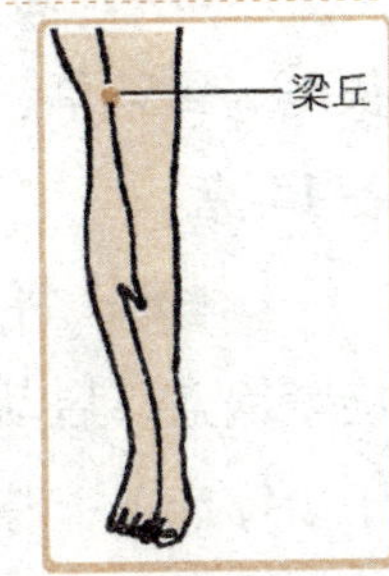

位置 屈膝，髌骨外上缘上2寸处。

操作 取坐位，屈膝，用双手拇指指尖按揉梁丘穴2分钟。

功效主治 此穴具有理气和胃、通经活络作用。适用于治疗风湿性关节炎、膝关节骨性关节炎等。

揉按中渚穴

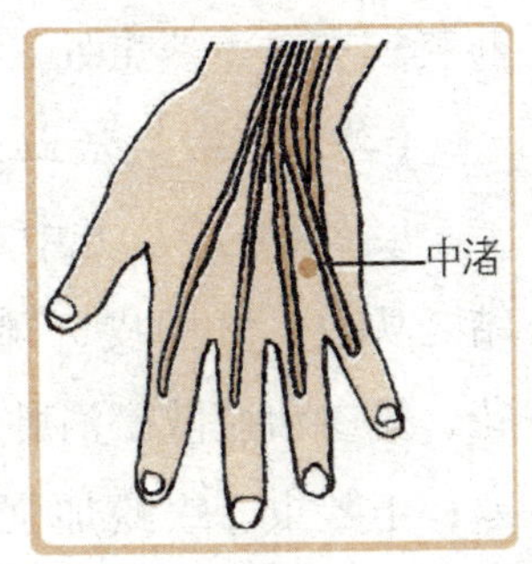

位置 手背第四、第五掌指关节后方凹陷中，液门穴直上1寸处。

操作 用一只手拇指和食指，上下用力揉按另一只手的中渚穴，先吸一口气，然后慢慢呼出，按5～7秒。然后，再以同样的方法换手做，每只手做5次。

功效主治 此穴为三焦经俞穴，具有清热通络、活血止痛作用。适用于治疗膝关节骨性关节炎、膝关节疼痛等。

按揉手三里穴

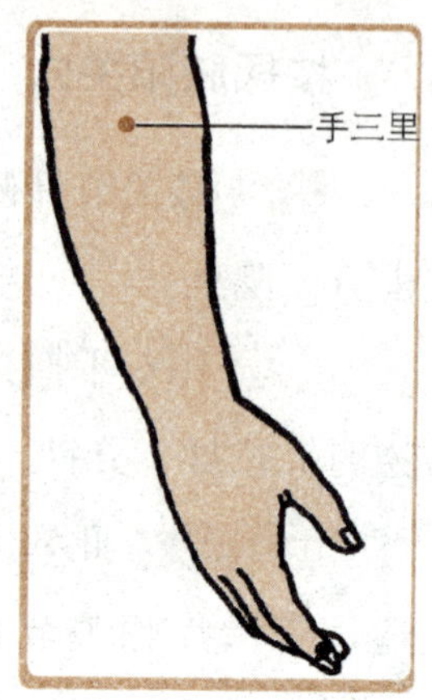

位置 肘横纹处侧端，曲池穴下2寸处。

操作 前臂稍屈曲，用对侧拇指指腹按揉手三里穴，由轻而重向外按揉2分钟，以局部有酸胀感为宜。

功效主治 此穴具有通经活络、清热明目、调理肠胃作用，中医学认为“下病上治，膝病肘治”。按揉手三里穴不仅能治疗肘关节疼痛，对膝关节疼痛也有特效。

膝关节骨性关节炎的中药熏蒸疗法

【组成】透骨草50克，伸筋草、刘寄奴、独活各20克，海桐皮、土茯苓、豨莶草、川芎、丹参各30克，红花、川乌、川椒、土鳖虫、蜈蚣各15克。

【制法】将上述中药材用纱布包裹，放入热疗仪高压锅内，加适量水，旋紧锅盖，启动电源给高压锅加热。待出气孔出现中药蒸气时，患者俯卧于治疗床上，膝部涂抹血竭、冰片乙醇浸液，膝关节上下端用枕头垫起，调整温度控制仪，计时开始。控制温度于40～45℃，每日1次，每次60分钟，连续治疗10次，休息2天。治疗过程中，嘱患者活动膝关节，使中药蒸气充分熏蒸患处。

【功效主治】活血，通络，止痛。

【经验心得】方中重用透骨草，取其祛风渗湿、活血止痛兼有软坚散结之功效；海桐皮、豨莶草、伸筋草祛风舒筋通络；川芎、刘寄奴、红花、丹参活血散瘀消肿；土茯苓、独活祛风湿利关节；川乌、川椒温经散寒；土鳖虫、蜈蚣加强散结活血、通络、止痛之功。全方合用，药乘热力，直达病所。通过临床验证，中药熏蒸疗法对膝关节骨性关节炎疗效明显，不失为一种理想的治疗方法。

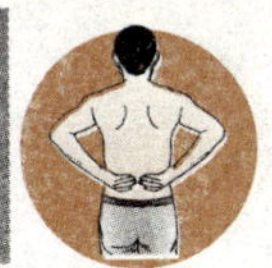

膝关节骨性关节炎的推拿疗法

患者仰卧位，操作者立于患侧。

❶ 推抚法。操作者用单手或双手并行推抚法，以全指掌面接触着力，自患侧踝关节上端内外侧，沿足三阴经、足三阳经向上推抚至膝关节上部。推抚的频率由慢到快，力度由轻到重，直到施术部位发热为止。

❷ 鱼际拇指合力揉按法。操作者用右手小鱼际部接触着力，于患侧膝关节髌骨内下缘或外下缘或中央即犊鼻穴处，用力往上揉按。再用左手拇指指腹接触着力，于膝关节髌骨外上缘或内上缘，两手互相交错相对用力揉按。这样双手相对揉按所产生的合力，作用于髌骨四周各个压痛点，有助于松解僵硬的韧带、肌腱、肌膜。

❸ 拨运法。操作者以前臂尺侧肌肉隆起部接触着力，于患者膝关节上缘鹤顶穴处，另一手放在患侧足背部，根据需要随时搬按，然后对膝关节上缘鹤顶穴内上缘血海穴、外上缘梁丘穴、膝下犊鼻穴 4 个重点穴位，依序各拨运 1 分钟。

❹ 肘压法。操作者以肘关节三角平面接触着力，重点对膝关节上缘鹤顶缘、膝关节下缘犊鼻穴、内外膝眼穴 4 个穴位逐一按揉，每穴按揉 1 分钟。然后沿小腿前侧与外侧之间向下按压 3 ~ 5 遍。

❺ 提拿髌骨法。操作者双手并行放在患者膝关节上，做抓物样手势，从髌骨四周并用力将髌骨提起，使髌骨有所离位，反复抓提 5 ~ 6 次后，再用力向外推，往里拉髌骨，反复多次。此法可松解髌骨上下韧带，有助于缓解膝关节屈伸障碍。

❻ 叩击法。以拳叩、切击法为主，在患者膝关节内外反复用力叩击。

❼ 小鱼际震法。操作者站在患膝对侧，以小鱼际部着力于髌骨下缘，然后在运气状态下，做高频率向上搓震髌骨，使产生的震感波幅能传递到膝关节腔内，以患侧膝关节内有强烈酸胀感为佳。

❽ 强迫运动法。操作者左手放在患侧膝关节上作扶助，用右手握住其

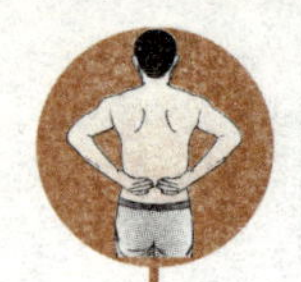

患侧踝关节，然后两手用力，使患侧膝关节被迫做最大限度的屈曲、伸展，其屈曲幅度逐次增加，以患者能忍受为度。此法是解除膝关节屈伸不利的关键性手法，除了每次推拿重复多次，还要患者坚持练习下蹲立起运动，每天练习数次。

❾ 肘拨运法。患者取俯卧位，操作者立于患侧，以肘后外侧部接触着力，在患侧下肢后侧，自承扶穴开始，沿膀胱经循行路线施以拨运。当拨运至腘窝时，刺激力度应加大，使长期拘紧、发僵的局部肌肉软组织伸展。此法对松解下肢后侧肌肉、肌腱作用显著，反复施术5分钟。

❿ 屈膝法。继上法，操作者用右手握住患者踝关节，左手扶持，两手同时协调用力，使患侧膝关节被迫屈曲到难以忍受时，再放松到原位，反复多次，并逐渐增加屈曲幅度。

膝关节骨性关节炎的拔罐疗法

（1）多罐法

主穴：梁丘穴、血海穴、阳陵泉穴、阴陵泉穴、犊鼻穴、悬钟穴，在以上穴位留罐15分钟，每日1次。

配穴：血瘀加拔膈俞穴、三阴交穴；风寒加拔风市穴。

（2）血罐法

找到膝关节压痛点，用三棱针点刺，然后拔罐，5分钟后取罐，以棉球擦净血迹，每周1次。

膝关节骨性关节炎的中药内服疗法

处方一

【组成】生仙茅、徐长卿各100克，巴戟天120克，淫羊藿、熟地黄、白芍、知母各60克，黄柏40克，当归50克，老鹳草、大秦艽各150克。

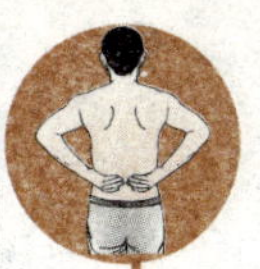

加减：烦躁易怒、失眠者，加百合200克、半夏60克；汗多者，加生桑叶60克、金樱子150克。

【制法】加水适量（水面高出药面2厘米左右），煎煮2次，第一次为3小时，第二次为2小时，滤汁去渣，加热浓缩为清膏，再加炼蜜500克，搅匀，文火收膏。

【服法】每次1匙，每天2～3次，白开水送下。

【功效主治】补肾扶阳、调养冲任、通络止痛。

处方二

【组成】丝瓜100克，淡竹叶20克，薏苡仁60克。

【制法】将丝瓜（连皮）洗净、切块，与淡竹叶加适量水共煎，取汁备用。再将薏苡仁加水煮粥，待粥成时趁热加入药汁。

【服法】随意服用，每日1剂。

【功效主治】健脾祛湿，清热通络。主治膝关节骨性关节炎，证属湿热痹阻、热邪偏胜。

处方三

【组成】冬瓜500克，薏苡仁30克。

【制法】将冬瓜（连皮）洗净，切片，与薏苡仁加水适量共煮，文火煮至冬瓜熟烂。食时酌加食盐调味。

【服法】每日1剂，随意食之。

【功效主治】健脾，清热，利湿。主治膝关节骨性关节炎，证属湿热内蕴湿热偏胜。

处方四

【组成】乌骨鸡1只，三七6克，黄芪10克，黄酒10毫升。

【制法】乌骨鸡宰杀、洗净，将三七、黄芪共纳入鸡腹内，加入黄酒，隔水文火炖至鸡肉熟烂即可。

【服法】用酱油随意蘸食，隔日1次。

【功效主治】温阳、益气、定痛。主治膝关节骨性关节炎，证属阳气不足。

处方五

【组成】三七10～15克，丹参15～20克，鸡血藤30克，粳米300克。

【制法】将三七、丹参、鸡血藤洗净，加适量清水煎煮，取浓汁。粳米加水煮粥，待粥将成时加入药汁，共煮片刻即成。

【服法】每日1剂，随意服用。

【功效主治】活血化瘀，通络止痛。主治膝关节骨性关节炎，证属瘀血内阻、经脉不利。

创伤性膝关节滑膜炎的推拿疗法

患者取仰卧位，操作者立于患侧。

❶ 推抚法。操作者用单手或双手推抚法，自患肢远端内外侧开始，做向心性推抚至膝关节上端，重复20～30次。

❷ 小鱼际揉法。操作者用右手小鱼际部接触着力，于患侧膝关节压痛点及其上下，做定点回环揉按，重复5～6分钟。

❸ 屈膝法。继上两法之后，操作者用一手握住患侧踝关节，另一手协助两手同时用力使患侧膝关节屈曲，当患者疼痛难忍时停止，并用拇指按揉压痛点，直至疼痛缓解，然后做屈伸活动数次。

针刺治疗膝关节骨质增生

取穴 主穴外膝眼透内膝眼、鹤顶穴、阳陵泉穴透阴陵泉穴、足三里穴、悬钟穴；再取配穴合谷穴、风池穴，起到“下病上治”的作用。

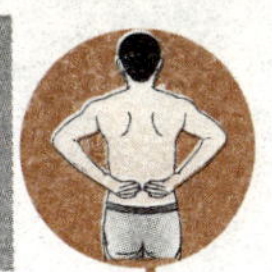

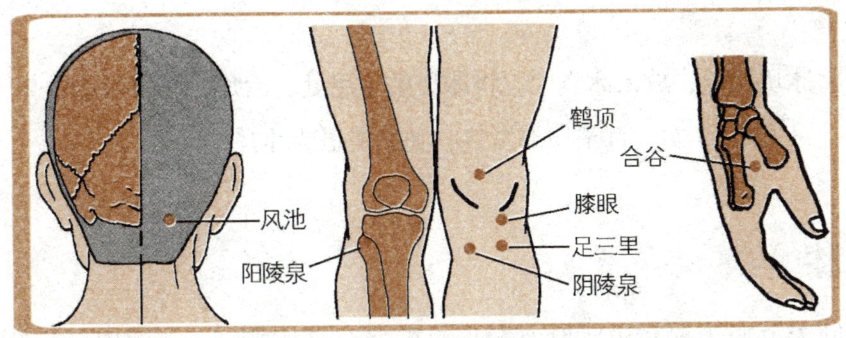

操作 用28号1.5寸毫针，常规消毒后直刺或斜刺进针，得气后接G－6805治疗仪，电流强度以患者能耐受为度，治疗时间每次30分钟，每日1次，连续10次为一疗程，疗程间休息2天，再行第二个疗程。

功效主治 通经活络，活血止痛。主治膝关节骨质增生。

经验心得 膝关节骨质增生是中老年人常见退行性病变，属中医学“骨痹”范畴。因年老体虚，亦挟劳损，复兼感受风寒湿邪，经脉闭阻，气血瘀滞，局部脉络空虚，筋脉失养所致。阳陵泉穴强化筋骨；足三里穴为阳明胃经合穴，是强壮全身之要穴，能调节全身诸阳之经气；鹤顶穴为经外奇穴，能通经活络，宣散局部气血瘀滞；悬钟穴，能滋补肝肾，有生髓作用；配穴合谷穴为手阳明大肠经原穴，阳明经多气多血；风池穴为足少阳经与阳维脉交会穴，能祛风通络，宣通阳气。

冷敷法治疗膝关节痛

冷敷法是用冰冷敷，达到消炎、镇痛的效果。冷敷可使局部血流量减少，膝关节发热、肿胀时可用冷敷法，使其退热、消肿。急性期疼痛剧烈时可用冷敷法。

（1）方法一

将毛巾浸入放有碎冰块的冷水中，取出，拧成半干，敷于患处，每2～3分钟更换1次，治疗时间为20～30分钟。

（2）方法二

将冰块捣碎，放入冰袋中，将冰袋敷于患处，治疗时间每次冷敷 20～30 分钟，每天 2～3 次，直至局部发热、肿胀消退为止。

膝关节痛的食疗

膝关节痛主要是由于肾亏精虚，髓海空乏所致。《黄帝内经》指出："肾者，作强之官，伎巧出焉。"人体在长期劳损中耗伤精气，髓少精亏，表现为腰酸腿软，神疲健忘，动作迟缓乏力等。治疗应从肾入手，补肾益精，壮骨填髓，使肾气足，髓海满，筋骨健，关节巧。

小麦、大麦、糯米、粳米、黄豆等，含大量淀粉、多种维生素（以 B 族维生素为主），以及钙、磷等成分。其中黄豆还含丰富的优质蛋白质，大量不饱和脂肪酸等成分。补脾益气，长期食用可养脾胃，生气血，滋补先天之本。还可选用：芝麻、核桃、粟米、小米、黑豆等，主要功能是滋补肾气，强筋健骨。

鸡肉、鹌鹑肉、鸽肉、斑鸠肉、麻雀肉、狗肉、牛肉、泥鳅、墨鱼、海参、河虾、海虾等，富含优质蛋白质、脂肪、钙、磷、铁、镁、钾、钠、维生素 A、B 族维生素、维生素 C、维生素 E、烟酸等成分，能补益精气。

韭菜、平菇、蘑菇、猴头菇含挥发油、硫化物、蛋白质、脂肪、糖类、胡萝卜素、B 族维生素、维生素 C、膳食纤维、钙、磷、铁等成分，补肾助阳。

无花果、大枣、龙眼肉、枸杞子、荔枝、葡萄、桑葚等，含糖类、蛋白质、脂肪、有机酸、胡萝卜素、B 族维生素、维生素 C、维生素 P、钙、磷、铁等成分，性味偏甘温，有养血补肾功效。

风湿性关节炎的拔罐疗法

走罐法

沿督脉、足太阳膀胱经 1、2 线（风门穴至大肠俞穴，魄户穴至志室穴）走 5 ~ 10 次，每周 2 次。

拔罐法

取穴：髋关节疾患选环跳穴、髀关穴、居髎穴、阳陵泉穴、悬钟穴；膝关节疾患选梁丘穴、血海穴、膝眼穴、膝阳关穴、曲泉穴、阴陵泉穴、阳陵泉穴、三阴交穴、解溪穴、悬钟穴；踝关节疾患选昆仑穴、太溪穴、解溪穴、丘墟穴、照海穴。

血罐法

先在压痛点及关节红肿、肿胀处以三棱针点刺，然后拔罐，5 分钟后取罐，以干棉球擦净血迹。适用于慢性炎症期、缓解期，每 3 日 1 次。

中药熏洗治疗风湿性关节炎

【组成】❶ 风寒湿痹证：川乌、草乌各 30 克，桂枝、细辛、伸筋草、透骨草、红花各 20 克，川椒 15 克。

❷ 风湿热痹证：忍冬藤、络石藤各 30 克，秦艽、豨莶草、伸筋草、透骨草、红花各 20 克，川椒 15 克。

【制法】将上药均水煎熏洗，最后将患病关节放药液中浸泡至药液不热为止，每日 2 次，药渣、药汁可重复用，每剂药连用 2 天。治疗期间除避免受寒凉外，并用其他疗法。

【功效主治】清热通络，祛风除湿。

【经验心得】类风湿关节炎属中医“痹证”范畴。由于体质的差异，感受外邪不同，有不同证型。风寒湿痹证多数由风寒湿邪侵袭人体，注于

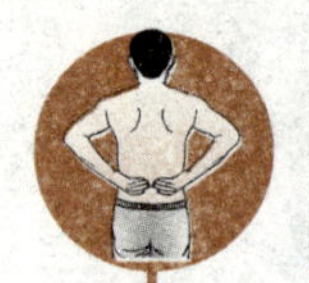

经络，留于关节，使气血痹阻所致。宜以祛风通络、散寒除湿为治法。药用川乌、草乌搜风除湿、散寒止痛，共为主药；辅以桂枝、细辛、川椒，以加强散寒止痛；佐以伸筋草、透骨草，以加强祛风除湿、舒筋活络、消肿止痛之效，佐以红花活血通络、祛瘀止痛。诸药相合，使风祛络通，寒散湿除而诸证消除。风热湿痹证多数为感受风热之邪，与湿相搏，致风热湿合邪为患，或风寒湿痹日久不愈，邪留经络关节，郁而化热，治宜清热通络，祛风除湿。药用忍冬藤、络石藤、豨莶草清热通络、祛风除湿、凉血消肿，共为主药；配秦艽、伸筋草、透骨草、川椒以增祛风除湿、舒筋活络、消肿止痛之功；佐以红花活血通经、祛瘀止痛。诸药共凑，使热清络通，风祛湿除。

风湿性关节炎的运动疗法

（1）弯腰运动

方法一：患者站立，两足分开与肩同宽，双臂上举，头上抬，双目仰视，然后慢慢弯腰，双手触摸双足，坚持 1～2 秒，恢复原位。每日 10～20 次。

方法二：患者站立，双手叉腰，两足分开与肩同宽，做向后弯腰运动，头颈部后仰至极限位，停留 1～2 秒，恢复原位。每日 10～15 次。

（2）转踝运动

坐在椅子上，双下肢伸直，做踝关节旋转运动，先顺时针旋转 10～15 圈，再逆时针旋转 10～15 圈。两侧踝关节交替进行，每日 2～3 次。

（3）膝髋运动

方法一：患者取盘腿坐位，两足置于对侧小腿下方，双手置于两侧膝关节上，逐渐用力压膝关节，使膝关节尽量贴近床面，使髋关节外旋，坚持 1～5 秒，放松，使膝关节离开床面。每日 10～20 次。

方法二：患者取仰卧位，将一侧下肢抬起，与床面垂直，在此位置屈

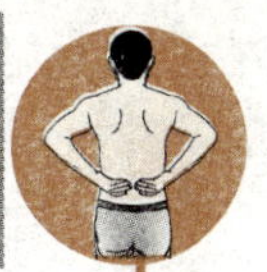

曲膝关节，使小腿与床面平行，坚持 2～3 秒，伸直膝关节，并放平下肢，两侧下肢交替进行。每日 10～15 次。

方法三：患者取俯卧位，屈曲一侧膝关节呈 90°，即小腿与床面垂直，坚持 3～5 秒，伸直膝关节，恢复原位，两侧下肢交替进行，也可两侧下肢同时进行。每日 10～15 次。

方法四：患者取站立位，双手叉腰，两足分开与肩同宽，抬起大腿，同时屈膝 90°，使小腿与地面垂直，坚持 2～3 秒，将小腿向前方踢出，伸直膝关节，再坚持 2～3 秒，恢复原位，两侧下肢交替进行，每日 10～15次。

跟腱周围炎的推拿疗法

患者取俯卧位，操作者立于或坐于患侧。

❶ 揉捏法。操作者用右手拇指与其余四指对称用力，捏住患侧跟腱最下端，然后沿跟腱向上揉捏至跟腱上端与比目鱼肌、腓肠肌会合处，如果一手力度不够，可用双手并行揉捏，反复 3～5 分钟。

❷ 双拇指推抹法。操作者用枕头将患侧踝关节垫高，然后用双手拇指指腹接触着力，于患侧跟腱内外侧，向上用力推抹至跟腱上端，重复 1～2 分钟。

❸ 掌根推法。操作者用右膝关节上端托住患侧踝关节，使其高于小腿部，再用右手掌根部接触着力于患侧足跟部，在手掌涂抹润滑油，用力向小腿方向推理跟腱，使跟腱柔韧、伸展、理顺。

❹ 拇指揉压足跟法。继上法，操作者以单手或双手拇指指腹接触着力于足跟部，对压痛点逐一揉压，如有硬结时，可行推理使其消散，反复 2～3分钟。

❺ 旋摇屈伸法。患者取仰卧位，操作者右膝关节跪在床上，将患侧小腿下端放在左膝之上，用左手握住踝关节固定，用右手握住脚趾

部，用力使踝关节内外各旋转 3～5 圈，使其背屈至最大限度时，再向外牵拉 2～3 次。

急性踝关节扭伤的穴位按摩

在外力作用下，踝关节骤然向一侧活动而超过其正常活动范围时，引起踝关节周围软组织如关节囊、韧带、肌腱等发生撕裂伤，称为急性踝关节扭伤。急性期症状为踝关节肿胀，疼痛明显，不能活动；恢复期症状为瘀血逐渐消退，疼痛不剧烈，活动时加重。

推按昆仑穴

位置 外踝正后方凹陷处，外踝与跟腱之间。

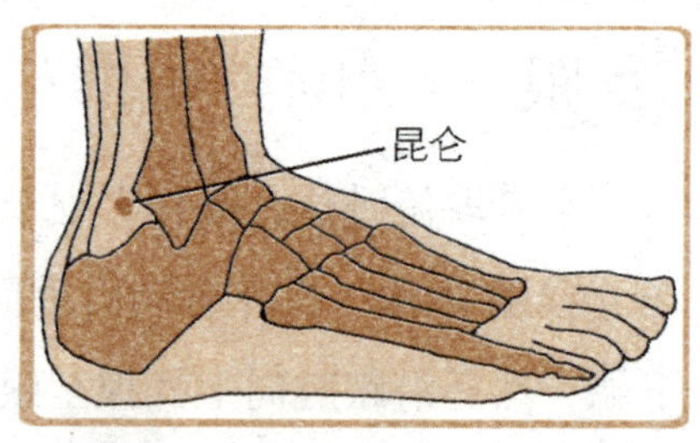

操作 操作者用手握住患者踝部，用拇指指腹自上而下推按昆仑穴 2 分钟，以有酸胀感为佳。

功效主治 此穴具有疏通经络、消肿止痛作用。

点揉太溪穴

位置 内踝正后方凹陷处。

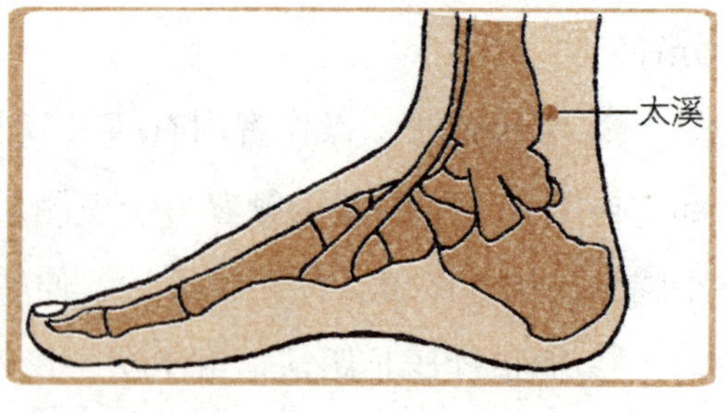

操作 操作者用手握住患者踝部，用拇指点压太溪穴 1 分钟，然后顺时针方向按揉 1 分钟，逆时针方向按揉 1 分钟，以局部有酸胀感为佳。

功效主治 适用于治疗急性踝关节扭伤、高血压、失眠、健忘、月经不调、遗精、阳痿、性交疼痛、小便频数等。

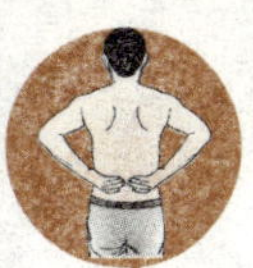

点按解溪穴

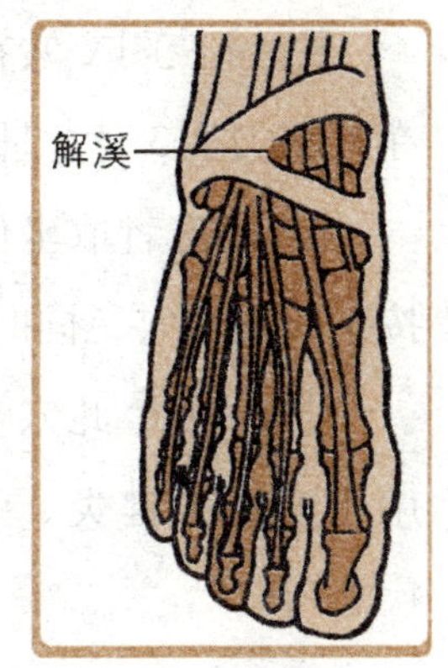

位置 踝关节正前方凹陷中，内、外踝连线的中点处。

操作 操作者用手握住患者踝部，用拇指点压解溪穴 10 秒，放松 5 秒，反复操作，以局部有酸胀感为佳。

功效主治 此穴具有舒筋活络、清胃化痰、镇惊安神作用。适用于治疗跟腱炎、踝关节扭伤、足下垂、腓总神经麻痹、足背或足趾发凉、麻木等。

点揉照海穴

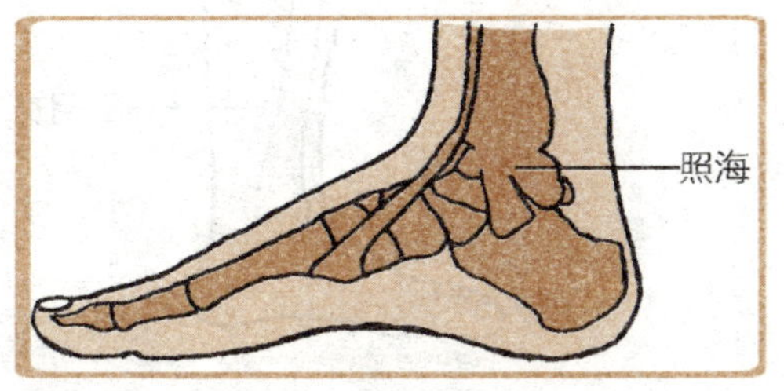

位置 踝关节内侧下缘凹陷中。

操作 操作者用手握住患者踝部，用拇指点压照海穴 1 分钟，然后顺时针方向揉 1 分钟，逆时针方向揉 1 分钟，以局部有酸胀感为佳。

功效主治 此穴具有滋阴清热、调经止痛作用。按摩此穴可改善急性踝关节扭伤后前内侧疼痛、红肿。

按揉商丘穴

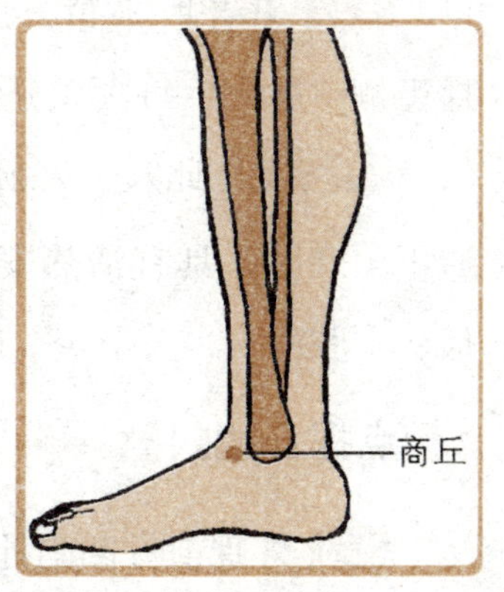

位置 内踝前下缘凹陷中。

操作 患者取坐位，拇指按于商丘穴（其余四指置于足背），顺时针方向按揉约 2 分钟，以局部有酸胀感为度。

功效主治 此穴具有健脾化湿、通调肠胃作用。适用于治疗腓肠肌痉挛、踝关节及周围软组织疾患、急性踝关节扭伤。

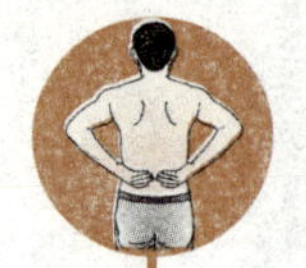

联动三阴交、悬钟穴

位置 三阴交穴在内踝尖上 3 寸（四横指），胫骨内侧缘后面；悬钟穴在外踝尖上 3 寸，腓骨前缘。

操作 患者取坐位，小腿放于对侧大腿上，中指按于患侧悬钟穴，拇指按于三阴交穴，同时用力按揉 20～30 次。

功效主治 此穴具有健脾胃，益肝肾，调经带，平肝息风作用。适用于治疗跟腱炎、下肢痿痹、急性踝关节扭伤、踝关节及周围软组织疾患等。

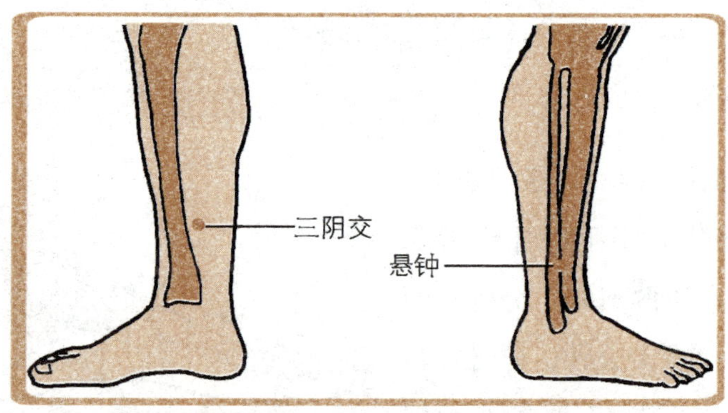

点揉申脉穴

位置 足外侧部，外踝直下方凹陷中。

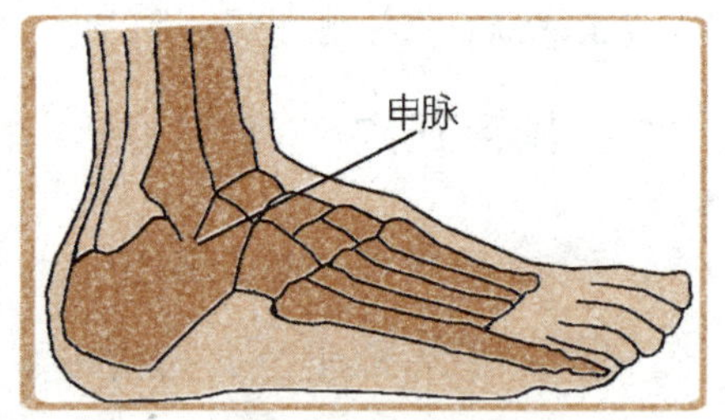

操作 患者取坐位，用拇指指尖点揉患侧申脉穴，每次 3 分钟。

功效主治 此穴为八脉交会穴之一，通于阳跷脉，具有清热安神、利腰膝作用。按摩此穴可缓解慢性腰肌劳损、下肢瘫痪、关节炎、踝关节扭伤等。

点探丘墟穴

位置 外踝前方凹陷处。

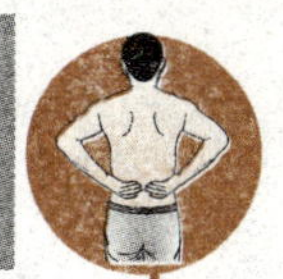

操作 操作者用手握住患者踝部，用拇指点压丘墟穴1分钟，然后顺时针方向揉1分钟，逆时针方向揉1分钟，以局部有酸胀感为佳。

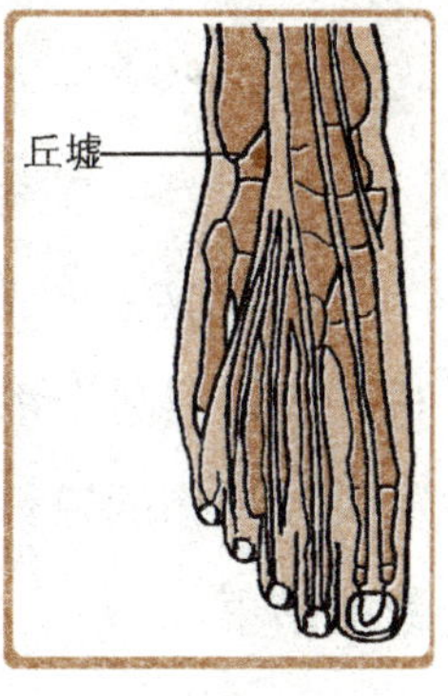

功效主治 此穴具有健脾利湿、泄热退黄、舒筋活络作用。适用于治疗踝关节及周围软组织疾患、坐骨神经痛等。

急性踝关节扭伤的推拿疗法

分为推拿整复、宽胶布外固定两步，患者取平卧位或健侧卧位。

❶ 推抚法。操作者面对患者而坐，一手将患足托起放在膝上，另一手施用向心性推抚法，从足踝部推至小腿上1/3处，3分钟。

❷ 指揉法。推抚后采用拇指揉压法，从足踝部揉至小腿上1/3处，找到压痛点，重点施术，自上而下依次按揉动2分钟左右，然后点揉金门穴、申脉穴、昆仑穴、悬钟穴、足三里穴各1分钟。

❸ 拔伸牵引法。继上述手法后，助手握住小腿上端，操作者一手握住患足跟部，另一手握住患足背部，两手作对抗牵引2分钟。然后使患足极度内翻（在牵引下操作）几次，趁患者不注意时，由极度内翻突然向前下一拉，有时可听到“咔嗒”声，然后背伸患足几次，疼痛可明显减轻。

❹ 宽胶布外固定。上述手法治疗后，行宽胶布外固定。从小腿内侧下1/3处起，绕过足底，使患足稍外翻，固定于小腿外上1/3处即可。整复后宽胶布外固定有利于损伤的韧带早期修复。

急性踝关节扭伤应早期按摩整复，使滑膜嵌顿得以矫正，达到解剖学复位。复位越早，消肿越快，疼痛越轻，损伤组织修复越快。急性踝关节扭伤后，关节失稳，按摩整复后行宽胶布外固定，有利于损伤组织早期修复。

急性踝关节扭伤的整复疗法

（1）踝关节屈伸法

患者取坐位或仰卧位。操作者位于患者一侧，一手位于小腿下端前面进行固定，另一手握住足弓处，使踝关节做屈伸运动。屈伸的幅度要根据踝关节扭伤的轻重，由小逐渐加大，反复进行。当达到最大限度时，巩固数遍结束。

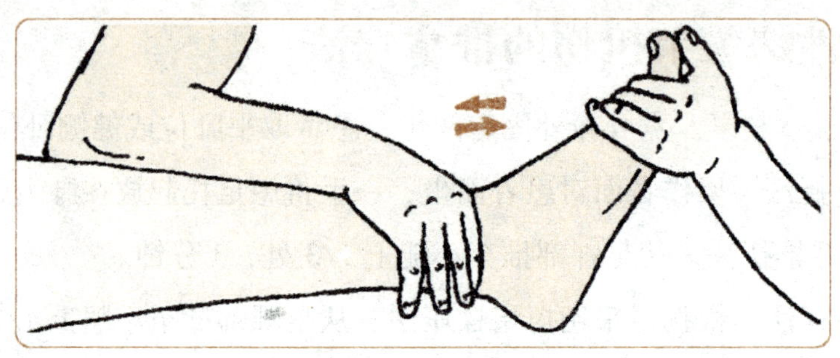

（2）踝关节旋转法

患者与体位同上。操作者一手位于患者小腿下端后面进行固定，另一手握住足弓处，使踝关节做内收、外旋旋转运动。旋转的幅度由小逐渐加大，反复进行。当达到最大限度时，再使踝关节向相反方向做外展、内旋旋转运动。旋转的范围和幅度同上。

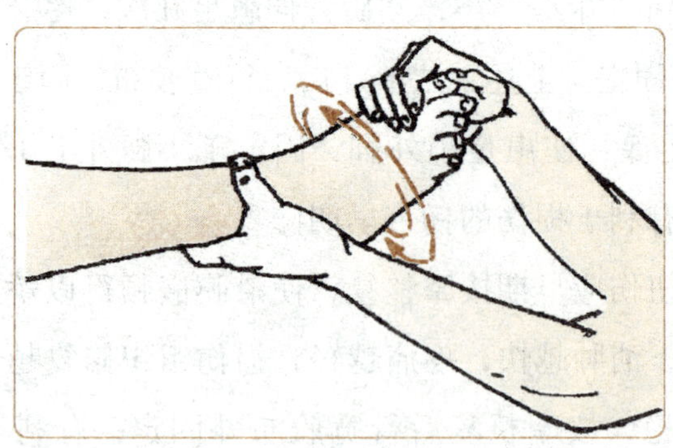